U0199706

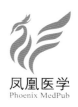

凤凰医学
Phoenix MedPub

甲状腺及甲状旁腺结节
超声诊断图谱

主　编　武心萍

副主编　丁文波　王建华　王玉国　朱晓静

审　校　张于芝　邹道远　李　杰

编　者　（排名不分先后）

杜　婧　李　杰　李素娟　杨　艳　邹道远

张于芝　陈　静　陈上上　杭桂芳　欧胜胜

孟　艳　胡晓雨　姜红军　谈芝含　陶玉程

隆仙琴　韩　敏　喻　玲　焦红梅

江苏凤凰科学技术出版社 · 南京

图书在版编目（CIP）数据

甲状腺及甲状旁腺结节超声诊断图谱/武心萍主编. —南京：江苏凤凰科学技术出版社，2021.1（2023.3重印）

ISBN 978-7-5713-1585-6

Ⅰ．①甲…　Ⅱ．①武…　Ⅲ．①甲状腺疾病—超声波诊断—图谱

Ⅳ．① R581.04-64

中国版本图书馆 CIP 数据核字（2020）第 241156 号

内容提要

本书是国内少有的关于甲状腺及甲状旁腺结节的超声诊断图谱。全书共五篇 17 个章节，分为总论、甲状腺良性疾病、甲状腺恶性疾病、甲状腺癌颈部淋巴结转移、甲状旁腺疾病，并附 1200 余幅实例图片。书中详细论述了甲状腺结节超声评估指标与 TI-RADS 分类方法，简明介绍了正常甲状旁腺超声识别的方法与技巧，重点阐述了联合应用常规超声、弹性超声及超声造影技术对甲状腺及甲状旁腺各类良、恶性结节的诊断价值，绝大多数病例附有细胞病理或组织病理诊断结果对照。本书着重于图像分析和诊断技巧，总结了作者近 15 年来甲状腺及甲状旁腺疾病超声检查和诊断的经验、教训及体会，并介绍了作者近年来的最新研究成果，对甲状腺及甲状旁腺结节的超声特征和诊断技巧方面有独特的见解和观点，具有较高的临床实用价值。

甲状腺及甲状旁腺结节超声诊断图谱

主　　　编	武心萍	
策　　　划	傅永红	
责 任 编 辑	钱新艳	
助 理 编 辑	赵晶晶	
责 任 校 对	仲　敏	
责 任 监 制	刘文洋	

出 版 发 行	江苏凤凰科学技术出版社
出版社地址	南京市湖南路 1 号 A 楼，邮编：210009
出版社网址	http://www.pspress.cn
印　　　刷	江苏凤凰新华印务集团有限公司

开　　　本	889 mm × 1194 mm　1/16
印　　　张	25.5
插　　　页	4
字　　　数	500 000
版　　　次	2021 年 1 月第 1 版
印　　　次	2023 年 3 月第 3 次印刷

标 准 书 号	ISBN 978-7-5713-1585-6
定　　　价	188.00 元（精）

图书如有印装质量问题，可随时向我社印务部调换。

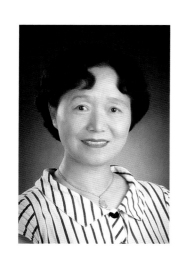

武心萍　主任医师

　　江苏省中西医结合医院超声科前任科主任，从事超声诊断工作 38 年。发表论文 40 余篇，其中国家核心期刊论文 20 余篇，参与编著《超声典型征象实用图典》《腹部疾病超声鉴别诊断与技巧》《普外科超声解剖与诊断》。曾获江苏省卫生厅新技术引进一等奖 1 项、二等奖 1 项，江苏省城镇妇女科学发明奖 1 项，市级科技进步三等奖 7 项和四等奖 5 项，完成江苏省社会发展项目 1 项。连续四次荣获"江苏省百姓信任的医疗专家"称号，"市级有突出贡献的中青年专家"称号。社会兼职：原江苏省中西医结合学会副主任委员，江苏省抗癌学会甲状腺学组委员，江苏省内分泌学会甲状腺学组委员。

　　擅长肝胆胃肠、妇科及泌尿系统疾病的超声诊断，近 15 年来一直专注于甲状腺和乳腺疾病超声和造影诊断的研究，开展甲状腺细针穿刺和粗针组织活检近 1.5 万例。

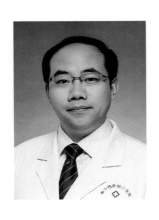

丁文波 主任医师

江苏省中西医结合医院超声科副主任，2002年本科毕业于东南大学医学院医学影像系，2012年硕士毕业于南京医科大学影像医学与核医学专业。江苏省医学会超声分会委员，江苏省医师协会超声分会委员，江苏省中西医结合学会超声专业委员会常务委员，南京市医学会超声分会委员。致力于腹部、浅表器官、心脏超声诊断工作近20年，积累了丰富的临床经验，尤其擅长甲状腺及乳腺疑难疾病的鉴别诊断，各种肿瘤的超声造影诊断、介入性超声诊断与治疗。目前主持省级课题一项，参与省级课题数项，发表专业论文数篇。

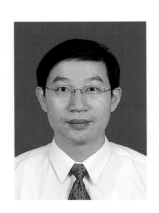

王建华 主任医师

医学博士，副教授，硕士生导师。1996年毕业于南京医科大学临床医学专业。现任江苏省中西医结合医院甲状腺、乳腺外科主任，普外科副主任。先后发表论文数十篇，曾在德国埃森大学医院、台湾亚东纪念医院研修学习。社会兼职：中国中西医结合学会普通外科专委会甲状腺与甲状旁腺专家委员会副主任委员，中国临床肿瘤学会（CSCO）甲状腺癌专委会委员，江苏省医学会外科学分会甲状腺外科学组委员，江苏省中西医结合学会普通外科专业常务委员等。

擅长甲状（旁）腺肿瘤的手术治疗，全腔镜（经口腔前庭、经乳晕）甲状腺手术，腔镜辅助小切口甲状腺手术等。

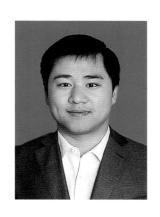

王玉国　*副主任医师*

　　江苏省中西医结合医院超声科医师，硕士研究生学历，2005 年毕业于南京医科大学影像系。江苏省抗癌协会青年委员，江苏省超声工程学会青年委员，江苏省医学会超声分会分子影像学组成员，中国中医促进会南京新中医分会常务委员，主持并完成省级课题 1 项，发表核心期刊论文多篇。擅长甲状腺和乳腺疑难病例超声诊断及甲状腺和肝脏肿瘤的微波消融手术。"武心萍工作室"核心成员，国内第一个超声穿刺模块发明人，拥有国家发明专利 4 项，国家实用新型专利 3 项。

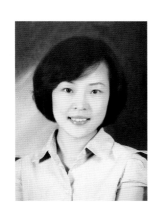

朱晓静　*副主任医师*

　　2006 年毕业于南京医科大学，现工作于南京医科大学第二附属医院病理科，此前在江苏省中西医结合医院从事临床病理诊断 10 余年，曾在东部战区总医院病理科进修。在多个核心期刊发表论文 10 余篇，参与多个科研项目的病理部分研究。对甲状腺肿瘤、妇科肿瘤及病变、消化系统肿瘤及病变、呼吸系统肿瘤及病变、泌尿系统肿瘤均有深入研究。

序

金陵有善超声者，曰武氏心萍，擅以超声断疑难杂症。今武主任新书问世，诚乃期待良久矣。

武主任是位优秀的医者和学者。她从事超声工作几十载，每日超声诊断患者上百例，速度快，结论清晰精准。她的超声报告也成了一张名片，深受患者信任和同行认可，在国内有较大影响力，她的超声工作室公众号粉丝已近 10 万。与她共同工作 10 余年来，我更加理解一位优秀专家的成长之路，她具备了优秀医者的诸多特点。

她充满活力，具有极强的专注力和持久力。尽管年逾花甲，却仍保持着孩子般的好奇心，保持着年轻人求知、奋进的热情。她出具的超声报告，不仅图像精美直观，对甲状腺结节数量、大小的记录详尽，更对各项超声特征详细描述，并进行超声评级。同时，她从不畏惧在报告中直接给出良性或恶性的结论。她从不满足于专业书籍中已有的知识，罕见的、复杂的病例，前人未描述过的影像特点，资料中未论证过的观点，更能引起她的兴趣。她从不放过一丝疑问，努力从疾病的病理和发展转归上寻找突破，并持续追踪来验证自己的设想和观点。这份好奇心和求知欲，引领她不断成长，构建了扎实的知识体系，总结出自己的临床经验，这正是当代年轻人的榜样。

欣悉《甲状腺及甲状旁腺结节超声诊断图谱》即将付梓，我受邀阅览样稿，受益良多。该书是作者多年临床经验的总结，内容详实，病案资料完整，图文并茂，通俗易懂，是一本难得的案头工具书。该书有诸多特色之处：首先，甲状旁腺结节超声图谱目前国内较少见，本书填补了专业空白；其次，书中阐述了一些既往相关专著中未曾描述过的超声征象，并提出了独特见解；第三，书中对具有不典型超声表现的甲状腺乳头状癌进行全面归纳和分类，详细描述其常规超声及超声造影等表现；最后，本书中约 80% 的病例联合应用多种超声技术进行诊断，有助于读者更为深入地了解病变特点，掌握各种超声技术的优势及其互补价值。

良医三善，曰有医德，有医术，有著作。武主任三善俱备，可谓良医。故乐为之序。

刘　超

2020 年 9 月　南京

前　言

随着超声仪器性能的改进及超声诊断应用技术的日趋成熟，超声检查已成为甲状腺疾病首选的影像学检查手段，甲状腺及甲状旁腺疾病的检出率在逐年提高。

甲状腺结节病变的种类繁多，良、恶性结节的超声声像图表现交叉重叠，且常见多种病变共存，加大了超声科医师诊断的难度。甲状腺结节的超声诊断结果不仅受超声仪器性能及技术影响，还与检查医生的经验和相关学科知识的掌握程度密切相关。因此，为了帮助超声检查者提高甲状腺及甲状旁腺结节的鉴别诊断水平，获得高精准的超声诊断结果，我们从近 15 年来 10 万多例甲状腺及甲状旁腺结节的超声资料中精选出千余幅精美、典型的病例图像，分享给超声领域的同仁。

甲状旁腺超声检查目前尚未普及，甲状旁腺疾病的临床诊断仍主要依赖于实验室检查和核素扫描，其主要原因是大部分超声医生尚未掌握正常甲状旁腺超声图像的识别能力，对甲状旁腺结节的诊断和鉴别缺乏经验和技巧。作者 5 年来开展了 3 万多例甲状旁腺疾病的超声筛查，可疑甲状旁腺结节的发现率约占 2.8%，从中精选出近百例甲状旁腺结节超声图像与大家分享，并详细介绍正常甲状旁腺超声识别方法和甲状旁腺结节的鉴别方法和技巧，旨在推动和普及甲状旁腺疾病超声检查工作，提高甲状旁腺亢进症的临床诊断率，为临床早期干预和治疗提供可靠的影像学依据。

本书不仅是超声科医师的参考书，同时可供内分泌科、普外科、放射科、介入科及核医学科等各科医师参考使用。

多年来，尽管我们在实践中不断反复地否定、肯定、再否定、再肯定，经过不断探索汇集了我们的经验和体会，但科学的发展是无止境的，超声医学领域也是如此。书中难免会出现不足之处，敬请同行们不吝指正。

本书出版得到了江苏凤凰科学技术出版社的鼎力支持，在此表示诚挚的谢意！

武心萍

目　录

第四篇　甲状腺癌颈部淋巴结转移

第五篇　甲状旁腺疾病

第一篇

总 论

第 1 章

甲状腺结节超声评估指标

　　甲状腺结节分为非肿瘤性与肿瘤性。非肿瘤性结节包括炎性结节、胶质结节、良性滤泡性（腺瘤样）结节及结节性甲状腺肿。肿瘤性结节分为良性肿瘤和恶性肿瘤，良性肿瘤包括甲状腺囊肿、甲状腺腺瘤；恶性肿瘤包括甲状腺乳头状癌、滤泡状癌、髓样癌、低分化癌、未分化癌以及淋巴瘤、转移癌等。

　　随着高分辨率超声技术的发展，超声已可以发现 1mm 左右的甲状腺结节。随着最新超声成像技术（即弹性成像、超声造影以及三维和彩色三维超声成像技术）的不断推广和应用，甲状腺结节的定性诊断准确率得到了明显提高。甲状腺结节超声表现复杂多样，良恶性结节的超声表现存在诸多交叉和重叠，而且不同类型的恶性肿瘤其超声特征也存在很大差异，甲状腺良恶性结节超声鉴别诊断并非易事。单一超声特征对甲状腺结节鉴别诊断的价值有限，因此需要联合多个超声特征综合评价。提高超声对甲状腺结节的诊断准确率，首先，必须做到甲状腺结节描述和评估指标规范化；其次，有条件的医院可以联合应用多种超声新技术，如弹性成像、超声造影、三维成像等。这些技术均在甲状腺结节的诊断中具有重要价值，取长补短，多种超声技术的联合应用将为甲状腺结节的诊断提供更为全面、可靠的信息。

　　本书甲状腺结节超声指标的描述与评估参照了中国医师协会颁布的《甲状腺超声检查指南》细则和美国 ACR 颁布的《TI-RADS 白皮书》，归纳如下：

　　1. 结节形态　分为规则和不规则。形态规则一般指近圆形或椭圆形，多见于良性结节、滤泡状癌、髓样癌及部分乳头状癌（图 1-1）。形态不规则，多见于乳头状癌、未分化癌、部分髓样癌、结节性甲状腺肿（图 1-2）。

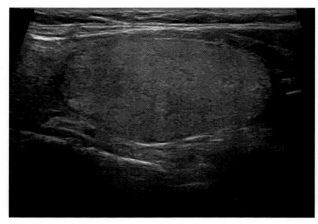

图 1-1　结节形态规则

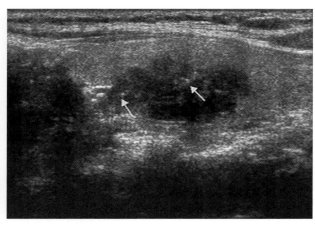

图 1-2　结节形态不规则

2. **结节纵横比** 是结节形态变异的指标，与结节生长方式相关，对结节良恶性鉴别有重要意义。可分为 <1 和 ≥1，纵横比 <1 多见于良性肿瘤、滤泡状癌及髓样癌、未分化癌（图 1-3），纵横比 ≥1 多见于乳头状癌（图 1-4）。

3. **结节边界** 病灶边缘 50% 以上与周围组织分界明确定义为清楚，多有包膜或包膜部分缺失（图 1-5～图 1-7），50% 以上与周围组织分界不明确定义为模糊，多无包膜（图 1-8）。边界清楚多见于甲状腺良性结节和部分恶性结节，边界模糊多见于结节性甲状腺肿及部分恶性结节。

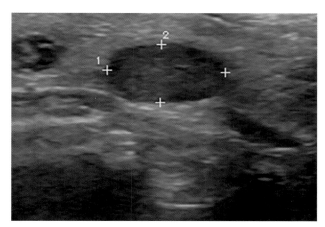

图 1-3　结节纵横比 <1

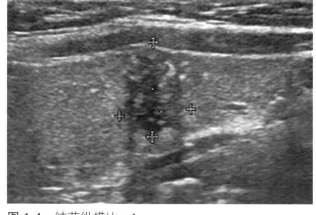

图 1-4　结节纵横比 >1

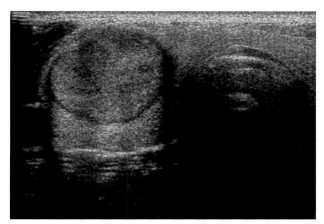

图 1-5　腺瘤结节包膜完整

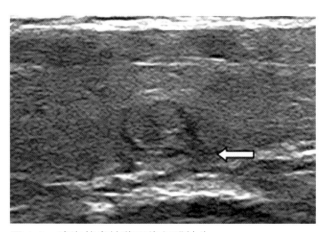

图 1-6　滤泡状癌结节下缘包膜缺失

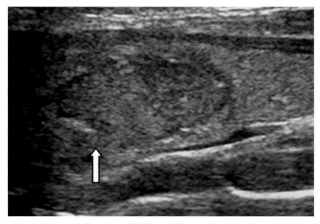

图 1-7　髓样癌，边界清楚，箭头所指包膜缺失

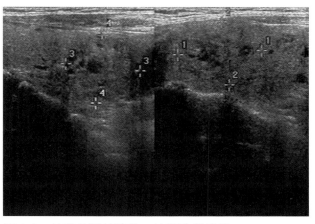

图 1-8　结节性甲状腺肿，结节边界模糊

4. 结节边缘及周边 边缘分为光整、分叶、伪足及毛刺。边缘光整多见于良性结节 (图 1-9)，分叶、伪足或毛刺多见于甲状腺恶性结节 (图 1-10)。周边为结节周围的非结节组织，分为正常和异常。周边正常多见于腺瘤和甲状腺癌 (图 1-11)，周边异常表现为回声增粗、不均匀，多见于结节性甲状腺肿 (图 1-12)。

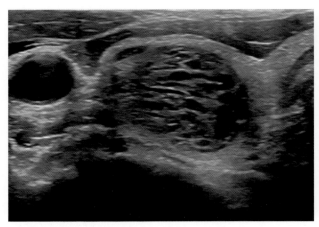

图 1-9 良性增生结节，边缘规则，周边正常

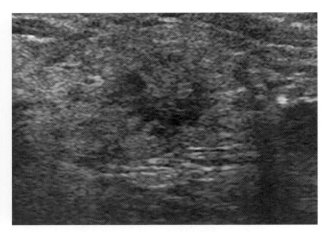

图 1-10 乳头状癌，边缘不规则布满毛刺

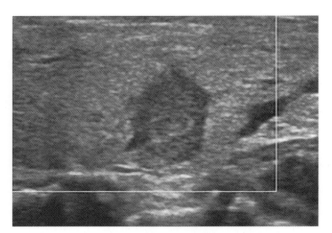

图 1-11 乳头状癌，边缘毛刺、成角，周边正常

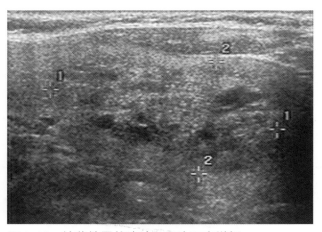

图 1-12 结节性甲状腺肿，周边回声增粗

5. **结节声晕** 分为无声晕、薄声晕、均匀厚声晕、非均匀性增厚和不完整声晕。良性结节多为薄声晕（≤2mm）（图 1-13）或均匀性厚声晕，少数为不均匀性厚声晕（图 1-14）；恶性结节多无声晕、非均匀性增厚或不完整声晕，但直径很小的恶性结节中也可出现声晕，声晕非均匀性增厚或不完整声晕多见于乳头状癌、滤泡状癌或髓样癌（图 1-15，图 1-16）。

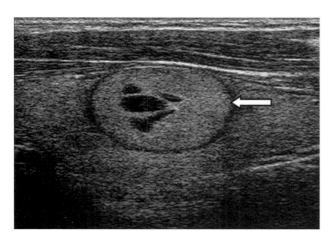

图 1-13 腺瘤，薄声晕

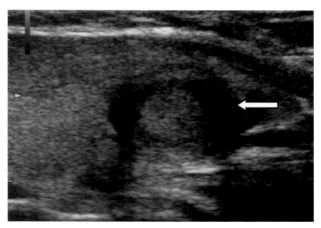

图 1-14 良性结节边缘出血机化，声晕不均匀性增厚

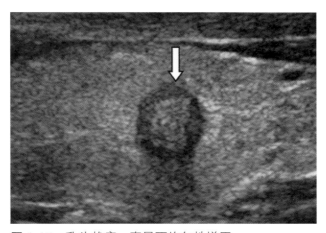

图 1-15 乳头状癌，声晕不均匀性增厚

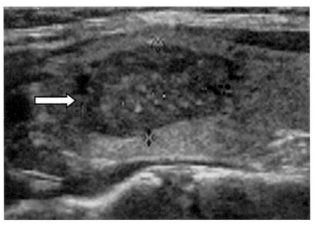

图 1-16 髓样癌，声晕不完整

6. 结节内部结构 分为实性、实性为主、囊性及囊性为主。实性为主指实性成分占 50% 以上，囊性为主指囊性成分占 50% 以上。囊性及囊性为主多见于良性结节（图 1-17，图 1-18），实性和实性为主多见于腺瘤和恶性结节（图 1-19，图 1-20）。囊性结节诊断良性结节特异性几乎为 100%，蜂窝状结节诊断良性结节的特异度高达 99.7%，对此类型结节推荐超声随访，而非 FNA 检查。

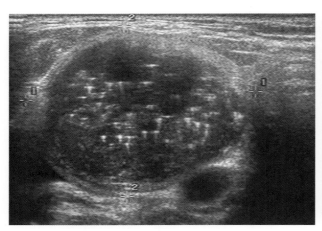

图 1-17 胶质囊肿，单纯囊性结节

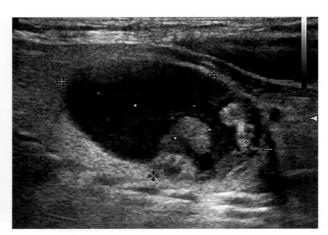

图 1-18 囊性增生结节，囊性为主结节

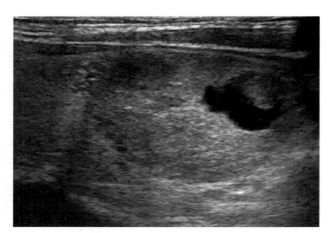

图 1-19 腺瘤囊性变，实性为主结节

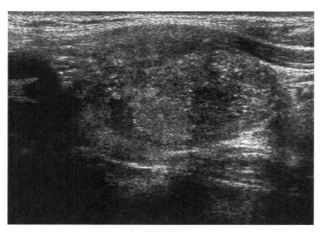

图 1-20 乳头状癌，实性结节

7. 结节回声水平 甲状腺实质回声强度通常以颈前肌群及甲状腺包膜回声作为参照，相比，可分为高回声、等回声、低回声、极低回声和无回声（图1-21～图1-24）。低回声和极低回声诊断甲状腺癌的特异性较高，等回声及高回声多见于良性结节及部分恶性结节，无回声多见于囊性结节。

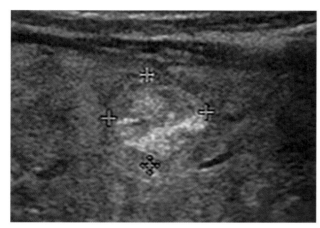

图1-21 桥本增生结节，高回声结节

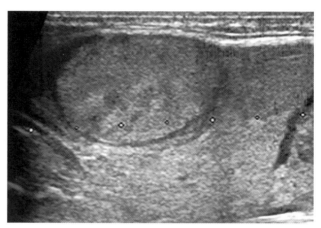

图1-22 腺瘤，中等回声结节

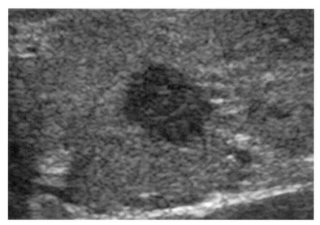

图1-23 乳头状癌，低回声结节

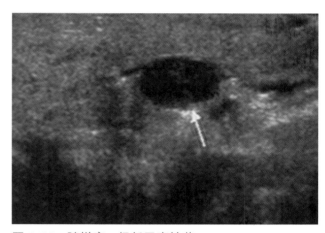

图1-24 髓样癌，极低回声结节

8. 钙化 是指结节内由于多种原因引起的钙质沉积，当反射界面声阻抗较大时，超声呈现为强回声，后方可伴有声影。根据钙化大小、形态和分布特征，可分为微钙化、粗钙化、边缘钙化和钙化斑。

微钙化表现为点状强回声，后方伴或不伴声影（图1-25，图1-26），40%～60%微钙化见于乳头状癌，但也可见于其他良性和恶性病变，如滤泡状癌、未分化癌、结节性甲状腺肿、滤泡状腺瘤和桥本甲状腺炎等。微钙化直径≤1mm，其诊断甲状腺癌的特异性达85%～95%。微钙化必须与浓缩胶质结晶相鉴别。粗钙化指结节内部或边缘直径>1mm的钙化（图1-27，图1-28），多见于结节性甲状腺肿等良性结节，也可见于滤泡性肿瘤、少数乳头状癌、未分化癌。边缘钙化可分为3型：1型为斑点状，微细或粗大的颗粒；2型为弧状，边缘平滑的蛋壳样（图1-29）；3型为不规则曲线状，仅位于边缘或延伸达结节内（图1-30），多见于良性结节及部分甲状腺癌。

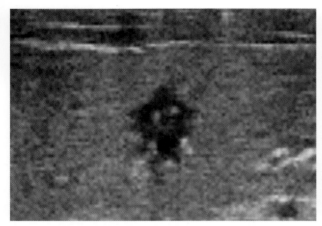

图 1-25　微小乳头状癌，微钙化

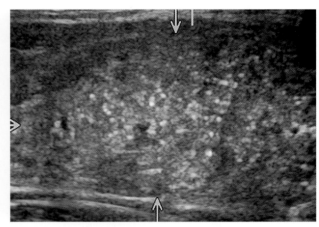

图 1-26　弥漫硬化型乳头状癌，弥漫微钙化

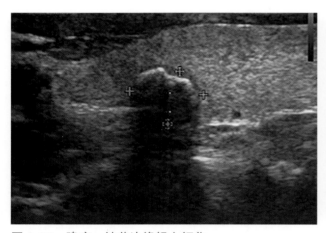

图 1-27　腺瘤，结节边缘粗大钙化

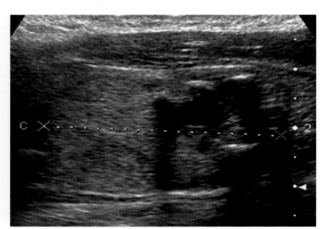

图 1-28　腺瘤，结节边缘粗大钙化

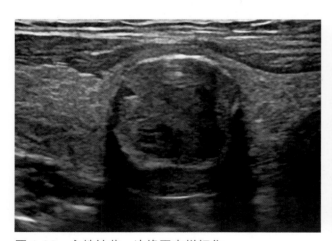

图 1-29　良性结节，边缘蛋壳样钙化

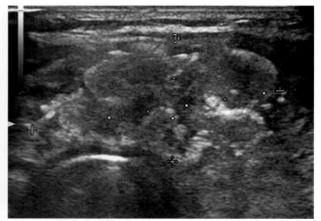

图 1-30　乳头状癌，斑点和曲线样钙化

　　9. "彗尾"征晶体　表现为细小点状高回声，常伴有白色拖尾或横向侧尾，为胶质浓缩所致（图 1-31，图 1-32）。胶质结晶是提示良性病变的超声征象，其敏感性和特异性很高，主要见于单纯囊性或混合性甲状腺结节，但也可见于少数乳头状癌、滤泡状癌。

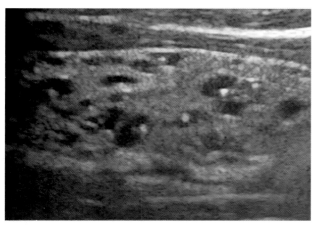

图 1-31 弥漫性微型胶质囊肿

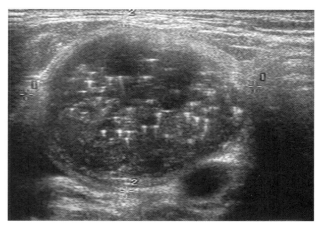

图 1-32 较大胶质囊肿

10. 后方回声 是反映结节后方的回声，反映结节的声阻抗和吸收声能情况，可分为无变化、增强、衰减等类型。后方回声增强多见于囊性或良性病变（图 1-33），后方回声衰减可见于结节内大片钙化或恶性结节（图 1-34，图 1-35）。

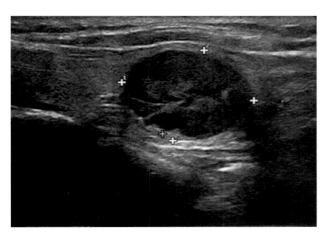

图 1-33 良性结节，后方回声增强

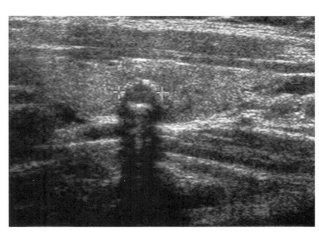

图 1-34 良性结节，钙化后方声影

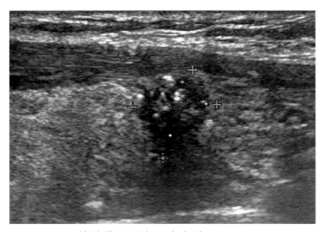

图 1-35 恶性结节，后方回声衰减

11. 结节血管形态 结节的血管形态学分为边缘环绕血流、边缘伸入血流、中央型血流及混合型血流。环绕血流多见于良性结节（图 1-36），边缘伸入血流（图 1-37）和中央血流多见于恶性结节（图 1-38），混合型血流多见于良性结节，也可见于恶性结节（图 1-39）。

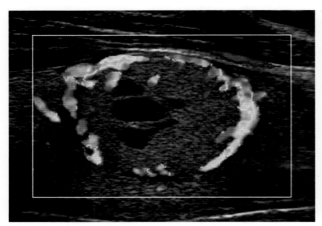

图 1-36　腺瘤，边缘环状血流

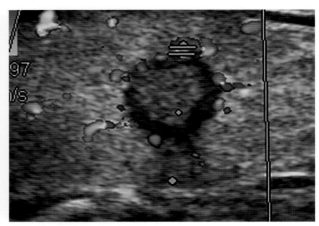

图 1-37　乳头状癌，边缘伸入血流

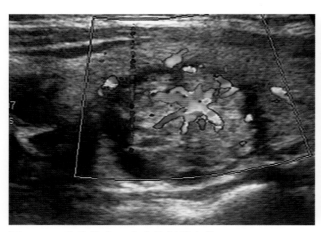

图 1-38　乳头状癌，中央放射状血流

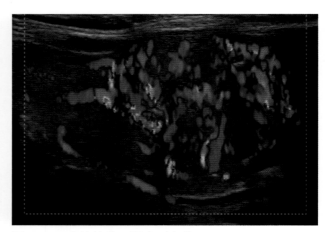

图 1-39　良性结节，混合型血流

第 2 章

甲状腺影像报告和数据系统

1. TI-RADS 的概念于 2009 年由智利学者 Horvath 等第一次提出。该报告系统以美国放射学会发布的乳腺影像报告和数据系统（BI-RADS）为参考，分为 6 级，即 1 级（正常甲状腺）、2 级（良性，恶性风险 0%）、3 级（良性可能，恶性风险 <5%）、4 级 [可疑恶性结节，恶性风险 5%~80%。又分为 4A（恶性风险 5%~10%）、4B（恶性风险 10%~80%）]、5 级（高度可疑恶性结节，恶性风险 >80%）和 6 级（活检证实的恶性结节，恶性风险 100%）。TI-RADS 的出现为临床评估甲状腺结节提供了一个相对规范的诊断体系。

2. 2011 年，Kwak 等对 TI-RADS 进行简化（TI-RADS 2011），以实性、低回声或极低回声、边缘不规则、微小钙化、纵横比 ≥1，这 5 个可疑超声征象为甲状腺结节良、恶性评估的依据。该版本将结节分为 5 级，即 1 级（正常的甲状腺腺体）、2 级（良性结节）、3 级（良性结节可能）、4 级（具有 1~4 项可疑超声特征）和 5 级（具有 5 项可疑超声征象，恶性可能性大），其中 4 级分为 3 个亚类，分别为 4a（具有 1 个可疑征象）、4b（具有 2 个可疑征象）和 4c（具有 3 或 4 个可疑征象）。

3. 2016 年，韩国放射学会推出了韩国版 TI-RADS（即 K-TIRADS）。该系统基于结节内部结构、回声，结合其他可疑超声特征如不规则边缘、微小钙化灶、纵横比 >1 作为分级依据，将 K-TIRADS 分为 5 级，即 1 级（正常甲状腺，无结节）、2 级（良性）、3 级（低度怀疑，无可疑特征）、4 级（中度怀疑，无或具有 1 个可疑特征）和 5 级（高度怀疑，具有 1 个以上可疑特征）。

4. 2015 年，美国甲状腺学会（ATA）发布了超声恶性风险分层系统。该系统将甲状腺结节分成以下 5 个风险等级。

（1）高度可疑恶性（恶性风险 70%~90%）：实性低回声或囊实性结节中的实性成分为低回声的结节，同时具有以下 1 项或多项超声特征：①不规则边缘（浸润性、小分叶或毛刺）；②微钙化；③纵横比 >1；④边缘钙化中断，低回声突出钙化外；⑤甲状腺被膜受侵犯。

（2）中度可疑恶性（恶性风险 10%~20%）：①实性低回声结节；②边缘光滑、规则；③无微钙化；④无纵横比 >1；⑤无被膜外侵犯。

（3）低度可疑恶性（恶性风险 5%~10%）：①等回声或高回声实性结节；②囊实性结节的实性部分偏心，无微钙化、边缘不规则、纵横比 >1 或腺体外侵犯。

（4）极低度可疑恶性（恶性风险小于 3%）：①"海绵"征样的结节；②囊实性结节的实性部分不偏心，无微钙化、边缘不规则、纵横比 >1 或腺体外侵犯。

（5）良性结节（恶性风险小于 1%）：囊性结节。

5. 2017 年，美国放射学会（ACR）发布了白皮书，推出最新的 ACR TI-RADS。该系统从结构、回声、形状、边缘、强回声灶 5 个方面对甲状腺结节进行评估，采用计分制，将结节恶性风险分为 5 级（图 2-1），即 1 级（良性，0 分，恶性可能≤2%）、2 级（无可疑征象，2 分，恶性可能≤2%）、3 级（轻度可疑，3 分，恶性可能≤5%）、4 级（中度可疑，4~6 分，恶性可能 5%~20%）和 5 级（高度可疑，≥7 分，恶性可能 >20%）。在采用定量评分方法的基础上建立危险分层系统，并据此决定是否行细针穿刺或随访的策略。

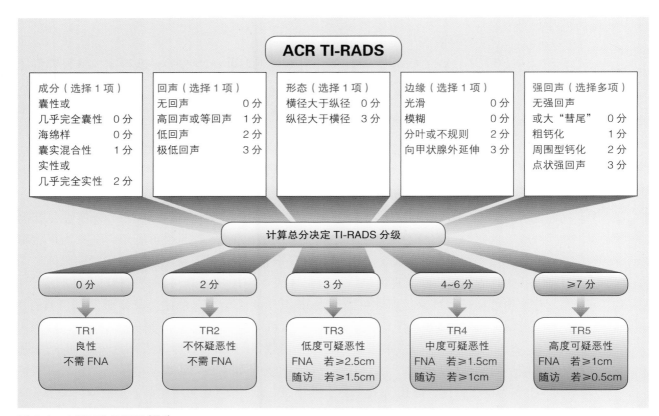

图 2-1　ACR TI-RADS 评分

甲状腺良性疾病

第 3 章

甲状腺增生结节

一、甲状腺囊肿

（一）甲状腺淋巴性囊肿

甲状腺淋巴性囊肿又称甲状腺囊性淋巴管瘤。

1. 常规超声 多为单发，多位于甲状腺下极周围，结节体积较大，无痛并有逐渐增大趋势。超声表现为无回声结节，边缘光整，壁薄，后回声增强，无血流显示。但文献报道淋巴上皮囊肿可出现分隔、囊壁可伴钙化，囊内多发性细小点状回声及"彗尾"征或类实性表现，囊壁多无血流信号显示。

2. 弹性超声 弹性评分为 0 级，呈红绿蓝三色分层特征。

3. 超声造影 囊性结节呈边界清晰的无增强区。

（二）甲状腺胶质囊肿

甲状腺胶质囊肿又称甲状腺滤泡囊肿，是一种良性增生病变，囊内充满胶质。其发生可能与内分泌失调或慢性炎症长期刺激有关。

1. 常规超声 表现为单发、多发或弥漫性分布的囊性结节，直径多小于 1cm，也可达数厘米，囊壁纤薄，无分隔，内壁或囊内可见 1 个、多个或弥散分布的点状强回声，后方伴有"彗尾"征，结节后方回声增强。

2. 弹性超声 弹性评分为 0 级，较大的囊肿多显示为三色分层图像，较小的囊肿常显示为深绿色。

3. 超声造影 囊肿内均为无增强。

病例 1 **淋巴性囊肿**

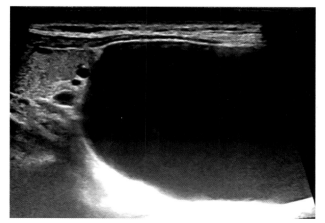

图 3-1 甲状腺淋巴性囊肿常规超声图像

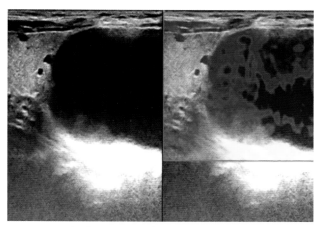

图 3-2 甲状腺淋巴性囊肿弹性超声图像

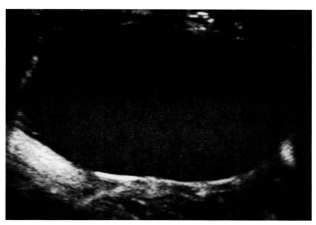

图 3-3 甲状腺淋巴性囊肿超声造影图像

图像与特征

常规超声 右叶下缘巨大囊性结节，形态椭圆形，囊壁光滑，囊内透声好，后回声明显增强，囊壁无血流显示。
弹性超声 弹性评分 0 级（三色分层）。
超声造影 结节无增强，边缘规则，边界清晰。

分析与诊断

常规超声 完全囊性结节（0 分），ACR TI-RADS 1 类，提示淋巴性囊肿可能性大。
弹性超声 弹性评分 0 级，符合囊肿。
超声造影 结节无增强，符合囊肿。
细针穿刺 抽吸出黄色液体，细针吸取细胞学（FNAC）：见少量淋巴细胞。

病例 2 **淋巴性囊肿**

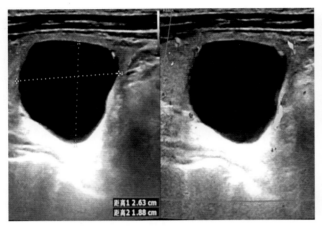

图 3-4 甲状腺淋巴性囊肿常规超声图像

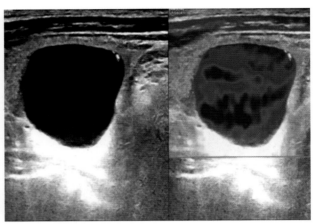

图 3-5 甲状腺淋巴性囊肿弹性超声图像

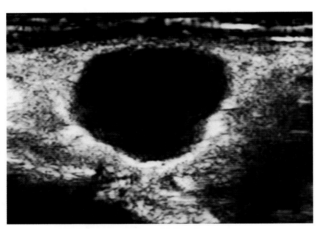

图 3-6 甲状腺淋巴性囊肿超声造影图像

图像与特征

常规超声　右叶中下极囊性结节（2.63cm×0.88cm），边缘规则，纵横比＜1，囊壁光滑，囊内透声好，未见胶质结晶强回声，后回声明显增强，囊壁无血流显示。

弹性超声　弹性评分 0 级（三色分层）。

超声造影　结节无增强，边缘规则，边界清晰。

分析与诊断

常规超声　单纯囊性结节（0 分），ACR TI-RADS 1 类，囊腔内未见胶质结晶强回声，考虑淋巴性囊肿。

弹性超声　符合囊肿。

超声造影　符合囊肿。

细针穿刺　抽吸出黄色液体，FNAC：见少量淋巴细胞。

病例 3 **单发胶质囊肿**

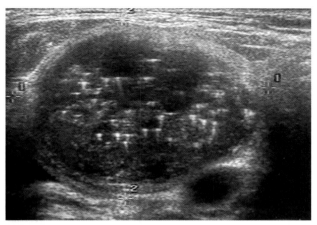

图 3-7 单个较大胶质囊肿常规超声图像

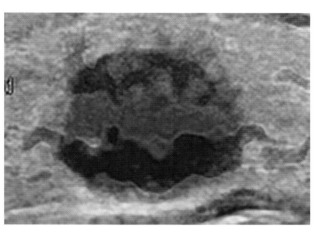

图 3-8 单个较大胶质囊肿弹性超声图像

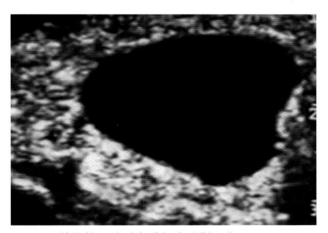

图 3-9 单个较大胶质囊肿超声造影图像

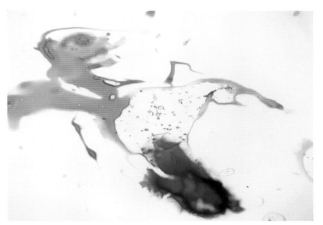

图 3-10 胶质囊肿穿刺涂片

图像与特征

常规超声 左叶单个囊性结节，圆形，囊壁较厚，囊腔透声差，见弥散分布的点状强回声均伴有"彗尾"，后回声增强，囊壁无血流显示。

弹性超声 弹性图像显示三色分层，评分 0 级。

超声造影 无增强。

分析与诊断

常规超声 囊性结节（0 分），点状强回声伴"彗尾"征（0 分），ACR TI-RADS 1 类，囊内弥散胶质结晶，提示胶质囊肿。

弹性超声 符合囊肿。

超声造影 符合囊肿。

细胞病理 涂片见大量胶质。

病例 4 **多发胶质囊肿**

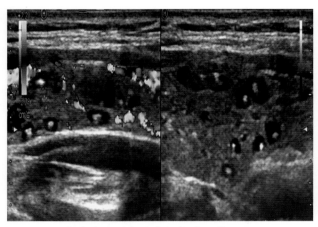

图 3-11　弥散性胶质囊肿常规超声图像

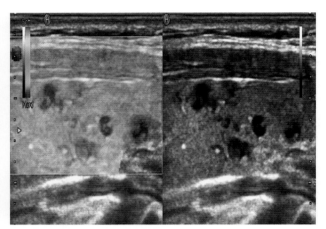

图 3-12　弥散性胶质囊肿弹性超声图像

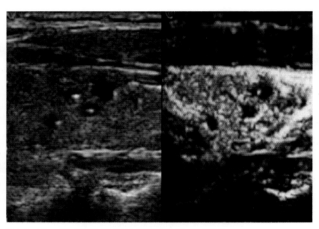

图 3-13　弥散性胶质囊肿超声造影图像

图像与特征

常规超声 两叶弥散分布的囊性小结节，边缘规则，囊壁光滑，囊内多见单个点状强回声伴"彗尾"，无血流显示。

弹性超声 弹性评分均为 0 级。

超声造影 均为无增强。

分析与诊断

常规超声 囊性结节（0 分），点状强回声伴"彗尾"征（0 分），ACR TI-RADS 1 类，提示两叶弥散性胶质囊肿。

弹性超声 符合囊肿。

超声造影 符合囊肿。

病例5 **胶质囊肿**

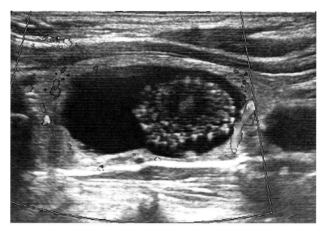

图 3-14 胶质囊肿常规超声图像

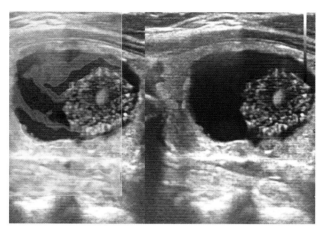

图 3-15 胶质囊肿弹性超声图像

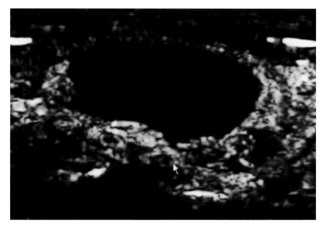

图 3-16 胶质囊肿超声造影图像

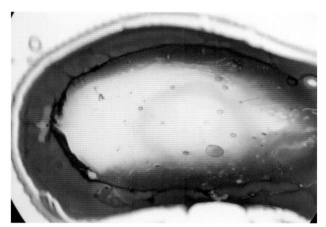

图 3-17 胶质囊肿穿刺涂片

图像与特征

常规超声 右叶囊性为主结节，纵横比 <1，边缘光整，囊内显示 1 个规则等回声团，边缘见弥散点状强回声伴"彗尾"，无血流显示。

弹性超声 无回声区弹性评分 0 级，等回声团 4 级。

超声造影 结节整体无增强。

分析与诊断

常规超声 囊性为主结节（1 分），内见等回声团（1 分），纵横比 <1（0 分），边缘规则（0 分），ACR TI-RADS 2 类，考虑囊性增生结节，等回声团不能排除为实性结构，建议造影进一步评估。

弹性超声 符合囊性为主结节，囊内等回声提示可疑实性结构。

超声造影 整体无增强，等回声内无血流灌注，考虑为浓缩胶质。

细胞病理 大量胶质。

本例常规超声及弹性超声均提示囊内存在实性结构，而超声造影无灌注，显示其优势。

病例6 胶质囊肿

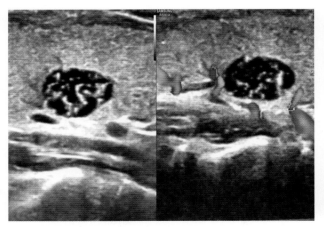

图 3-18 胶质囊肿常规超声图像

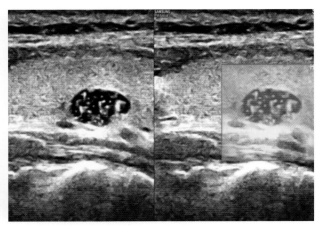

图 3-19 胶质囊肿弹性超声图像

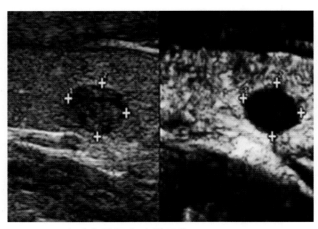

图 3-20 胶质囊肿超声造影图像

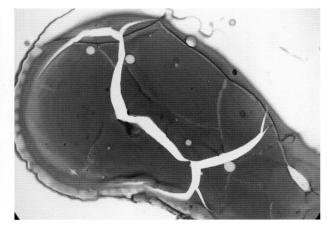

图 3-21 胶质囊肿穿刺涂片

图像与特征

常规超声 右叶囊性结节，纵横比 <1，边缘规则，囊内显示多个不规则点状和短带状强回声，部分伴有"彗尾"，结节无血流显示。

弹性超声 弹性评分 0 级。

超声造影 整体无增强。

分析与诊断

常规超声 囊性结节（0 分），囊内多个强回声多伴"彗尾"征（0 分），ACR TI-RADS 1 类，考虑胶质囊肿囊液稠厚。

弹性超声 符合囊性结节。

超声造影 符合囊性结节。

细胞病理 仅见大量胶质。

病例 7　胶质囊肿

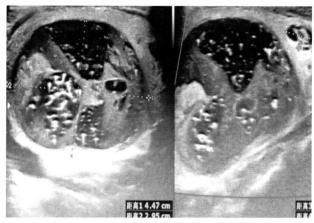

图 3-22　胶质囊肿常规超声图像

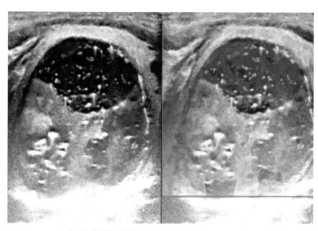

图 3-23　胶质囊肿弹性超声图像

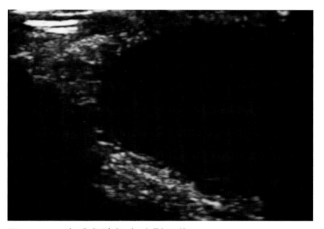

图 3-24　胶质囊肿超声造影图像

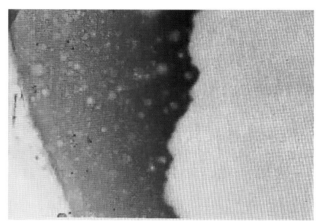

图 3-25　胶质囊肿穿刺细胞涂片

图像与特征

常规超声　左叶单个囊性结节，纵横比 <1，边缘规则，囊内无分隔但不同区域回声不一，部分暗区内见均匀点状等回声，部分暗区显示弥散分布点状强回声伴"彗尾"，内部无血流显示。

弹性超声　弹性评分 0 级。

超声造影　整体无增强。

分析与诊断

常规超声　囊性结节（0分），多发点状强回声伴"彗尾"征（0分），ACR TI-RADS 1 级，考虑胶质囊肿。

弹性超声　符合囊性结节。

超声造影　符合囊性结节。

细胞病理　见大量胶质。

综合分析　本例胶质囊肿内部回声不均，考虑囊液成分不一的可能。

二、结节性甲状腺肿

结节性甲状腺肿是在单纯性甲状腺肿发展至后期的表现。甲状腺在弥漫性肿大的基础上，不同部位的滤泡上皮细胞反复增生和不均匀复旧，形成增生性结节，亦称为良性滤泡结节、腺瘤样甲状腺肿，体积大小不一，常为多发结节，也可为单发，可一侧或双侧，甚至布满整个腺体。结节内部结构表现多样化，早期以海绵样低回声多见（滤泡增大，胶质聚集），病变发展过程中继发出血、囊性变和钙化等改变时，表现为回声强弱不等，分布不均，常表现为低回声、无回声、等回声及高回声同时存在的混合回声。

1. 常规超声

（1）结节数目：常为多发性结节，可一侧或双侧，数毫米至数十毫米。

（2）结节结构：实性、囊性或囊实混合性结节。

（3）结节回声：多为等回声，回声不均，可见蜂窝状、海绵状、液性暗区或共存。

（4）结节形态：纵横比 <1。

（5）结节边缘：多光整，少数不规则，结节间可互相融合。

（6）包膜边界：结节挤压周围可形成包膜样结构，多边界清晰，无完整声晕，部分边界模糊不清。

（7）强回声：边缘可见弧形、蛋壳样强回声，内部可见粗大或带状强回声，暗区内也可见点状强回声伴"彗尾"征。

（8）结节血流：血供程度差异较大，多为丰富血供，较大结节边缘可见包绕血流，并向内伸入。

2. 弹性超声

（1）实性区域弹性评分多为 1~2 级。

（2）囊性变区域弹性评分多为 0 级。

（3）粗大钙化区局部弹性评分为 4 级，边缘钙化可致整体弹性评分为 4 级。

3. 超声造影

（1）结节多与腺体同步呈高或等增强，与腺体同步或略延迟于腺体消退，部分边缘可见环状高增强。

（2）结节内若有蜂窝状或海绵样囊性变，则可见海绵状或蜂窝状无增强区，钙化区也呈无增强。

病例 1　　**结节性甲状腺肿**

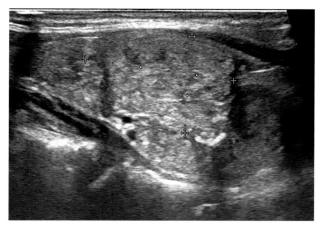

图 3-26　结节性甲状腺肿常规超声图像

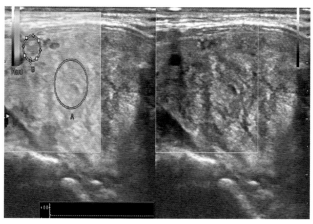

图 3-27　结节性甲状腺肿弹性超声图像

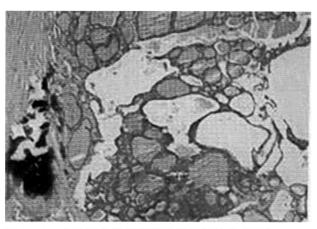

图 3-28　右叶结节性甲状腺肿组织活检病理图像

图像与特征

常规超声　两叶弥漫性病变，两叶多发性等回声结节，边缘多规则，纵横比<1，多见包膜样结构，边界尚清，内回声不均匀，最大结节后缘见粗大弧形强回声。

弹性超声　弹性评分 1~2 级。

分析与诊断

常规超声　实性结节（2 分），等回声（1 分），边缘规则（0 分），纵横比<1（0 分），右侧最大结节边缘粗大钙化（1分），大多为 ACR　TI-RADS　3 类（3 分），最大结节 4 类（4 分），结合弥漫性病变背景，考虑结节性甲状腺肿，建议右侧最大结节组织活检。

弹性超声　符合良性结节。

粗针穿刺组织活检病理　右叶结节性甲状腺肿。

病例 2　**结节性甲状腺肿**

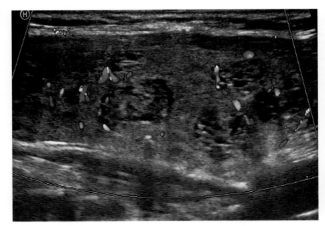

图 3-29　结节性甲状腺肿常规超声图像

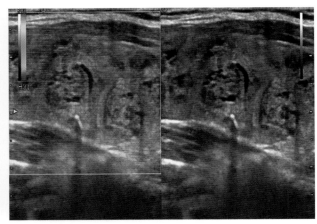

图 3-30　结节性甲状腺肿弹性超声图像

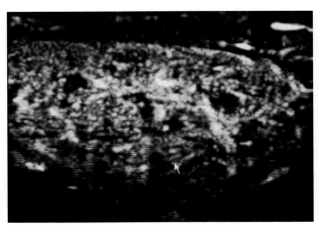

图 3-31　结节性甲状腺肿超声造影图像

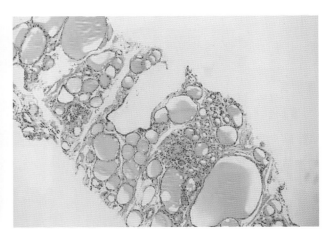

图 3-32　结节性甲状腺肿组织活检病理图像

图像与特征

常规超声　两叶弥漫性病变，多发性囊实性结节，等回声，形态规则，纵横比 <1，边界清晰，内部多见海绵样和蜂窝状结构，较小结节见粗大条状强回声伴声影。

弹性超声　弹性评分多为 0~3 级，粗大钙化区 4 级。

超声造影　结节呈网格状高增强，内见蜂窝状无增强区，同进慢退。

分析与诊断

常规超声　囊实性结节（1 分），等回声（1 分），边缘规则（0 分），纵横比 <1（0 分），小结节伴粗大钙化（1 分），大多为 ACR TI-RADS 2 类（2 分），小结节伴粗大钙化为 3 类（3 分），结合弥漫性病变背景，提示结节性甲状腺肿，建议右叶最大结节组织活检。

弹性超声　符合良性结节。

超声造影　符合良性结节伴囊性变。

粗针穿刺组织活检病理　右叶结节性甲状腺肿。

结节性甲状腺肿

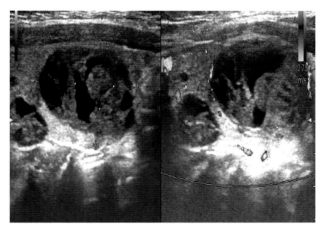

图 3-33　结节性甲状腺肿常规超声图像

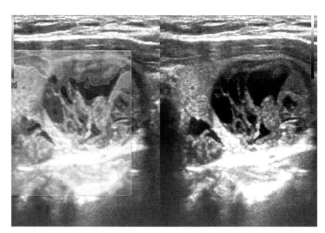

图 3-34　结节性甲状腺弹性超声图像

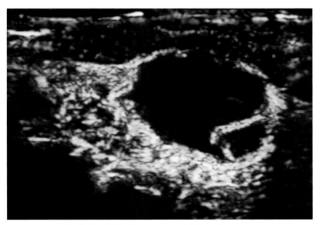

图 3-35　结节性甲状腺肿超声造影图像

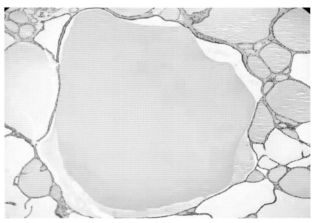

图 3-36　结节性甲状腺组织活检病理图像

图像与特征

常规超声　两叶弥漫性病变，右侧见 3 个囊实性结节，实性部分为等回声，纵横比 <1，边缘规则，边界清，部分见海绵样结构，边缘少许血流，内部无明显血流。

弹性超声　等回声区弹性评分 1～2 级，液性暗区评分 0 级。

超声造影　较小结节见蜂窝状等增强，较大结节边缘环状增强，其余大部分无增强，粗大分隔可见高增强，同进慢退。

分析与诊断

常规超声　囊实性结节（1 分），等回声（1 分），边缘规则（0 分），纵横比 <1（0 分），ACR TI-RADS 2 类（2 分），结合弥漫性病变背景，考虑良性增生结节伴囊性变，建议右叶最大结节组织活检。

弹性超声　符合良性结节囊性变。

超声造影　符合良性结节囊性变。

粗针穿刺组织活检病理　右叶结节性甲状腺肿伴囊性变。

病例 4　**结节性甲状腺肿**

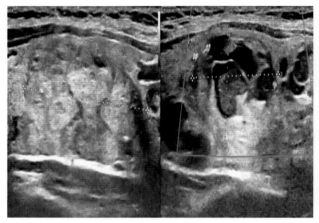

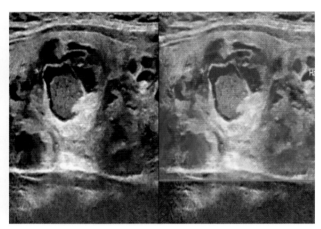

图 3-37　结节性甲状腺肿常规超声图像

图 3-38　结节性甲状腺肿弹性超声图像

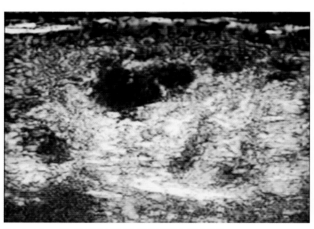

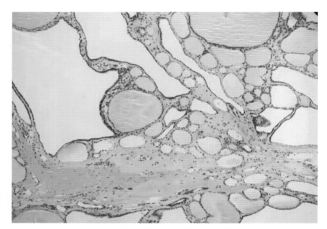

图 3-39　结节性甲状腺肿超声造影图像

图 3-40　结节性甲状腺肿组织活检病理图像

图像与特征

常规超声　两叶弥漫性病变，两侧多个实性和实性为主结节，等回声，纵横比 <1，边缘规则，边界清，部分结节见多处液性暗区及分隔，血流 2 级。

弹性超声　等回声区弹性评分 1~2 级，液性暗区 0 级。

超声造影　等回声区呈均匀高增强，暗区无增强，快进慢退。

分析与诊断

常规超声　实性和囊实性结节（1~2 分），等回声（1 分），边缘规则（0 分），纵横比 <1（0 分），ACR TI-RADS 2~3 类（2~3 分），结合弥漫性病变背景，考虑良性增生结节伴囊性变，建议右侧最大结节组织活检。

弹性超声　符合良性结节伴囊性变。

超声造影　符合良性结节伴囊性变。

粗针穿刺组织活检病理　右侧结节性甲状腺肿伴囊性变。

病例 5　结节性甲状腺肿伴囊性变

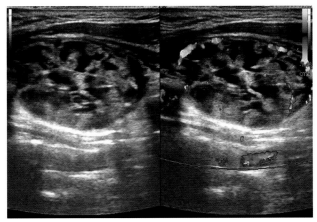

图 3-41　结节性甲状腺肿伴囊性变常规超声图像

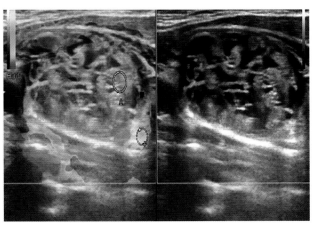

图 3-42　结节性甲状腺肿伴囊性变弹性超声图像

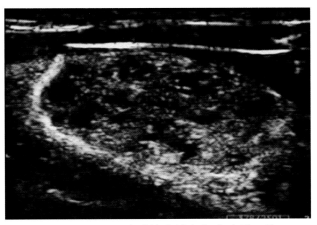

图 3-43　结节性甲状腺肿伴囊性变超声造影图像

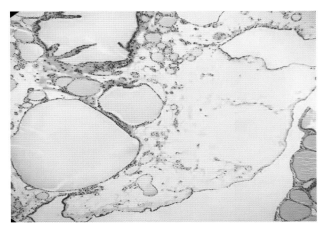

图 3-44　结节性甲状腺肿伴囊性变组织活检病理图像

图像与特征

常规超声　右叶 1 个实性为主结节，等回声，纵横比<1，边缘规则，包膜完整边界清，内见大蜂窝状液性暗区，后回声明显增强，血流 2 级，边缘环绕。

弹性超声　等回声区弹性评分 2 级，液性暗区 0 级。

超声造影　结节呈蜂窝状等增强，暗区无增强，包膜环状高增强，同进同退。

分析与诊断

常规超声　囊实性结节（1 分），等回声（1 分），形态规则（0 分），纵横比<1（0 分），ACR TI-RADS 2 类（2 分），考虑良性结节伴囊性变，建议组织活检。

弹性超声　符合良性结节囊性变。

超声造影　符合良性结节囊性变。

粗针穿刺组织活检病理　右叶结节性甲状腺肿伴囊性变。

病例6　　**结节性甲状腺肿伴粗大钙化**

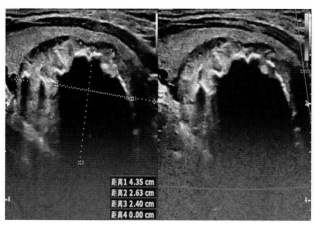

图 3-45　结节性甲状腺肿伴粗大钙化常规超声图像

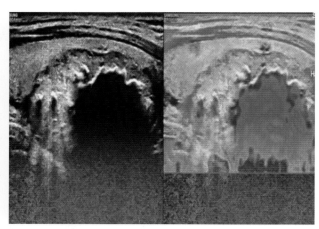

图 3-46　结节性甲状腺肿伴粗大钙化弹性超声图像

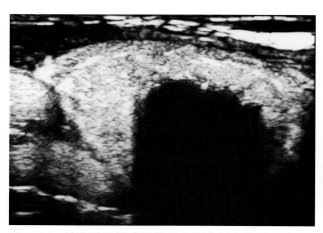

图 3-47　结节性甲状腺肿伴粗大钙化超声造影图像

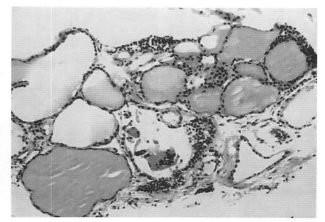

图 3-48　结节性甲状腺肿伴粗大钙化组织活检病理图像

图像与特征

常规超声　右叶单个等回声结节，纵横比 <1，边缘见分叶，边界清，回声欠均匀，多个粗大强回声团伴宽大声影，血流 1 级。

弹性超声　结节周边弹性评分 2 级，强回声团 3 级。

超声造影　结节边缘等回声区呈均匀高增强，边缘环状增强，粗大钙化区无增强，快进慢退。

分析与诊断

常规超声　实性结节（2 分），等回声（1 分），纵横比 <1（0 分），边缘分叶（2 分），粗大强回声团（1 分），ACR TI-RADS 4 类（6 分），考虑良性结节伴粗大钙化可能性大，建议组织穿刺活检。

弹性超声　考虑良性结节钙化可能。

超声造影　符合良性结节伴粗大钙化。

粗针穿刺组织活检病理　右叶结节性甲状腺肿。

病例 7　结节性甲状腺肿伴出血

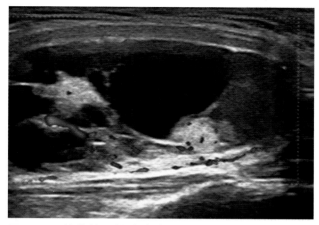

图 3-49　结节性甲状腺肿伴出血常规超声图像

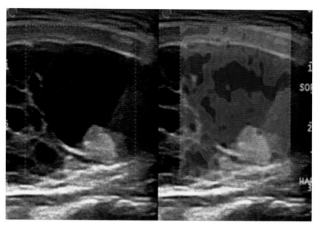

图 3-50　结节性甲状腺肿伴出血弹性超声图像

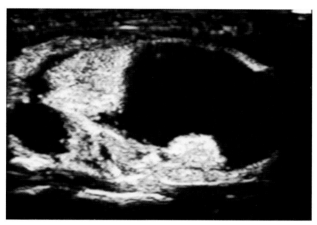

图 3-51　结节性甲状腺肿伴出血超声造影图像

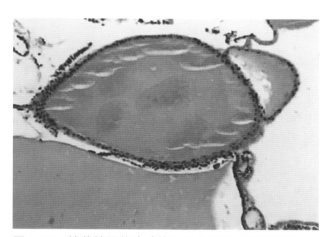

图 3-52　结节性甲状腺肿伴出血术后组织病理图像

图像与特征

常规超声　左叶单个囊性为主等回声结节，形态规则，纵横比 <1，边界清晰，内见大片液性暗区有分隔，分隔内壁见 2 个规则均匀等回声隆起，分隔及等回声均有血流显示。

弹性超声　液性暗区弹性评分 0 级，等回声区 2 级。

超声造影　结节包膜、分隔及等回声均早于腺体灌注呈高增强，晚于腺体消退，包膜持续呈等增强。

分析与诊断

常规超声　囊实性结节（1 分），实性为等回声（1 分），边缘规则（0 分），纵横比 <1（0 分），ACR TI-RADS 2 类（2 分），考虑良性结节伴囊性变。

弹性超声　符合良性结节伴囊性变。

超声造影　符合良性结节伴囊性变。

术后组织病理　左叶结节性甲状腺肿伴出血和囊性变。

病例 8　结节性甲状腺肿伴囊性变

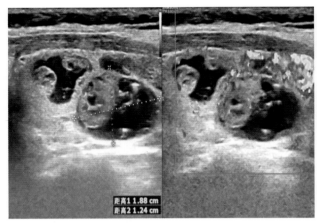

图 3-53　结节性甲状腺肿伴囊性变常规超声图像

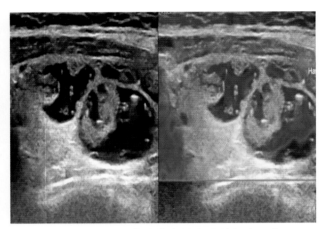

图 3-54　结节性甲状腺肿伴囊性变弹性超声图像

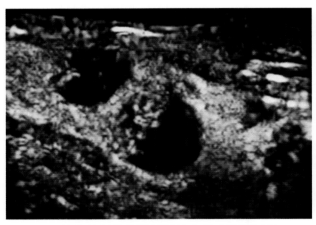

图 3-55　结节性甲状腺肿伴囊性变超声造影图像

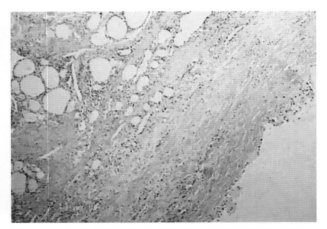

图 3-56　结节性甲状腺肿伴囊性变术后组织病理图像

图像与特征

常规超声　右叶多个囊性为主等结节，边缘规则，纵横比 <1，边界清，内壁均有不规则蜂窝状等回声隆起，囊性暗区内见点状强回声伴"彗尾"征，血流 1~2 级。

弹性超声　囊性区域弹性 0 级，等回声区 2 级。

超声造影　结节包膜环状增强，等回声为不均匀高增强，与腺体同步灌注与消退，暗区无增强。

分析与诊断

常规超声　囊实性结节（1 分），实性区等回声（1 分），边缘规则（0 分），纵横比 <1（0 分），点状强回声伴"彗尾"征（0 分），ACR TI-RADS 2 类（2 分），符合良性结节伴囊性变。

弹性超声　符合良性结节伴囊性变。

超声造影　符合良性结节伴囊性变。

术后组织病理　右叶结节性甲状腺肿伴囊性变。

病例 9 **结节性甲状腺肿伴囊性变**

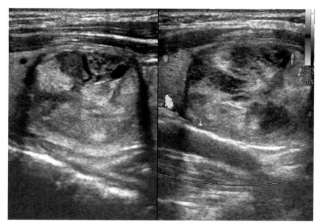

图 3-57　结节性甲状腺肿伴囊性变常规超声图像

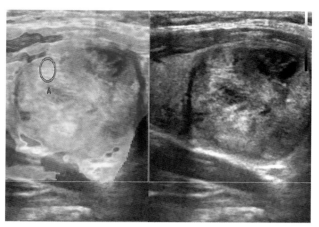

图 3-58　结节性甲状腺肿伴囊性变弹性超声图像

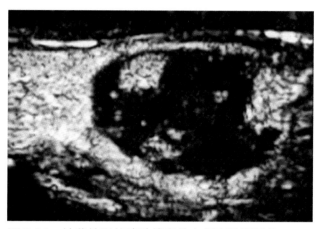

图 3-59　结节性甲状腺肿伴囊性变超声造影图像

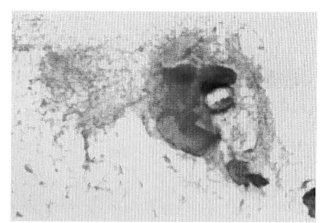

图 3-60　结节性甲状腺肿伴囊性变细胞病理图像

图像与特征

常规超声　左叶基本实性结节，等回声为主，边缘规则，纵横比<1，有包膜，边界清，边缘可见蜂窝状低回声区，边缘血流2级。

弹性超声　低回声区域弹性评分0级，等回声区2级。

超声造影　包膜环状增强，内缘3处高增强隆起，与腺体同步增强消退，余无增强。

分析与诊断

常规超声　实性结节（2分），等回声（1分），边缘规则（0分），纵横比<1（0分），ACR TI-RADS 3类（3分），考虑良性结节可能，建议FNAC。

弹性超声　符合良性结节。

超声造影　符合良性囊性为主结节。

细胞病理　左叶结节性甲状腺肿伴出血，BRAF V600E基因未见突变。

　　本例常规超声和弹性超声均误判为实性结节，超声造影则显示大片囊性变，仅边缘乳头状隆起有血流灌注，弥补了前两者的不足。

病例 10　**结节性甲状腺肿伴陈旧性出血**

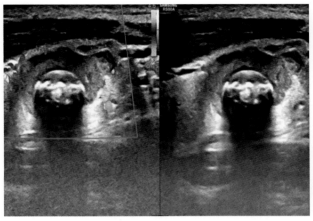

图 3-61　结节性甲状腺肿边缘陈旧性出血常规超声图像

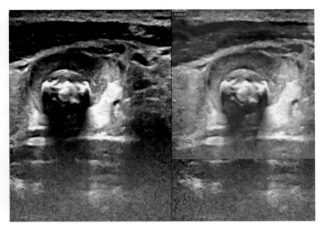

图 3-62　结节性甲状腺肿边缘陈旧性出血弹性超声图像

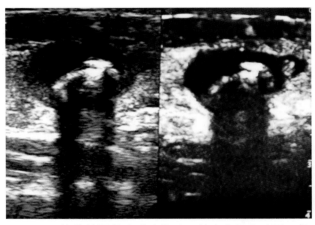

图 3-63　结节性甲状腺肿边缘陈旧性出血超声造影图像

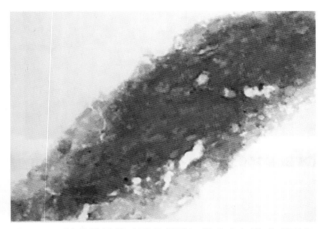

图 3-64　结节性甲状腺肿边缘陈旧性出血细胞病理图像

图像与特征

常规超声　右叶实性结节，纵横比 <1，边缘规则，大部分区域为低回声，中央粗大强回声团伴声影，周边血流 1 级，内部无明显血流显示。

弹性超声　周边弹性评分 0-1 级，中央 3 级。

超声造影　结节后缘呈少许低增强，其余部分无增强。

分析与诊断

常规超声　实性结节（2 分），低回声（2 分），纵横比 <1（0 分），边缘规则（0 分），粗大钙化（1 分），ACR TI-RADS 4 类（5 分），内部无血流，考虑良性结节伴钙化可能性大，不能排除边缘陈旧性出血，建议 FNAC。

弹性超声　考虑良性结节可能。

超声造影　符合良性结节出血或囊性变，并伴粗大钙化。

细胞病理　良性滤泡性结节伴陈旧性出血，BRAF V600E 基因未见突变。

三、桥本甲状腺炎增生结节

桥本甲状腺炎的病理改变以广泛淋巴细胞或浆细胞浸润并形成淋巴滤泡为主要特征，后期伴有部分甲状腺上皮细胞增生及不同程度的结缔组织增生与纤维化。桥本甲状腺炎在发展过程中，由于实质内纤维组织增生，将病变甲状腺分隔，形成结节样，根据结节内是否出现囊性变和钙化，表现为三种类型，即单纯型（组织学以纤维增生结节为主，无囊性变和钙化）、钙化型（滤泡上皮和钙化并存）和囊性变型（结节内囊性变或出血）。

本节仅介绍桥本甲状腺炎增生结节形成期结节的超声诊断。

1. **常规超声**

（1）单纯型：最常见，为实性结节，可单发或多发，形态偏圆，部分纵横比>1，边缘可不规则，边界清晰，可见薄声晕，呈等回声和高回声，内部回声较均匀，血流多位于边缘，1~2 级。

（2）钙化型：结节回声与单纯型相似，但结节内伴粗大或微小钙化，血流多位于边缘。

（3）囊性变型：结节为囊实混合型等回声结节，纵横比多 <1，边缘较规则，可见不规则液性暗区，实性和分隔区域可见血流。

2. **弹性超声**　单纯结节型弹性评分多为 1~2 级，合并钙化区评分 4 级，或整体显示 4 级，合并囊性变区域评分 0~1 级。

3. **超声造影**

（1）单纯增生型结节：结节与腺体同步同等增强和消退，多呈均匀稍高增强，多无明显结节感，边界不清。

（2）囊实性增生结节：实性和分隔部分可与腺体同步或早于腺体呈高增强，暗区无增强，分隔处呈网格状高增强。

（3）钙化型增生结节：除结节处钙化区无增强外，其他区域呈等或高增强。

病例 1　**桥本甲状腺炎伴单纯增生结节**

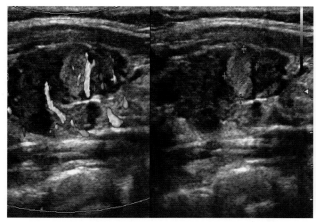

图 3-65　桥本甲状腺炎伴单纯增生结节常规超声图像

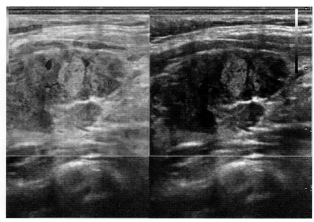

图 3-66　桥本甲状腺炎伴单纯增生结节弹性超声图像

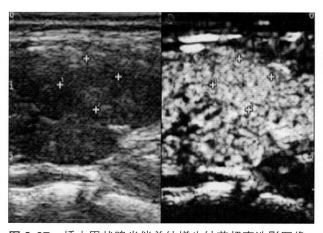

图 3-67　桥本甲状腺炎伴单纯增生结节超声造影图像

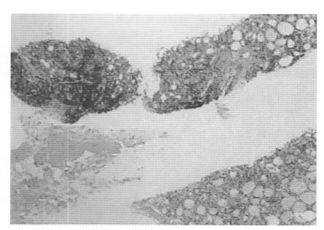

图 3-68　桥本甲状腺炎伴单纯增生结节组织活检病理图像

图像与特征

常规超声　两侧弥漫性病变，左侧单个实性高回声结节，纵横比 >1，形态欠规则，边界清，内部回声均匀。

弹性超声　弹性评分 2 级。

超声造影　与腺体同步等增强与消退，似见结节影，内部增强较周围均匀，边界不清。

分析与诊断

常规超声　实性结节（2 分），高回声（1 分），边缘规则（0 分），纵横比 >1（3 分），边界清，回声均匀，ACR TI-RADS 4 类（6 分），结合弥漫性病变背景及实验室检查考虑桥本甲状腺炎伴局灶性增生结节可能性大，建议组织活检。

弹性超声　符合良性结节。

超声造影　符合弥漫性良性病变。

粗针穿刺组织活检病理　左叶慢性淋巴细胞性甲状腺炎伴纤维增生（与超声和造影诊断一致）。

病例 2 **桥本甲状腺炎伴纤维增生结节**

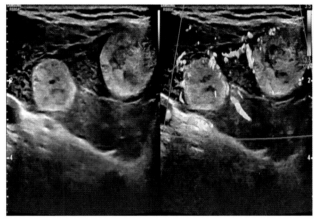

图 3-69 桥本甲状腺炎伴纤维增生结节常规超声图像

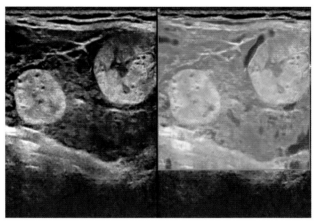

图 3-70 桥本甲状腺炎伴纤维增生结节弹性超声图像

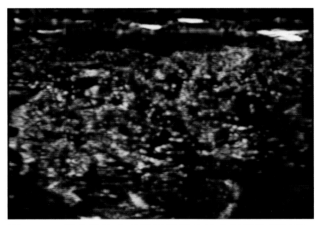

图 3-71 桥本甲状腺炎伴纤维增生结节超声造影图像

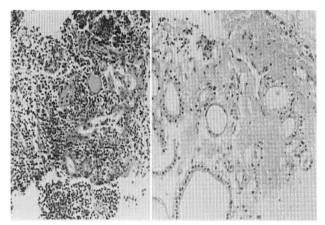

图 3-72 桥本甲状腺炎伴纤维增生结节分区组织活检病理图像

图像与特征

常规超声 两侧弥漫性病变（桥本甲状腺炎病史），左叶 2 个实性高回声结节，纵横比 <1，形态规则，边界清，内部少许蜂窝状低回声区。

弹性超声 弹性评分 1～2 级。

超声造影 腺体不均匀增强，无明显结节显示，局部少许无增强区。

分析与诊断

常规超声 实性结节（2 分），高回声（1 分），边缘规则（0 分），ACR TI-RADS 3 类（3 分），结合病史考虑桥本甲状腺炎合并增生结节，建议组织活检。

弹性超声 符合良性结节。

超声造影 未见结节影像，符合弥漫性病变。

粗针穿刺组织活检病理 左叶慢性淋巴细胞性甲状腺炎背景伴片状胶原纤维增生。

病例 3　桥本甲状腺炎增生结节伴多发微钙化

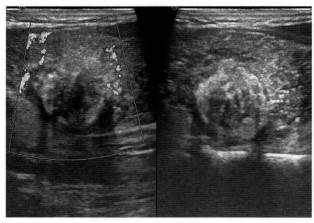

图 3-73　桥本甲状腺炎增生结节伴多发微钙化常规超声图像

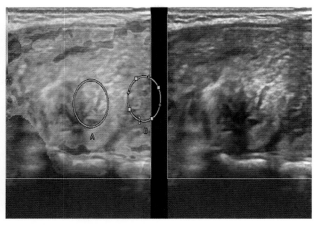

图 3-74　桥本甲状腺炎增生结节伴多发微钙化弹性超声图像

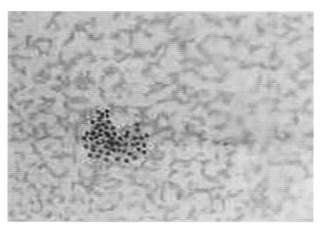

图 3-75　桥本甲状腺炎腺体细胞病理图像

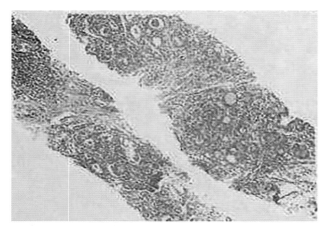

图 3-76　桥本甲状腺炎纤维增生伴微钙化组织病理图像

图像与特征

常规超声　两叶弥漫性病变，两叶弥漫分布点状强回声，右叶见 1 个实性等回声结节，边缘不规则，纵横比 <1，内部及边缘见密集分布点状强回声。

弹性超声　弹性评分 2 级。

分析与诊断

常规超声　实性结节（2 分），等回声（1 分），边缘不规则（2 分），密集微钙化（3 分），ACR TI-RADS 5 类（8 分），可疑恶性结节改变，建议 FNAC。

弹性超声　符合良性结节。

细胞病理　右叶淋巴细胞性甲状腺炎伴少量钙化，BRAF V600E 基因未见突变。

粗针穿刺组织活检病理　右叶淋巴细胞性甲状腺炎伴纤维组织增生和微钙化。

　　本例常规超声误诊，弹性超声及超声造影均倾向于良性病变，粗针穿刺组织活检是可靠的确诊方法。

病例 4 **桥本甲状腺炎伴多发增生结节**

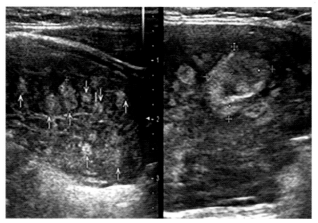

图 3-77 桥本甲状腺炎伴多发增生结节常规超声图像

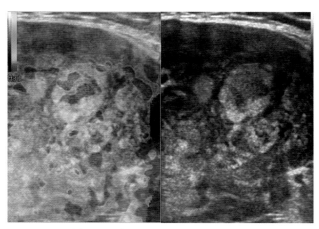

图 3-78 桥本甲状腺炎伴多发增生结节弹性超声图像

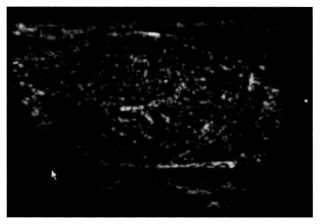

图 3-79 桥本甲状腺炎伴多发增生结节超声造影图像

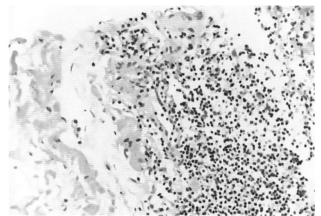

图 3-80 桥本甲状腺炎伴增生结节组织活检病理图像

图像与特征

常规超声 两叶弥漫性病变，两叶多发性高回声结节，大小不一（左叶较大），部分边缘不规则，纵横比不一，可见声晕，回声欠均匀，边缘血流为主，分布不规则。

弹性超声 弹性评分 2 级。

超声造影 呈不均匀等增强，无明显结节影像显示。

分析与诊断

常规超声 实性结节（2分），高回声（1分），部分边缘不规则（0~2分），纵横比不一（0~3分），ACR TI-RADS 3~5 类（3~8分），结合弥漫性病变背景考虑桥本甲状腺炎伴多发增生结节可能，建议左叶较大结节组织活检。

弹性超声 符合良性结节。

超声造影 提示弥漫性病变。

粗针穿刺组织活检病理 左叶慢性淋巴细胞性甲状腺炎背景伴纤维增生。

病例 5　桥本甲状腺炎伴增生结节

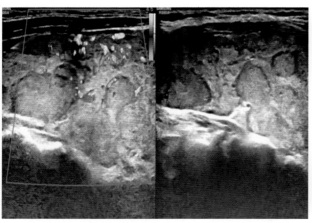

图 3-81　桥本甲状腺炎伴增生结节常规超声图像

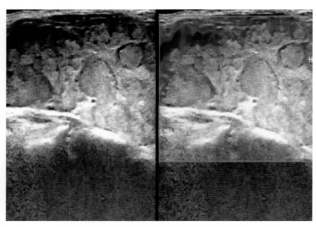

图 3-82　桥本甲状腺炎伴增生结节弹性超声图像

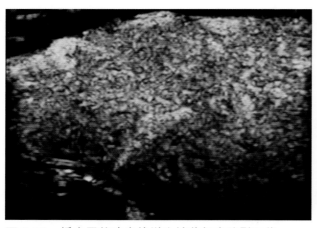

图 3-83　桥本甲状腺炎伴增生结节超声造影图像

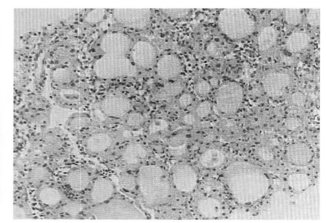

图 3-84　桥本甲状腺炎伴增生结节组织活检病理图像

图像与特征

常规超声　弥漫性病变，两叶多发实性结节，中等回声结节，纵横比 <1，边缘规则，回声均匀，血流 1~2 级，多位于边缘。

弹性超声　弹性评分 1~2 级。

超声造影　结节与腺体同步增强与消退，呈欠均匀等增强，无明显结节影像显示。

分析与诊断

常规超声　实性结节（2 分），中等回声（1 分），边缘规则（0 分），纵横比 <1（0 分），ACR TI-RADS 3 类（3 分），结合弥漫性病变背景，考虑桥本甲状腺炎伴多发增生结节，建议右叶结节组织活检。

弹性超声　符合良性病变。

超声造影　符合弥漫性病变。

粗针穿刺组织活检病理　右叶慢性淋巴细胞性甲状腺炎伴滤泡细胞、嗜酸性细胞和片状纤维增生。

病例 6　桥本甲状腺炎增生结节伴微钙化

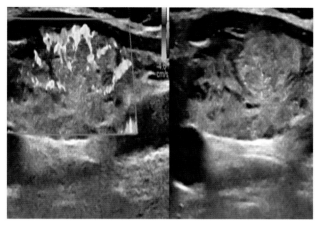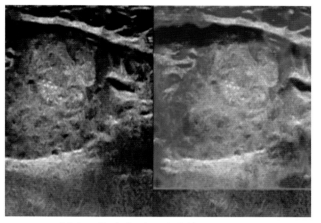

图 3-85　桥本甲状腺炎增生结节伴微钙化常规超声图像　　图 3-86　桥本甲状腺炎增生结节伴微钙化弹性超声图像

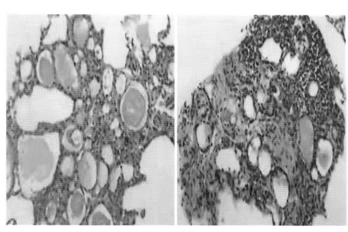

图 3-87　桥本甲状腺炎增生结节伴微钙化组织活检病理图像

图像与特征

常规超声　两侧弥漫性病变（桥本甲状腺炎病史），右叶实性结节，高回声，纵横比 <1，边缘规则，边界清，内见多个点状强回声，血流 3 级。

弹性超声　结节点状强回声密集区 3 级，其余部分 2 级。

分析与诊断

常规超声　实性结节（2 分），高回声（1 分），边缘规则（0 级），纵横比 <1（0 分），多发微钙化（3 分），ACR TI-RADS 4 类（6 分），恶性结节不能排除，建议组织活检。

弹性超声　良恶性难以判断。

粗针穿刺组织活检病理　右叶慢性淋巴细胞性甲状腺炎背景，伴间质纤维化和沙砾样钙化。

　　本例常规超声与弹性超声均无法排除恶性，组织活检是可靠确诊方法。

病例 7
 桥本甲状腺炎伴增生结节

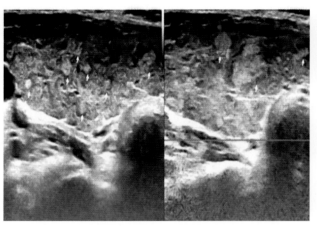

图 3-88　桥本甲状腺炎伴增生结节常规超声图像

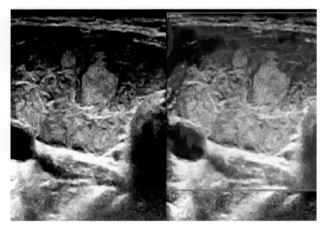

图 3-89　桥本甲状腺炎伴增生结节弹性超声图像

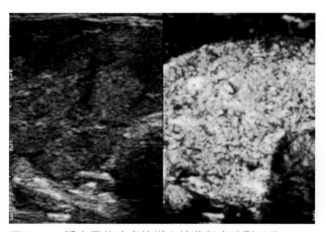

图 3-90　桥本甲状腺炎伴增生结节超声造影图像

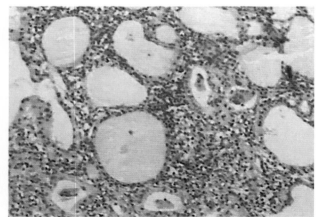

图 3-91　桥本甲状腺炎伴增生结节组织活检病理图像

图像与特征

常规超声　两侧弥漫性病变（桥本甲状腺炎病史），右叶多发性高回声结节，左叶 2 个高回声结节，纵横比 >1，部分边缘不规则，边界清，血流 1~2 级，分布不规则。

弹性超声　弹性评分均为 2 级。

超声造影　结节与腺体同步增强与消退，呈欠均匀高增强，无明显结节影像。

分析与诊断

常规超声　实性结节（2 分），高回声（1 分），部分边缘不规则（0~2 级），纵横比 >1（3 分），ACR TI-RADS 均为 4~5 类（6~8 分），结合弥漫性病变背景，考虑桥本甲状腺炎伴多灶性增生可能，建议右叶最大结节组织活检。

弹性超声　符合良性结节。

超声造影　符合弥漫性病变。

粗针穿刺组织活检病理　右叶慢性淋巴细胞性甲状腺炎伴胶原纤维增生，嗜酸性细胞增生。

桥本甲状腺炎伴低回声增生结节

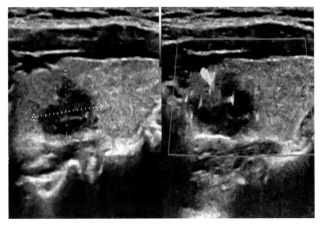

图 3-92 桥本甲状腺炎伴增生结节常规超声图像

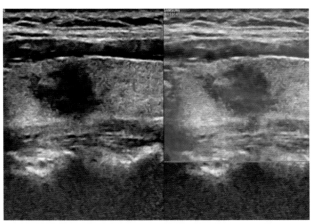

图 3-93 桥本甲状腺炎伴增生结节弹性超声图像

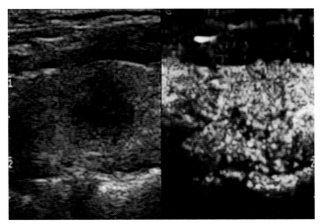

图 3-94 桥本甲状腺炎伴增生结节超声造影图像

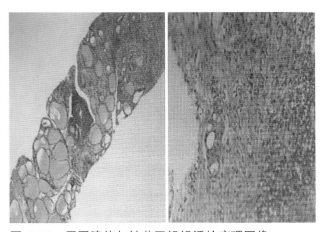

图 3-95 周围腺体与结节区组织活检病理图像

图像与特征

常规超声 两侧弥漫性病变（桥本甲状腺炎病史），左叶实性结节，低回声，纵横比 <1，边缘不规则，无包膜边界清，血流 2 级，分布不规则。

弹性超声 结节中央弹性评分 1 级，边缘 3 级。

超声造影 结节与腺体同步增强与消退，呈较均匀等增强，边界不清。

分析与诊断

常规超声 实性结节（2 分），低回声（2 分），边缘不规则（2 级），纵横比 <1（0 分），ACR TI-RADS 4 类（6 分），轻度可疑恶性结节，建议组织活检。

弹性超声 轻度可疑恶性结节。

超声造影 考虑良性病变。

粗针穿刺组织活检病理（弥漫病变区与结节分区活检） 弥漫病变区提示慢性淋巴细胞性甲状腺炎，左叶结节提示慢性淋巴细胞性甲状腺炎背景伴胶原纤维组织增生。

　　本例常规超声及弹性超声均提示可疑恶性结节，超声造影符合良性病变，与病理一致，显示其优势。

病例 9 **桥本甲状腺炎伴增生结节**

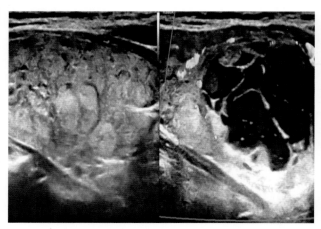

图 3-96 桥本甲状腺炎伴增生结节常规超声图像

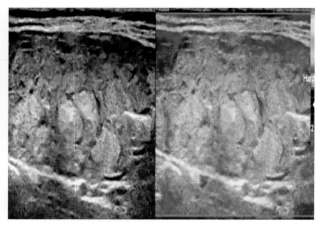

图 3-97 桥本甲状腺炎伴增生结节弹性超声图像

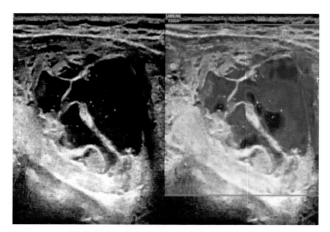

图 3-98 桥本甲状腺炎伴增生结节弹性超声图像

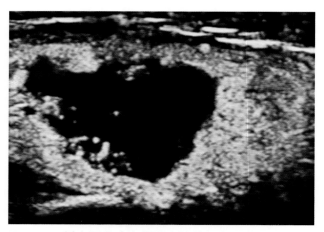

图 3-99 桥本甲状腺炎伴增生结节超声造影图像

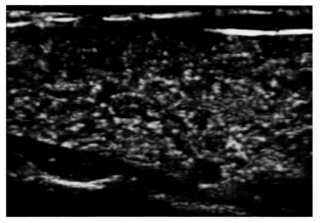

图 3-100　桥本甲状腺炎伴增生结节超声造影图像

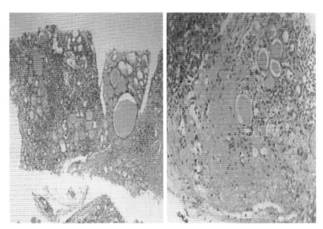

图 3-101　桥本甲状腺炎伴增生结节组织活检病理图像

图像与特征

常规超声　两侧弥漫性病变（桥本甲状腺炎病史），两侧多发实性结节，高回声，纵横比 <1，边缘规则，边界清，血流 2 级，分布不规则；左侧 1 个囊性为主结节，纵横比 <1，边缘规则，内部多个分隔，内壁少许不规则等回声，囊壁血流 2 级。

弹性超声　两侧高回声结节弹性评分均为 2 级，左侧囊性为主结节 0~2 级。

超声造影　两侧实性结节与腺体同步增强与消退，呈不均匀等增强，无结节影像；左侧囊性为主结节，囊壁、分隔及等回声呈高增强，液性暗区无增强。

分析与诊断

常规超声　两侧实性结节（2 分），高回声（1 分），边缘规则（0 级），纵横比 <1（0 分），ACR TI-RADS 均为 3 类（3 分），考虑桥本甲状腺炎良性增生结节可能性大；左侧囊性为主结节（1 分），等回声（1 分），纵横比 <1（0 分），边缘规则（0 分），ACR TI-RADS 2 类（2 分），提示良性结节伴囊性变，建议右叶实性结节组织活检。

弹性超声　均符合良性结节。

超声造影　两侧均符合弥漫性病变；左侧符合良性结节伴囊性变。

粗针穿刺组织活检病理　右叶（实性结节）慢性淋巴细胞性甲状腺炎背景伴间质纤维化。

四、良性滤泡性结节与腺瘤样变

"良性滤泡性结节"是甲状腺细针穿刺细胞学检查最常见的病理类型,包括一组具有相似细胞学特征的良性病变,相应的组织病理包括结节性甲状腺肿、增生性(腺瘤样)结节、胶质结节、Graves 病的结节。"良性滤泡性结节"的细胞学特征包括多少不等的胶质、良性滤泡细胞、嗜酸性细胞和巨噬细胞,当胶质大量覆盖涂片而滤泡细胞极少,诊断良性胶质性结节,当胶质和滤泡细胞含量接近,则诊断为滤泡性结节。本书主要介绍单发良性滤泡性结节和良性滤泡性结节伴腺瘤样变的常规超声、弹性超声和超声造影表现特征,有利于和其他单发甲状腺肿瘤鉴别诊断。

1. 常规超声

良性滤泡性结节超声表现复杂多样,与腺瘤和恶性结节表现多有交叉,鉴别有较大难度。

(1)结节数目:可单发、可多发(本节主要阐述单发病变的特征)。

(2)结节结构:均为实性结节。

(3)结节形态:较小结节少数纵横比 >1,较大结节纵横比均 <1。

(4)结节边缘:较小结节边缘可规则或不规则,边缘可见毛刺;较大滤泡性结节或腺瘤样变则形态多样,边缘可见分叶状、成角等。

(5)结节回声:多为低回声,少数可为极低回声,回声均匀或不均匀。

(6)强回声:多无强回声,极少可出现强回声。

(7)结节包膜边界:较小结节多无包膜,边界清或不清;较大结节多有包膜样结构,边界清晰。

(8)后方回声:多增强,无衰减。

(9)血管分布:较小的结节血流分布多不规则,边缘有穿入,较大结节边缘常可见环绕血流。

(10)ACR TI-RADS:较大结节多为 4 类,较小结节部分可为 5 类。

2. 弹性超声 弹性评分 1~3 级。

3. 超声造影 无论结节大小,多与腺体同步同等增强与消退,峰值期多无明显结节影像显示,多与弥漫性病变相似;少数较大结节可早于腺体灌注,呈均匀等增强,晚于腺体消退,此特征与腺瘤相似,明显不同于恶性结节造影表现。

病例 1 **良性滤泡性增生结节**

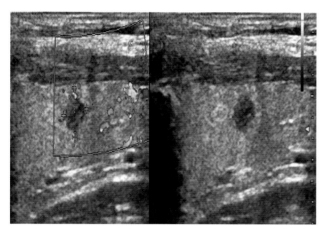

图 3-102 良性滤泡性增生结节常规超声图像

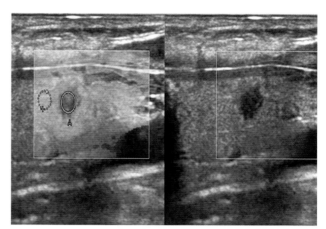

图 3-103 良性滤泡性增生结节弹性超声图像

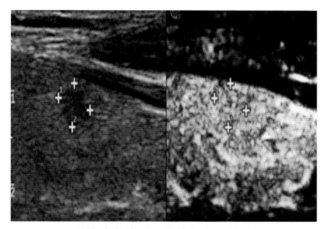

图 3-104 良性滤泡性增生结节超声造影图像

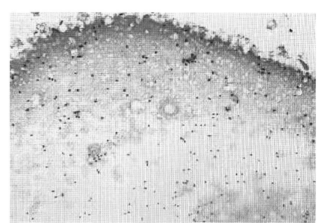

图 3-105 良性滤泡性增生结节细胞病理图像

图像与特征

常规超声 右叶实性结节,低回声,纵横比 >1,边缘毛刺,无包膜,少许不规则血流。
弹性超声 弹性评分 3 级。
超声造影 结节与腺体同步灌注与消退,呈均匀高增强,无明显结节影像。

分析与诊断

常规超声 实性结节 (2 分),低回声 (2 分),边缘不规则 (2 分),纵横比 >1 (3 分),ACR TI-RADS 5 类 (9 分),恶性结节不排除,建议 FNAC。
弹性超声 弹性评分 3 级,恶性结节不排除。
超声造影 无恶性特征改变。
细胞病理 右叶良性滤泡性结节,BRAF V600E 基因未见突变。
　　常规超声与弹性超声表现评估均不排除恶性,而超声造影提示良性病变,与病理一致。

病例 2　良性滤泡性结节伴纤维增生

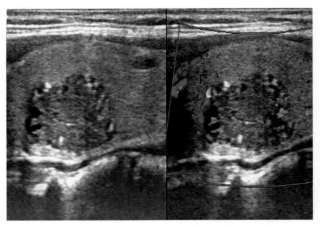

图 3-106　良性滤泡性结节伴纤维增生常规超声图像

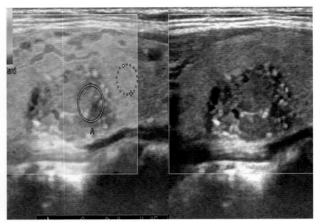

图 3-107　良性滤泡性结节伴纤维增生弹性超声图像

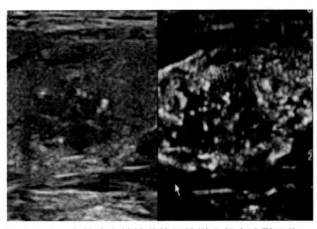

图 3-108　良性滤泡性结节伴纤维增生超声造影图像

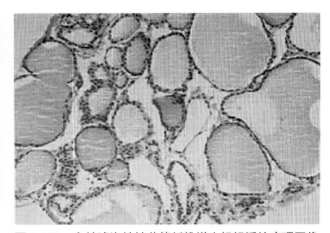

图 3-109　良性滤泡性结节伴纤维增生组织活检病理图像

图像与特征

常规超声　左叶实性结节，等回声，纵横比 <1，边缘规则，边界清，边缘散在较小的蜂窝状液性暗区伴多发沙砾样强回声，无明显"彗尾"征，血流 2 级，分布不规则。

弹性超声　弹性评分 2～3 级。

超声造影　结节呈不均匀稍低增强，内见蜂窝状无增强区，边缘不规则，边界尚清。

分析与诊断

常规超声　实性结节（2 分），等回声（1 分），纵横比 <1（0 分），边缘规则（0 分），沙砾样强回声（3 分），ACR TI-RADS 4 类（6 分），轻度可疑恶性，建议组织活检。

弹性超声　恶性难以判定。

超声造影　轻度可疑，不符合典型恶性结节表现。

粗针穿刺组织活检病理　左叶大量滤泡结构伴胶原纤维增生。

病例 3 **良性滤泡性增生结节**

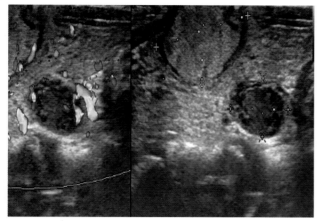

图 3-110 良性滤泡性增生结节常规超声图像

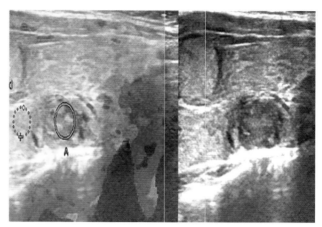

图 3-111 良性滤泡性增生结节弹性超声图像

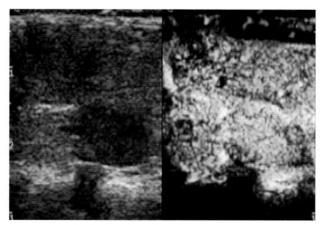

图 3-112 良性滤泡性结节超声造影图像

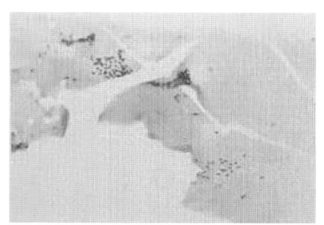

图 3-113 良性滤泡性增生结节细胞病理图像

图像与特征

常规超声 右叶实性结节，低回声，边缘少许毛刺，边界清，纵横比 <1，血流 2 级。

弹性超声 弹性评分 1 级。

超声造影 结节与腺体同步灌注与消退，呈均匀高增强，峰值期结节感不明显。

分析与诊断

常规超声 实性结节（2 分），低回声（2 分），边缘不规则（2 分），纵横比 <1，ACR TI-RADS 4 类（6 分），
轻度可疑恶性，建议 FNAC。

弹性超声 符合良性结节。

超声造影 符合良性病变。

细胞病理 右叶良性滤泡性结节，BRAF V600E 基因未见突变。

本例弹性超声及超声造影均提示良性病变，鉴别诊断具有一定优势，弥补了常规超声的不足。

病例 4　　**良性滤泡性增生结节**

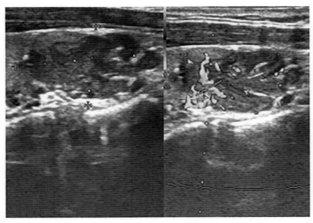

图 3-114　良性滤泡性增生结节常规超声图像

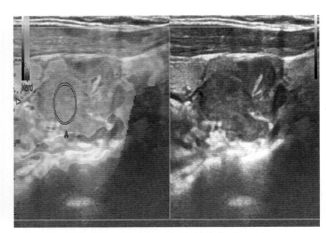

图 3-115　良性滤泡性增生结节弹性超声图像

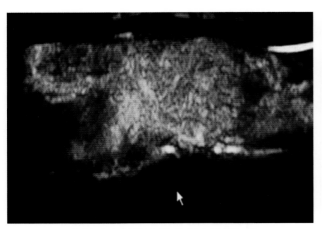

图 3-116　良性滤泡性增生结节超声造影图像

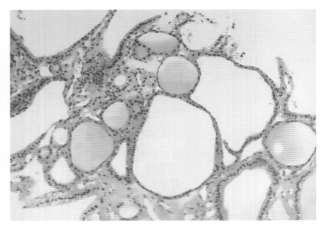

图 3-117　良性滤泡性增生结节组织活检病理图像

图像与特征

常规超声　左叶实性结节，低回声，纵横比 <1，边缘分叶伴毛刺，边界清，血流 3 级分布不规则。

弹性超声　结节弹性评分 1～2 级。

超声造影　结节与腺体同步灌注与消退，呈较均匀稍高增强，边界欠清晰。

分析与诊断

常规超声　实性结节（2 分），低回声（2 分），边缘不规则（2 分），纵横比 <1，ACR TI-RADS 4 类（6 分），
　　　　　可疑恶性结节，建议组织活检。

弹性超声　符合良性病变。

超声造影　较符合良性病变。

粗针穿刺组织活检病理　左叶良性滤泡性结节，BRAF V600E 基因未见突变。

　　本例常规超声可疑恶性，弹性超声及超声造影均提示良性病变，具有一定优势。

病例 5　**良性滤泡性结节伴腺瘤样变**

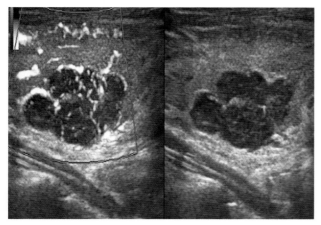

图 3-118　良性滤泡性结节伴腺瘤样变常规超声图像

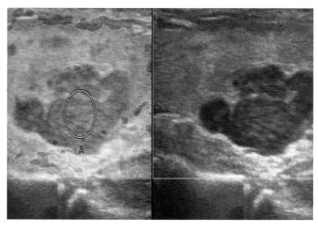

图 3-119　良性滤泡性结节伴腺瘤样变弹性超声图像

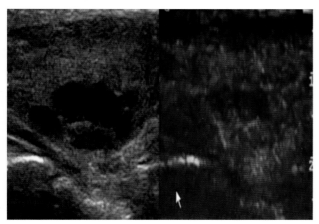

图 3-120　良性滤泡性结节伴腺瘤样变超声造影图像

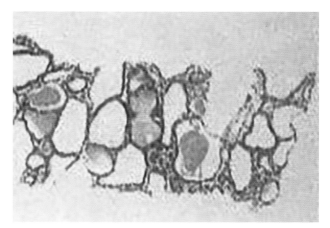

图 3-121　良性滤泡性结节伴腺瘤样变组织活检病理图像

图像与特征

常规超声　左侧实性结节，低回声，纵横比 <1，边缘多个分叶，边界清晰，边缘有环绕血流。

弹性超声　弹性评分 2 级。

超声造影　结节与腺体同步增强，部分低增强，部分等增强，境界不清。

分析与诊断

常规超声　实性结节（2 分），低回声（2 分），边缘不规则（2 分），纵横比 <1（0 分），ACR TI-RADS 4 类（6 分），不排除恶性结节，建议组织活检。

弹性超声　符合良性病变。

超声造影　轻度可疑恶性结节。

粗针穿刺组织活检病理　左叶良性滤泡性结节伴腺瘤样变。

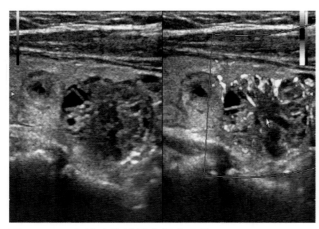 病例 6　良性滤泡性结节

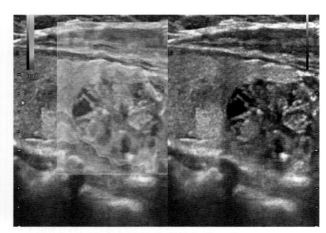

图 3-122　良性滤泡性结节超声图像

图 3-123　良性滤泡性结节弹性超声图像

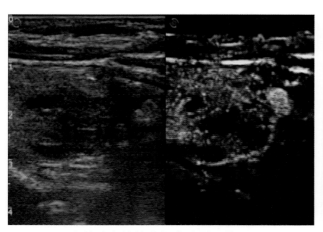

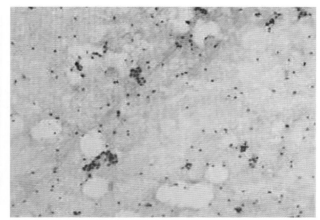

图 3-124　良性滤泡性结节超声造影图像

图 3-125　良性滤泡性结节细胞病理图像

图像与特征

常规超声　左叶实性为主（混合性）结节，等回声，纵横比＜1，边缘规则，边界清晰，内见少许蜂窝状液性暗区，暗区边缘多个点状强回声，边缘环绕血流并向内分支。

弹性超声　弹性评分 2 级。

超声造影　结节呈不均匀等增强，液性暗区无增强，边缘环状增强，快进慢退。

分析与诊断

常规超声　囊实混合性结节（1 分），等回声（2 分），边缘规则（0 分），纵横比＜1（0 分），点状强回声（3 分），ACR TI-RADS 4 类（6 分），轻度可疑恶性，建议 FNAC。

弹性超声　符合良性病变。

超声造影　符合良性结节伴囊性变。

细胞病理　左叶良性滤泡性结节，BRAF V600E 基因未见突变。

病例 7　　良性滤泡性结节

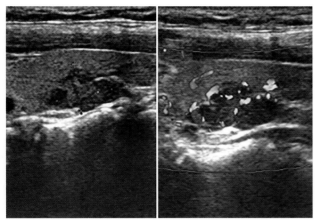

图 3-126　良性滤泡性结节常规超声图像

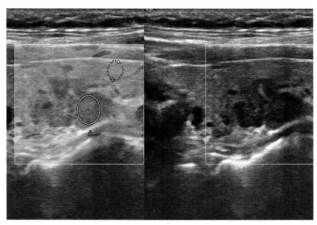

图 3-127　良性滤泡性结节弹性超声图像

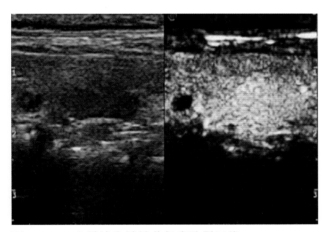

图 3-128　良性滤泡性结节超声造影图像

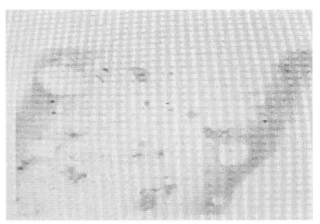

图 3-129　良性滤泡性结节细胞病理图像

图像与特征

常规超声　左叶实性结节，低回声，纵横比 <1，边缘分叶状，边界清晰，内部回声不均，后回声增强，边缘血流 3 级。

弹性超声　弹性评分 2 级。

超声造影　结节与腺体同步增强，呈均匀高增强，边界不清，略慢于腺体消退。

分析与诊断

常规超声　实性结节（2 分），低回声（2 分），边缘分叶（2 分），纵横比 <1（0 分），ACR TI-RADS 4 类（6 分），轻度可疑恶性，建议 FNAC。

弹性超声　符合良性病变。

超声造影　符合良性病变。

细胞病理　左叶良性滤泡性结节，BRAF V600E 基因未见突变。

病例 8　**良性滤泡性结节**

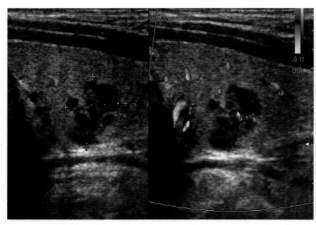

图 3-130　良性滤泡性结节常规超声图像

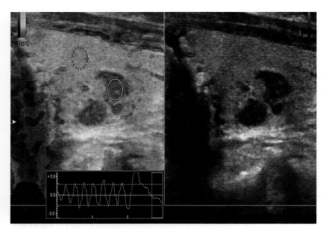

图 3-131　良性滤泡性结节弹性超声图像

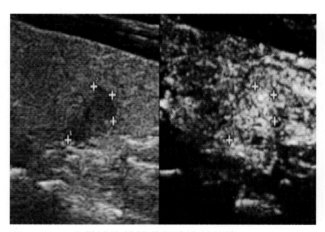

图 3-132　良性滤泡性结节超声造影图像

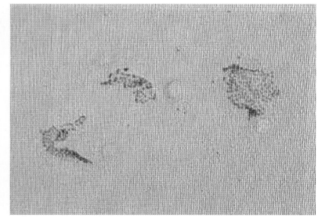

图 3-133　良性滤泡性结节细胞病理图像

图像与特征

常规超声　右叶实性结节，低回声，纵横比 ＞1，边缘分叶状，边界清晰，血流 1 级。

弹性超声　弹性评分 1 级。

超声造影　结节与腺体同步增强与消退，峰值期结节增强略高于腺体，境界不清。

分析与诊断

常规超声　实性结节（2 分），低回声（2 分），边缘不规则（2 分），纵横比 ＞1（3 分），ACR TI-RADS 5 类（9 分），可疑恶性结节，建议 FNAC。

弹性超声　符合良性病变。

超声造影　符合良性病变。

细胞病理　右叶良性滤泡性结节，BRAF V600E 基因未见突变。

病例 9　　**良性滤泡性结节**

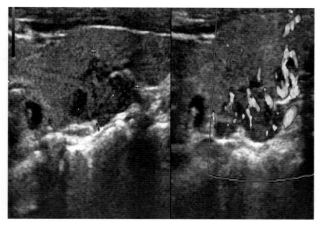

图 3-134　良性滤泡性结节常规超声图像

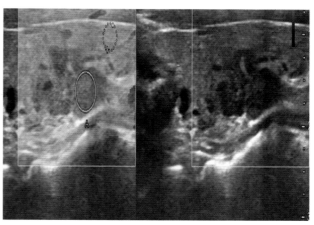

图 3-135　良性滤泡性结节弹性超声图像

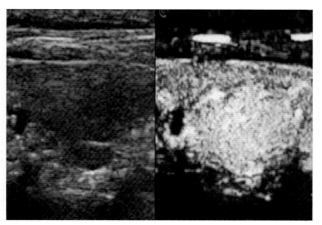

图 3-136　良性滤泡性结节超声造影图像

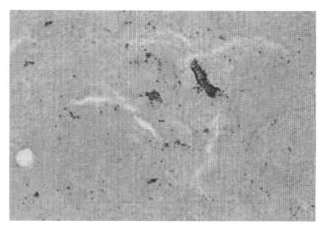

图 3-137　良性滤泡性结节细胞病理图像

图像与特征

常规超声　左叶实性结节，低回声，纵横比 <1，边缘有分叶状和毛刺，无包膜，边界清晰，后回声明显增强，
　　　　　血流 3 级，分布不规则。

弹性超声　弹性评分 1 级。

超声造影　结节与腺体同步灌注与消退，呈均匀高增强，境界不清晰。

分析与诊断

常规超声　实性结节（2 分），低回声（2 分），边缘不规则（2 分），纵横比 <1（0 分），ACR TI-RADS 4 类（6
　　　　　分），轻度可疑恶性，建议 FNAC。

弹性超声　符合良性病变。

超声造影　符合良性病变。

细胞病理　左叶良性滤泡性结节，BRAF V600E 基因未见突变。
　　　　　本例常规超声提示可疑恶性结节，弹性超声及造影均提示良性病变，显示出其优势。

53

病例 10　良性滤泡性结节

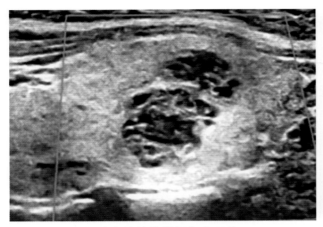

图 3-138　良性滤泡性结节常规超声图像

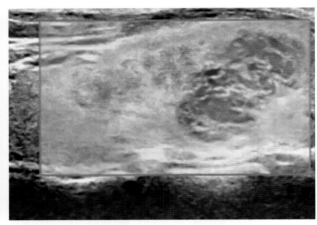

图 3-139　良性滤泡性结节弹性超声图像

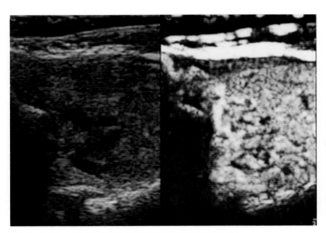

图 3-140　良性滤泡性结节超声造影图像

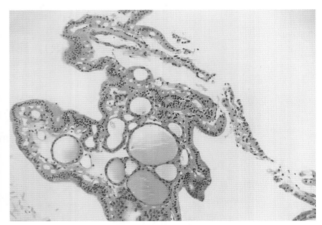

图 3-141　良性滤泡性结节组织活检病理图像

图像与特征

常规超声　右叶基本实性结节，低回声，纵横比 >1，边缘不规则有小分叶，边界清晰，内部蜂窝状结构，后回声增强，血流 1 级。

弹性超声　弹性评分 2 级。

超声造影　结节与腺体同步灌注与消退，呈不均匀高增强，边界不清，内见少许蜂窝状无增强区。

分析与诊断

常规超声　实性结节（2 分），低回声（2 分），边缘不规则（2 分），纵横比 >1（3 分），ACRTI-RADS 5 类（9 分），恶性结节不排除，建议组织活检。

弹性超声　符合良性病变。

超声造影　倾向于良性结节。

粗针穿刺组织活检病理　右叶良性滤泡性结节。

五、胶质增生结节

胶质增生结节是"良性滤泡性结节"中的一种。在细胞学诊断中当胶质大量覆盖涂片而良性滤泡细胞较少时，即诊断良性胶质性结节。本书主要介绍单发胶质结节的常规超声、弹性超声和超声造影表现，有利于与其他单发甲状腺肿瘤相鉴别。

1. 常规超声 与乳头状癌鉴别困难。

（1）数目大小：多为单发，直径多 >1cm。

（2）内部结构：实性或实性为主结节。

（3）结节形态：纵横比 <1。

（4）结节边缘：结节较规则或欠规则，边缘欠光整，多呈圆形或卵圆形。

（5）内部回声：多为等回声结节，较少低回声结节，内部隐约可见蜂窝状液性暗区。

（6）强回声：结节内部弥散分布的点状强回声，部分伴有"彗尾"征。

（7）包膜边界：边界欠清，放大或调节参数后多可显示纤薄包膜样结构。

（8）血流分布：血流 1~2 级，分布不规则。

（9）TI-RADS（ACR）：评估 4~5 类。

2. 弹性超声 弹性评分多为 2~3 级，极少 4 级；弹性超声对此类结节缺乏特异性，难以评估。

3. 超声造影 超声造影结节与腺体同步增强与消退，多为非均匀高增强或等增强，边缘环状稍高增强，境界欠清晰，具有良性病变增强特征，有利于与恶性结节鉴别。

胶质增生结节

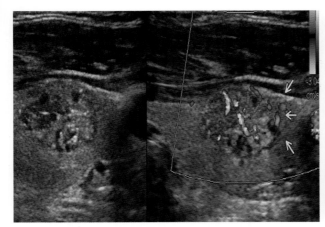

图 3-142　胶质增生结节常规超声图像

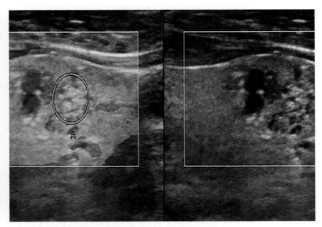

图 3-143　胶质增生结节弹性超声图像

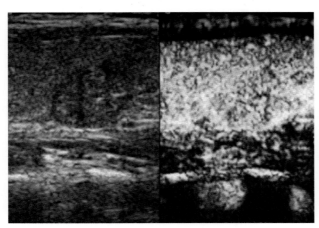

图 3-144　胶质增生结节超声造影图像

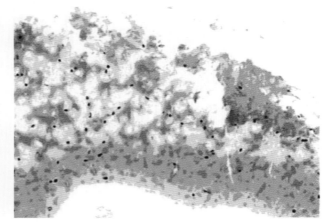

图 3-145　胶质增生结节细胞病理图像

图像与特征

常规超声　右叶实性为主结节，等回声，纵横比<1，边缘似有分叶状，似有包膜回声，边界尚清，内见蜂窝状液性暗区和散在的点状强回声，部分无"彗尾"征，血流 3 级，分布不规则。

弹性超声　弹性评分 0~2 级。

超声造影　结节与腺体同步增强与消退，呈不均匀等增强，边缘隐约见包绕高增强，边界欠清。

分析与诊断

常规超声　实性为主结节（2 分），等回声（1 分），边缘不规则（2 分），纵横比<1（0 分），多发点状强回声（3 分），ACR TI-RADS 5 类（8 分），不能排除恶性结节或胶质增生结节，建议 FNAC。

弹性超声　符合良性结节。

超声造影　较符合良性病变。

细胞病理　右叶良性胶质结节，BRAF V600E 基因未见突变。

病例 2 **胶质增生结节**

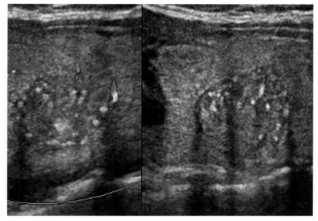

图 3-146 胶质增生结节常规超声图像

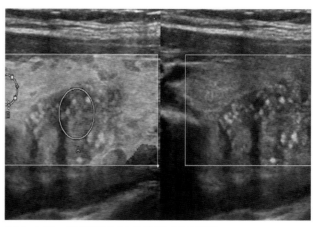

图 3-147 胶质增生结节弹性超声图像

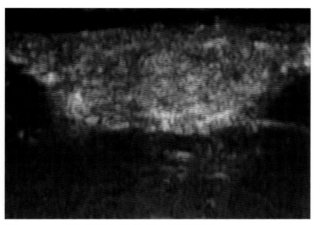

图 3-148 胶质增生结节超声造影图像

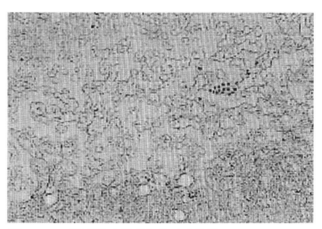

图 3-149 胶质增生结节细胞病理图像

图像与特征

常规超声 右叶实性结节，等回声，纵横比 <1，边缘规则，似见包膜样结构，边界清晰，弥散分布点状强回声，
无明显"彗尾"征，血流1级。

弹性超声 弹性评分 4 级。

超声造影 结节与腺体同步灌注与消退，呈不均匀高增强，境界隐约可见。

分析与诊断

常规超声 实性结节（2分），等回声（1分），边缘规则（0分），纵横比 <1（0分），弥散点状（3分），ACR
TI-RADS 4 类（6分），不能排除恶性结节或胶质增生结节，建议 FNAC。

弹性超声 符合恶性结节表现。

超声造影 倾向于良性结节。

细胞病理 良性胶质结节，BRAF V600E 基因未见突变。

本例超声造影符合良性结节表现，与病理一致，具有一定优势。

病例 3　胶质增生结节

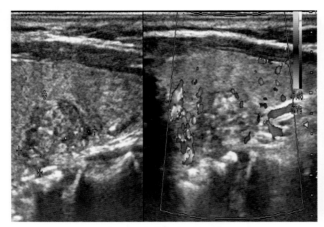

图 3-150　胶质增生结节常规超声图像

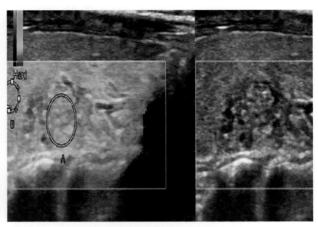

图 3-151　胶质增生结节弹性超声图像

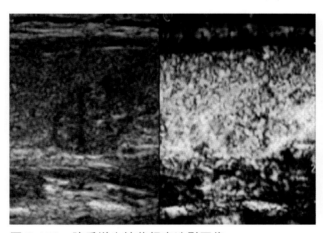

图 3-152　胶质增生结节超声造影图像

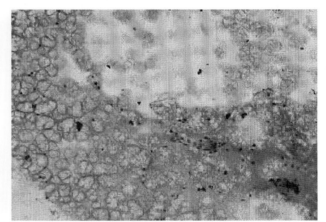

图 3-153　胶质增生结节细胞病理图像

图像与特征

常规超声　右叶实性结节，等回声，纵横比 <1，边缘不规则，局部似见包膜样结构，边界清，点状强回声弥散分布，部分有"彗尾"征，血流不丰富。

弹性超声　弹性评分 2 级。

超声造影　结节与腺体同步增强与消退，呈欠均匀等增强，边界隐约可见，边缘不规则。

分析与诊断

常规超声　实性结节（2 分），等回声（1 分），边缘不规则（2 分），点状强回声（3 分），ACR TI-RADS 5 类（8 分），可疑恶性结节，建议 FNAC。

弹性超声　符合良性结节。

超声造影　符合良性结节。

细胞病理　右叶胶质增生结节，BRAF V600E 基因未见突变。

　　本例中弹性超声及超声造影均不符合典型恶性结节表现，弥补常规超声的不足。

病例 4　**胶质增生结节**

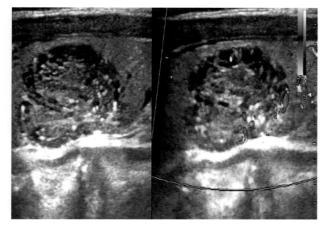

图 3-154　胶质增生结节常规超声图像

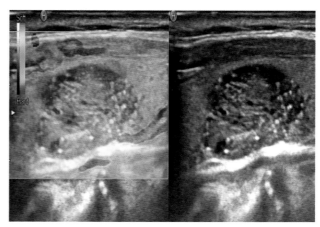

图 3-155　胶质增生结节弹性超声图像

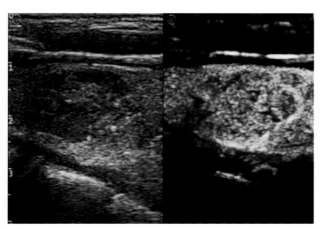

图 3-156　胶质增生结节超声造影图像

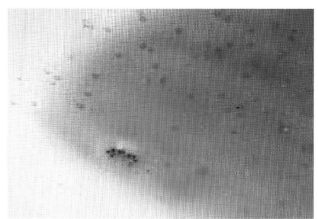

图 3-157　胶质增生结节细胞病理图像

图像与特征

常规超声　左叶实性结节，等回声，边缘分叶，纵横比<1，包膜完整，少许弥散分布的较小的蜂窝状暗区，伴弥散点状强回声，多伴有"彗尾"征。

弹性超声　弹性评分 2 级。

超声造影　结节早于腺体呈非均匀性等增强，边缘环状高增强，晚于腺体消退。

分析与诊断

常规超声　实性结节（2分），等回声（1分），点状强回声伴"彗尾"征（0分），边缘分叶（2分），ACR TI-RADS 4 类（5分），考虑良性胶质结节可能性大，建议 FNAC。

弹性超声　符合良性结节。

超声造影　符合良性结节。

细胞病理　左叶良性胶质结节，BRAF V600E 基因未见突变。

病例 5　　**胶质增生结节**

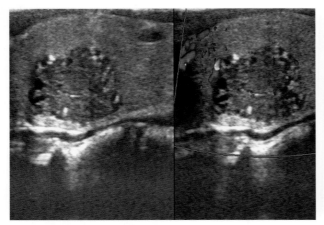

图 3-158　胶质增生结节超声图像

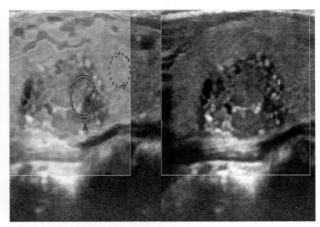

图 3-159　胶质增生结节弹性图像

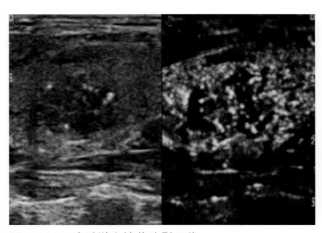

图 3-160　胶质增生结节造影图像

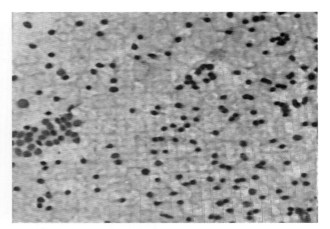

图 3-161　胶质增生结节细胞病理图像

图像与特征

常规超声　左叶实性为主结节，等回声，边缘欠规则，纵横比 <1，似有包膜，边界清，边缘多发微小蜂窝状暗区，伴多发点状强回声，部分伴"彗尾"，内部稀少点状血流。

弹性图像　评分 2～4 级不等。

超声造影　结节早于腺体增强，边缘高增强，内有蜂窝状无增强，快进同步消退。

分析与诊断

常规超声　实性为主结节（2 分），等回声（1 分），边缘不规则（2 分），纵横比 <1（0 分），少数点状强回声（3 分），ACR TI-RADS5 类（8 分），轻度可疑恶性结节，建议 FNAC。

弹性图像　良恶性难以评估。

超声造影　良恶性难以评估。

细胞病理　符合胶质增生结节。

第 4 章

甲状腺炎性结节

一、亚急性肉芽肿性甲状腺炎

亚急性肉芽肿性甲状腺炎是以炎性细胞、多核巨细胞和上皮样巨噬细胞为特征的炎性疾病。本病细胞学检查结果可因疾病发展的不同阶段而异。早期阶段甲状腺间质出现大量炎性细胞，破坏周围滤泡，形成局部微小脓肿。中期滤泡大量破坏，胶质溢出，引起间质内多核巨细胞反应，进一步引起浆细胞、淋巴细胞和嗜酸性粒细胞增多，形成肉芽肿性炎。后期可见较多的多核细胞和巨噬细胞，围绕胶质形成肉芽肿，后炎症逐渐消退、纤维化，周边有新生甲状腺小滤泡。

本书重点介绍此病后期病变，即肉芽肿形成伴周边纤维瘢痕形成，此期病变形成甲状腺结节样病变（而非斑片状病变），超声表现为不规则实性低回声结节，与甲状腺恶性结节鉴别十分困难。

1. **常规超声**　实性结节，低回声，单发或多发，部分纵横比 >1，边缘毛刺，无包膜，边界模糊或清晰，边缘血流分布杂乱，ACR TI-RADS 评估 4~5 类，与甲状腺恶性结节鉴别困难。

2. **弹性超声**　结节弹性评分多为 4 级，与恶性结节弹性图像难以区分。

3. **超声造影**　大多结节呈向心性增强，由外向内逐渐减弱，边界不清，多为慢进快退；少部分可呈较均匀等增强，边界模糊；部分结节增强范围可小于或大于二维结节范围，与恶性结节超声造影改变略有差异。

4. **鉴别诊断**　主要与甲状腺乳头状癌鉴别。两者均表现为低回声结节，纵横比可 >1，边缘不规则，多见毛刺或伪足，ACR TI-RADS 评估均为 4~5 类，弹性图像评分多为 4 级，两者鉴别十分困难，FNAC 是可靠的鉴别方法。我们研究发现，其超声造影表现与乳头状癌相似，但仍有少许差异，乳头状癌多表现整体低增强，边界尚清晰；而肉芽肿边缘呈等或稍低增强，向中央逐渐减低，中央呈明显低增强，边界模糊，部分结节低增强区域略大于或小于二维范围，有助于鉴别诊断。

5. **FNAC**　是鉴别此类结节与恶性结节唯一的有效方法。

病例 1　**亚急性肉芽肿性甲状腺炎（结节型）**

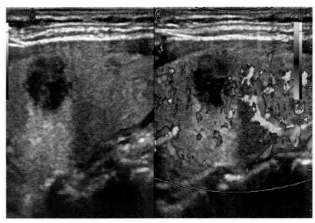

图 4-1　亚急性肉芽肿性甲状腺炎（结节型）常规超声图像

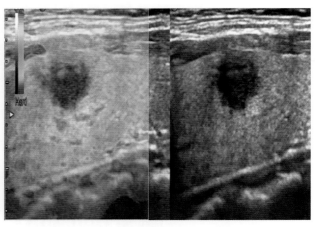

图 4-2　亚急性肉芽肿性甲状腺炎（结节型）弹性超声图像

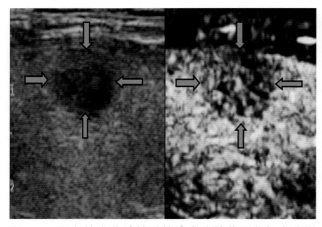

图 4-3　亚急性肉芽肿性甲状腺炎（结节型）超声造影图像

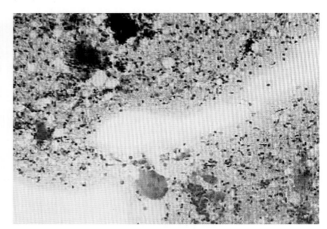

图 4-4　亚急性肉芽肿性甲状腺炎（结节型）细胞病理图像

图像与特征

常规超声　左叶实性结节，低回声，边缘毛刺，纵横比 >1，无包膜，边界不清，边缘血流分布不规则。
弹性超声　弹性评分 4 级。
超声造影　结节呈不均匀低增强，增强范围略大于二维范围，边界尚清，慢进快退。

分析与诊断

常规超声　实性结节（2 分），低回声（2 分），纵横比 >1（3 分），边缘不规则（2 分），ACR TI-RADS 5 类（9 分），可疑恶性结节，建议 FNAC 确诊。
弹性超声　符合恶性结节。
超声造影　可疑恶性结节。
细胞病理　左叶亚急性肉芽肿性甲状腺炎，BRAF V600E 基因未见突变。
　　　　　　本例三种超声评估均提示恶性可能，FNAC 是可靠确诊方法。

病例 2　**亚急性肉芽肿性甲状腺炎（结节型）**

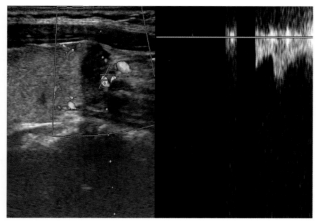

图 4-5　亚急性肉芽肿性甲状腺炎（结节型）常规超声图像

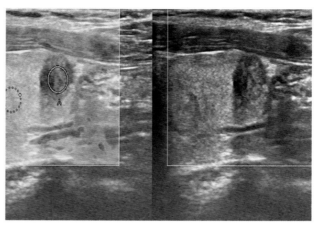

图 4-6　亚急性肉芽肿性甲状腺炎（结节型）弹性超声图像

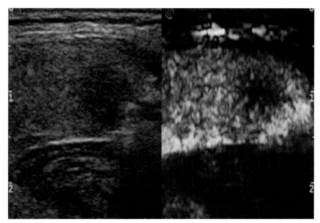

图 4-7　亚急性肉芽肿性甲状腺炎（结节型）超声造影图像

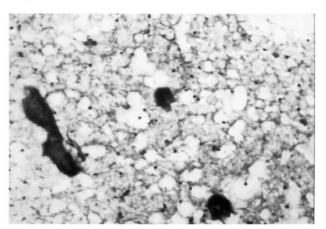

图 4-8　亚急性肉芽肿性甲状腺炎（结节型）细胞病理图像

图像与特征

常规超声　左叶实性结节，低回声，边缘多发毛刺，纵横比 >1，无包膜，边界尚清。

弹性超声　弹性评分 4 级。

超声造影　结节向心性增强，由外向内逐渐降低，边缘模糊，范围略大于二维。

分析与诊断

常规超声　实性结节（2 分），低回声（2 分），边缘不规则（2 分），纵横比 >1（3 分），ACR TI-RADS 5 类（9 分），可疑恶性结节，建议 FNAC。

弹性超声　符合恶性结节。

超声造影　不符合良性结节表现，不排除肉芽肿性结节。

细胞病理　左叶亚急性肉芽肿性甲状腺炎，BRAF V600E 基因未见突变。

病例 3　亚急性肉芽肿性甲状腺炎（结节型）

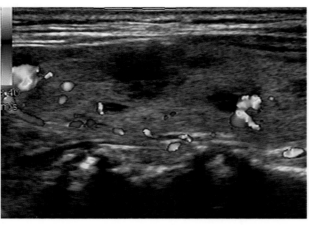

图 4-9　亚急性肉芽肿性甲状腺炎（结节型）常规超声图像

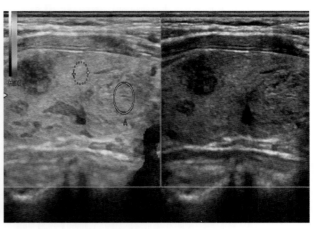

图 4-10　亚急性肉芽肿性甲状腺炎（结节型）弹性超声图像

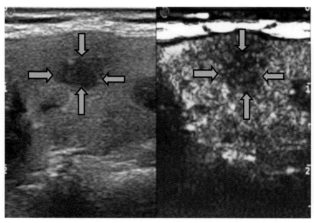

图 4-11　亚急性肉芽肿性甲状腺炎（结节型）超声造影图像

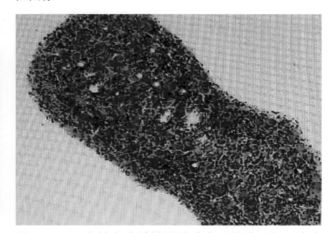

图 4-12　亚急性肉芽肿性甲状腺炎（结节型）细胞病理图像

图像与特征

常规超声　左叶实性结节，低回声，边缘多发毛刺，纵横比 <1，无包膜，边界不清。

弹性超声　弹性评分 4 级。

超声造影　结节向心性增强，内呈低增强，范围大于二维范围，边界欠清。

分析与诊断

常规超声　实性结节（2 分），低回声（2 分），边缘不规则（2 分），纵横比 <1，ACR TI-RADS 4 类（6 分），轻度可疑恶性结节，建议 FNAC。

弹性超声　符合恶性结节。

超声造影　不符合典型良性结节表现，建议 FNAC。

细胞病理　亚急性肉芽肿性甲状腺炎，BRAF V600E 基因未见突变。

病例 4 **亚急性肉芽肿性甲状腺炎（结节型）**

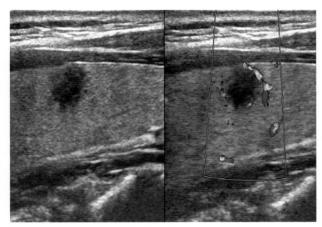

图 4-13 亚急性肉芽肿性甲状腺炎（结节型）常规超声图像

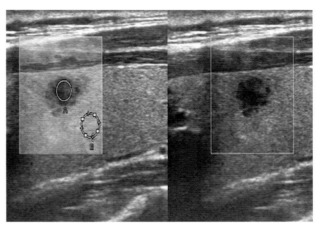

图 4-14 亚急性肉芽肿性甲状腺炎（结节型）弹性超声图像

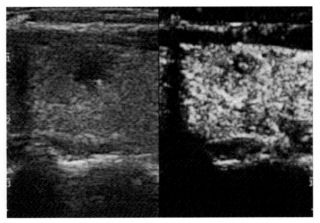

图 4-15 亚急性肉芽肿性甲状腺炎（结节型）超声造影图像

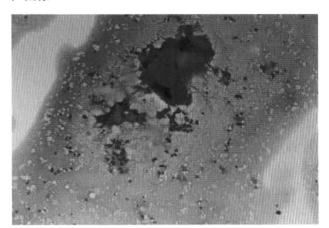

图 4-16 亚急性肉芽肿性甲状腺炎（结节型）细胞病理图像

图像与特征

常规超声 左叶实性结节，低回声，边缘毛刺，纵横比 >1，无包膜，边界不清。

弹性超声 弹性评分 4 级。

超声造影 结节向心性增强，边缘等增强，中央少许低增强，范围略小于二维范围，边界欠清。

分析与诊断

常规超声 实性结节（2 分），低回声（2 分），边缘不规则（2 分），纵横比 >1（3 分），ACR TI-RADS 5 类（9 分），可疑恶性结节，建议 FNAC。

弹性超声 符合恶性结节。

超声造影 难以判定良恶性，不排除亚急性肉芽肿性甲状腺炎。

细胞病理 左叶亚急性甲状腺炎，BRAF V600E 基因未见突变。

病例 5　亚急性肉芽肿性甲状腺炎（结节型）

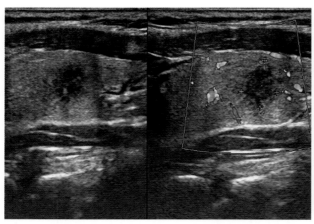

图 4-17　亚急性肉芽肿性甲状腺炎（结节型）常规超声图像

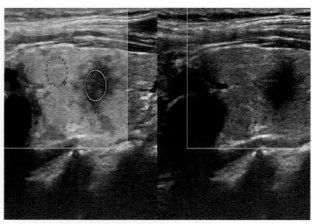

图 4-18　亚急性肉芽肿性甲状腺炎（结节型）弹性超声图像

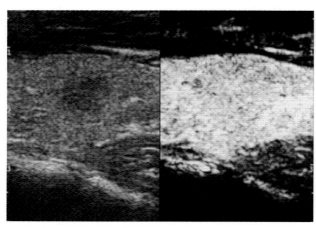

图 4-19　亚急性肉芽肿性甲状腺炎（结节型）超声造影图像

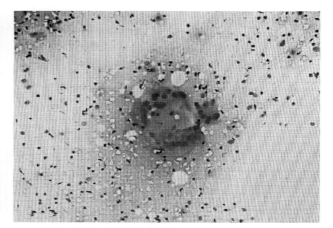

图 4-20　亚急性肉芽肿性甲状腺炎（结节型）细胞病理图像

图像与特征

常规超声　左叶实性结节，低回声，边缘毛刺，纵横比 >1，无包膜，边界不清。
弹性超声　弹性评分 4 级。
超声造影　结节早期向心性增强，呈均匀等增强，边界不清。

分析与诊断

常规超声　实性结节（2 分），低回声（2 分），边缘不规则（2 分），纵横比 >1（3 分），ACR TI-RADS 5 类（9 分），可疑恶性结节，建议 FNAC。
弹性超声　符合恶性结节。
超声造影　符合良性结节改变。
细胞病理　左叶亚急性肉芽肿性甲状腺炎，BRAF V600E 基因未见突变。
　　本例常规超声及弹性超声均提示恶性结节，超声造影符合良性病变表现，FNAC 是可靠确诊方法。

二、术后缝线肉芽肿结节

甲状腺术后缝线肉芽肿是由于手术缝线不易被吸收，作为异物长期存在形成慢性炎症，致上皮细胞、多核巨细胞和淋巴细胞浸润，周围可有纤维结缔组织增生包绕。

1. 常规超声

（1）数目大小：常为多发，大小不一，数毫米至数十毫米。

（2）内部结构：实性结节。

（3）结节形态：纵横比多 <1，极少数 >1。

（4）结节边缘：不规则，多样化，边缘可见伪足或毛刺，无包膜，边界欠清晰。

（5）结节回声：均为低回声或极低回声结节，内部回声不均。

（6）强回声：结节均见多少不等的点状强回声，多伴有明显条状声影。

（7）血管分布：血流 1~3 级，多分布于边缘。

（8）结节位置：位置特殊，仅位于手术残端、甲状腺被膜水平或切口周围软组织内。

（9）ACR TI-RADS：多为 4~5 类。

2. 弹性超声 弹性评分 2~4 级。

3. 超声造影 多表现为不均匀低或等增强，内见蜂窝状、裂隙状无增强区，边界模糊不清，部分结节低增强区域大于二维图像范围。

4. 鉴别诊断 主要与甲状腺乳头状癌鉴别：两者均多为低回声结节，边缘不规则，内部多发性点状强回声伴声影。鉴别关键点是前者有手术病史，结节位置特殊，仅位于腺体残端、被膜水平或术区软组织内，而后者结节位于甲状腺腺体内部。

缝线肉芽肿结节

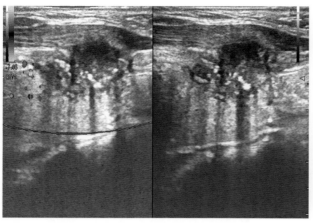

图 4-21 缝线肉芽肿结节常规超声图像

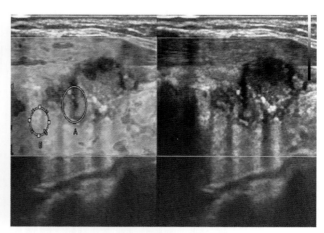

图 4-22 缝线肉芽肿结节弹性超声图像

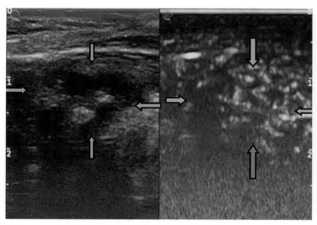

图 4-23 缝线肉芽肿结节超声造影图像

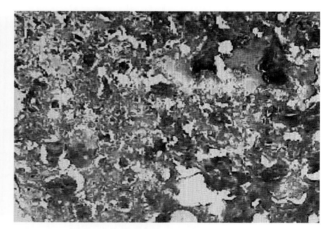

图 4-24 缝线肉芽肿结节细胞病理图像

图像与特征

常规超声 （甲状腺左叶和峡部部分切除后）右叶中下极被膜水平实性结节，明显突出于被膜外，低回声，纵横比 <1，无包膜，边界尚清，边缘不规则，内部多个点状强回声伴条状声影，后回声增强，血流稀少。

弹性超声 结节边缘弹性评分 4 级，中央 1 级。

超声造影 呈不均匀等增强，境界模糊，几乎与腺体同步进退。

分析与诊断

常规超声 实性结节（2 分），低回声（2 分），边缘不规则（2 分），纵横比 <1，多发点状强回声（3 分），ACR TI-RADS 5 类（9 分），超声可疑恶性结节，但结合手术史和结节所在位置，考虑缝线肉芽肿可能，建议 FNAC。

弹性超声 良恶性难以鉴别。

超声造影 难以鉴别良恶性，不排除炎性病灶。

细胞病理 右侧炎性肉芽肿，BRAF V600E 基因未见突变。

病例 2　　**两侧缝线肉芽肿结节**

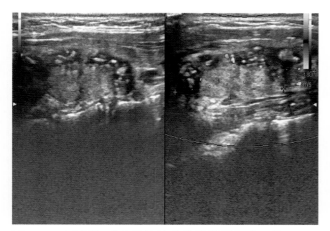

图 4-25　两侧包膜水平缝线肉芽肿常规超声图像

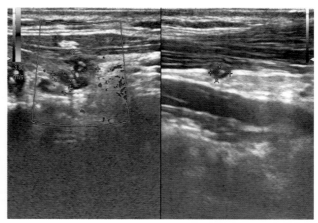

图 4-26　两侧软组织缝线肉芽肿常规超声图像

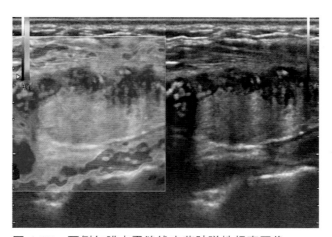

图 4-27　两侧包膜水平缝线肉芽肿弹性超声图像

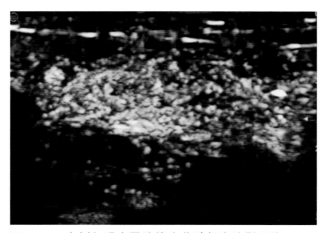

图 4-28　右侧包膜水平缝线肉芽肿超声造影图像

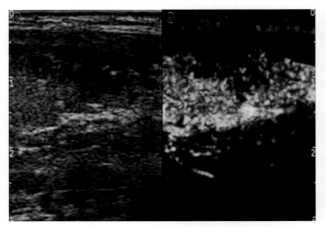

图 4-29 右侧软组织缝线肉芽肿超声造影图像

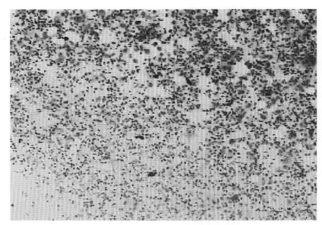

图 4-30 右侧包膜水平缝线肉芽肿细胞病理图像

常规超声 两侧甲状腺包膜水平多个实性低回声，大小不等并有融合，两侧颈部术区周围软组织各见 1 个低回声结节，纵横比均 <1，结节边缘不规则，无包膜且边界清，内部多发性点状强回声，部分伴声影，血流稀少。

弹性超声 弹性评分 4 级。

超声造影 结节呈不均匀低增强，内见小片状或蜂窝状无增强区。

分析与诊断

常规超声 实性结节（2 分），低回声（2 分），边缘不规则（2 分），纵横比 <1，多发点状强回声（3 分），ACR TI-RADS 5 类（9 分），超声可疑恶性结节，但结合病史和结节特殊部位，考虑为缝线肉芽肿可能，建议 FNAC。

弹性超声 符合恶性病变。

超声造影 倾向于良性病变可能。

细胞病理 见大量炎性细胞和多核巨细胞，符合炎性肉芽肿，BRAF V600E 基因未见突变。

病例 3 **两侧缝线肉芽肿结节**

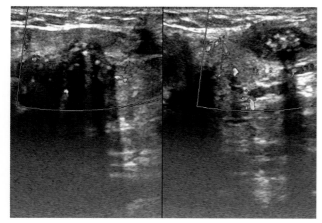

图 4-31　两侧缝线肉芽肿常规超声图像

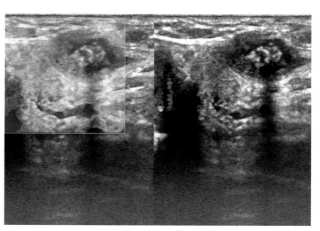

图 4-32　左侧缝线肉芽肿弹性超声图像

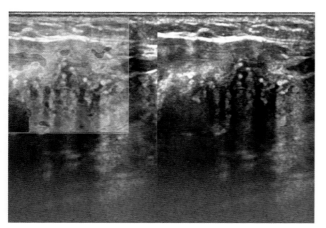

图 4-33　右侧缝线肉芽肿弹性超声图像

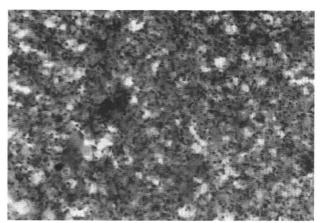

图 4-34　缝线肉芽肿细胞病理图像

图像与特征

常规超声　（甲状腺部分切除术后）两侧甲状腺残端包膜水平各见 1 个实性结节，低回声，纵横比均 <1，边缘不规则，无包膜，右侧边界不清，内部多个点状强回声伴条状声影，血流稀少。

弹性超声　弹性评分均为 4 级。

分析与诊断

常规超声　实性结节（2 分），低回声（2 分），边缘不规则（2 分），纵横比 <1，多发点状强回声（3 分），ACR TI-RADS 5 类（9 分），超声可疑恶性病变，结合病史及结节位置，考虑缝线肉芽肿结节，建议 FNAC。

弹性超声　符合恶性结节。

细胞病理　两侧炎性肉芽肿，BRAF V600E 基因未见突变。

病例 4 **缝线肉芽肿结节**

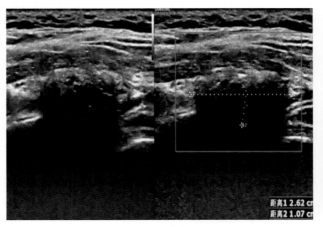

图 4-35 左侧颈部缝线肉芽肿常规超声图像

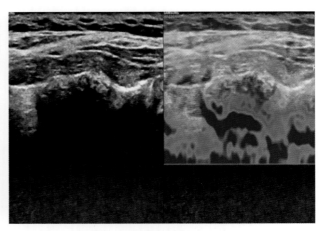

图 4-36 左侧缝线肉芽肿弹性超声图像

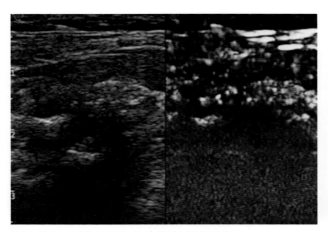

图 4-37 左侧缝线肉芽肿超声造影图像

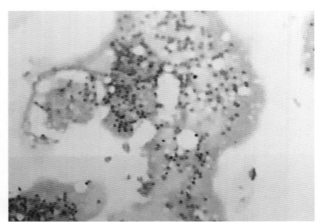

图 4-38 左侧缝线肉芽肿细胞病理图像

图像与特征

常规超声 （甲状腺全切术后）左侧颈部Ⅲ区见 1 个实性结节，低回声，纵横比 <1，结节边缘不规则，内部多发点状强回声，结节后方衰减明显，血流稀少。

弹性超声 弹性评分 4 级。

超声造影 呈不均匀低增强，边界不清，可见片状无增强区。

分析与诊断

常规超声 左侧颈部实性结节（2 分），低回声（2 分），边缘不规则（2 分），纵横比 <1，多发点状强回声（3 分），ACR TI-RADS 5 类（9 分），超声可疑恶性，不排除转移性淋巴结，建议 FNAC。

弹性超声 符合恶性结节。

超声造影 难以鉴别良恶性，建议 FNAC。

细胞病理 左侧软组织炎性肉芽肿，BRAF V600E 基因未见突变。

　　本例常规超声、弹性超声及超声造影均提示可疑恶性结节，FNAC 是可靠确诊方法。

病例 5 **缝线肉芽肿结节**

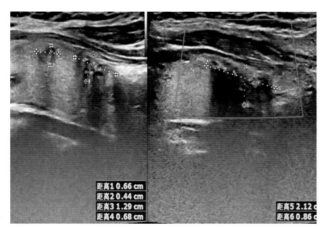

图 4-39　两侧缝线肉芽肿常规超声图像

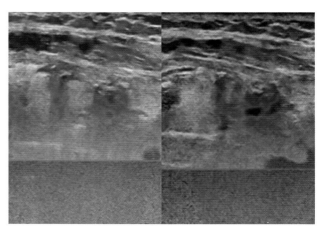

图 4-40　左侧缝线肉芽肿弹性超声图像

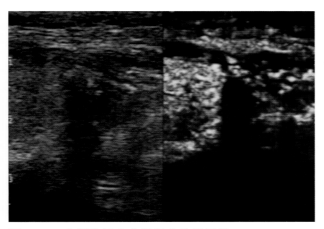

图 4-41　左侧缝线肉芽肿超声造影图像

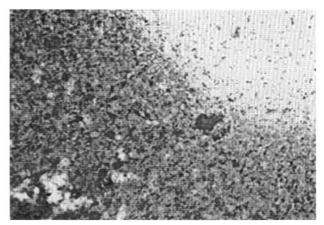

图 4-42　左侧缝线肉芽肿细胞病理图像

图像与特征

常规超声　（甲状腺术后）右侧甲状腺包膜水平见 2 处实性结节（最大范围 1.29cm×0.68cm），左侧甲状腺包膜水平见 1 处（2.12cm×0.86cm），均为低回声，纵横比均 <1，边缘不规则，无包膜，边界不清，内部均见多个点状强回声伴声影，血流稀少。

弹性超声　弹性评分均为 3~4 级。

超声造影　结节边缘少许等增强，内部为无增强区。

分析与诊断

常规超声　实性结节（2 分），低回声（2 分），边缘不规则（2 分），纵横比 <1，多发点状强回声（3 分），ACR TI-RADS 5 类（9 分），超声可疑恶性病变改变，但结合病史及结节位置，不排除缝线肉芽肿结节，建议 FNAC。

弹性超声　可疑恶性病变。

超声造影　难以鉴别良恶性。

细胞病理　两侧炎性肉芽肿，BRAF V600E 基因未见突变。

病例 6 **缝线肉芽肿结节**

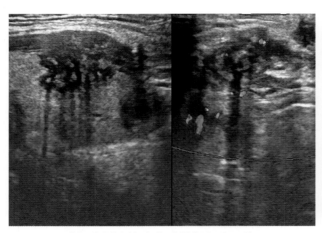

图 4-43 峡部右侧缝线肉芽肿常规超声图像

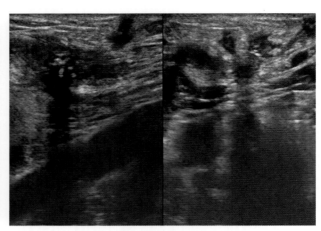

图 4-44 峡部左侧缝线肉芽肿常规超声图像

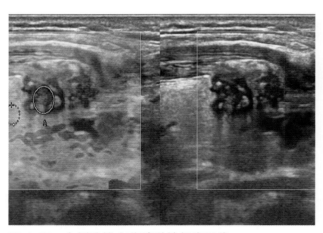

图 4-45 右侧缝线肉芽肿弹性超声图像

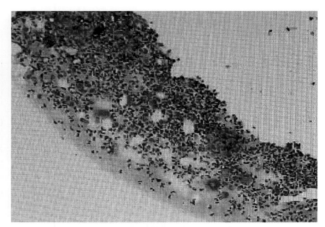

图 4-46 左侧缝线肉芽肿细胞病理图像

图像与特征

常规超声 （甲状腺右叶部分切除术后）右侧甲状腺峡部被膜水平见 1 处实性结节（1.59cm×0.68cm），约 1/2 位于甲状腺被膜以外，左侧甲状腺被膜水平见 1 处（2.10cm×0.86cm），左叶被膜有压迹，左侧软组织内见 3 处（最大 0.61cm×0.80cm），均为低回声，纵横比 <1，边缘不规则，无包膜，边界不清，内见多个点状强回声伴声影，血流稀少。

弹性超声 弹性评分均为 4 级。

分析与诊断

常规超声 实性结节（2 分），低回声（2 分），边缘不规则（2 分），纵横比 <1（0 分），多发点状强回声（3 分），ACR TI-RADS 5 类（9 分），超声可疑恶性病变，但结合病史及结节所在位置，考虑缝线肉芽肿结节，建议 FNAC。

弹性超声 符合恶性结节。

细胞病理 两侧炎性肉芽肿，BRAF V600E 基因未见突变。

病例 7 　缝线肉芽肿结节

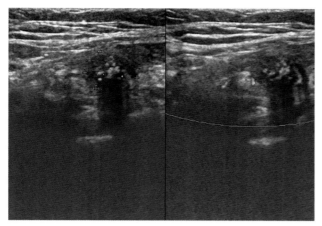

图 4-47　右侧缝线肉芽肿常规超声图像

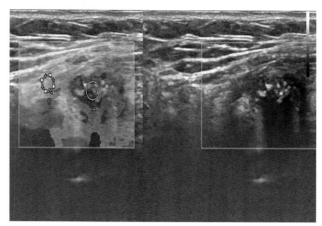

图 4-48　右侧缝线肉芽肿弹性超声图像

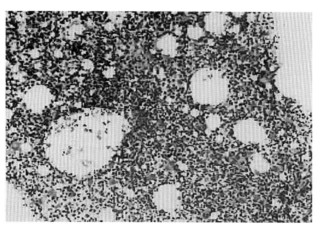

图 4-49　右侧缝线肉芽肿细胞病理图像

图像与特征

常规超声　（甲状腺右叶切除术后）右侧甲状腺窝见 1 个实性结节（范围 1.38cm×0.78cm），低回声，纵横比均 <1，边缘不规则，无包膜，边界不清，内见多个点状强回声伴声影，血流稀少。

弹性超声　弹性评分 4 级。

分析与诊断

常规超声　实性结节（2 分），低回声（2 分），边缘不规则（2 分），纵横比 <1（0 分），多发点状强回声（3 分），ACR TI-RADS 5 类（9 分），可疑恶性病变，但结合病史及结节位置，考虑缝线肉芽肿结节，建议 FNAC。

弹性超声　符合恶性结节。

细胞病理　右侧炎性肉芽肿，BRAF V600E 基因未见突变。

缝线肉芽肿结节

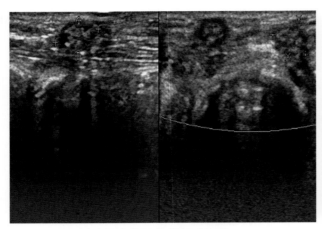

图 4-50　两侧缝线肉芽肿常规超声图像

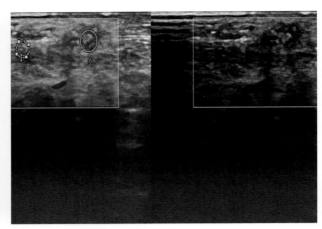

图 4-51　右侧缝线肉芽肿弹性超声图像

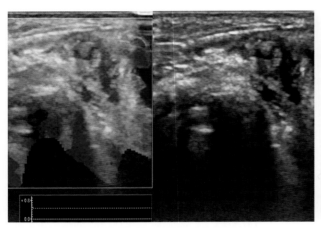

图 4-52　左侧缝线肉芽肿弹性超声图像

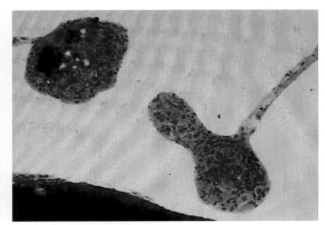

图 4-53　缝线肉芽肿细胞病理图像

图像与特征

常规超声　（甲状腺癌全切术后）两侧峡部水平软组织内各见 1 个实性结节，右侧大小 0.97cm×0.53cm，左侧大小 0.77cm×0.60cm，均为低回声，纵横比均 <1，边缘不规则，无包膜，边界不清，内见数个点状强回声伴声影，血流稀少。

弹性超声　右侧低回声弹性评分 2 级，左侧 4 级。

分析与诊断

常规超声　实性结节（2 分），低回声（2 分），边缘不规则（2 分），纵横比 <1（0 分），点状强回声（3 分），ACR TI-RADS 均为 5 类（9 分），可疑恶性病变，结合病史及结节位置，考虑缝线肉芽肿结节可能，建议 FNAC。

弹性超声　右侧符合良性改变，左侧符合恶性病变。

细胞病理　两侧炎性肉芽肿，BRAF V600E 基因未见突变。

　　常规超声和弹性超声均提示可疑恶性病变，病史及结节所在位置特点是鉴别诊断的关键。

第 5 章

甲状腺腺瘤

滤泡状腺瘤是起源于甲状腺滤泡上皮细胞的良性肿瘤，以包膜完整、无侵袭性为特征，滤泡状腺瘤的组织亚型以嗜酸性滤泡性腺瘤最常见。腺瘤较大时可发生退行性变，即囊性变、出血、坏死、钙化等。临床上常难以确定此类肿瘤的性质，即使粗针穿刺活检组织病理也不易明确鉴别滤泡状腺瘤与滤泡状癌，因此常需要手术后病理明确诊断。

1. **常规超声**

（1）数目大小：多为单发，多位于一侧叶，峡部和双叶少见，直径多大于 1cm。

（2）结节形态：纵横比 <1。

（3）结节边缘：边缘规则，多呈圆形或椭圆形，包膜完整，边界清楚。

（4）结节声晕：多可见均匀的薄声晕。

（5）内部结构：实性或囊实性，较大腺瘤可发生退行性变，包括囊性变、出血、坏死或乳头状增生。超声表现为实性为主结节伴小片状液性暗区，或囊性为主结节伴少许实性回声。

（6）结节回声：多为等回声、低回声或高回声，其回声与病理组织学特征有关。

（7）结节钙化：少部分腺瘤可出现钙化，多为粗大钙化或边缘弧形、蛋壳样钙化，伴有声影。

（8）结节血流：腺瘤血供较为丰富，多见周边血流并向内分支呈轮辐状，内部可见粗大血流。若见多支血流穿入肿瘤，血供丰富杂乱，则不能排除恶性。

2. **弹性超声**　弹性评分等级不一，取决于腺瘤内部结构变化，实性结节或结节实性部分多为 1~2 级，粗大钙化区或边缘蛋壳样钙化结节部分弹性可达 4 级，囊性变区域 0 级。

3. **超声造影**　实性结节多表现早于腺体增强，晚于或早于腺体消退，多为均匀高增强，边缘可有环状增强，境界清晰；囊实性结节，实性部分也为均匀高增强，暗区无增强，边缘环状增强，若有分隔则显示分隔状增强；合并钙化则钙化区无增强，其他区域高增强。

病例 1　　等回声腺瘤

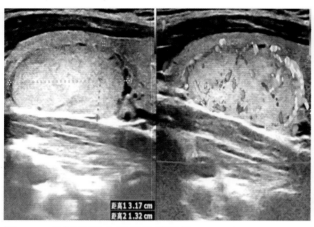

图 5-1　等回声腺瘤常规超声图像

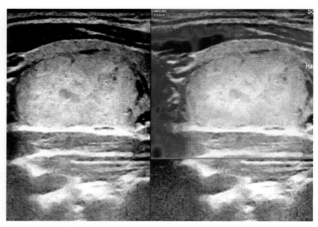

图 5-2　等回声腺瘤弹性超声图像

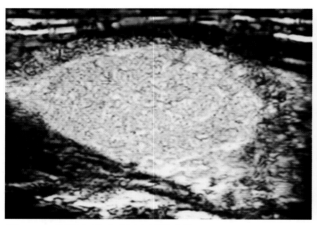

图 5-3　等回声腺瘤超声造影图像

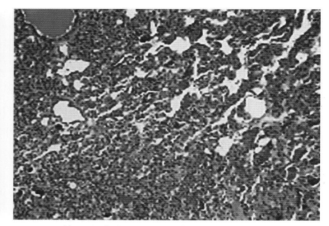

图 5-4　等回声腺瘤术后组织病理图像

图像与特征

常规超声　右叶单个实性结节（3.12cm×1.32cm），等回声，纵横比<1，边缘规则，包膜完整，边界清，边缘环状血流并向内分支。

弹性超声　弹性评分 2 级。

超声造影　结节整体呈均匀高增强，境界清晰，快进慢退。

分析与诊断

常规超声　实性结节（2 分），等回声（1 分），边缘规则（0 分），纵横比<1（0 分），ACR TI-RADS 3 类（3 分），提示良性结节可能。

弹性超声　符合良性结节。

超声造影　符合良性结节表现，倾向于腺瘤。

术后组织病理　右叶甲状腺滤泡性腺瘤。

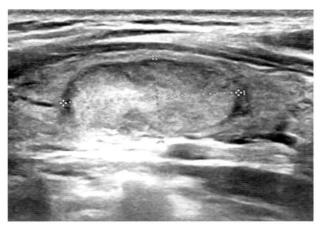

图 5-5 等回声腺瘤常规超声图像

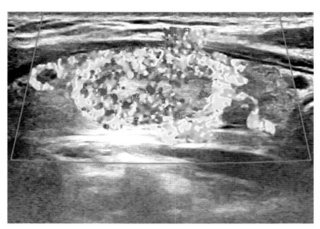

图 5-6 等回声腺瘤彩色多普勒超声图像

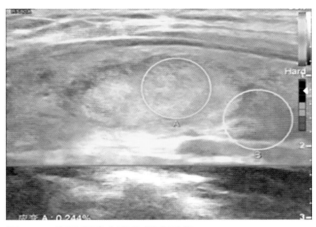

图 5-7 等回声腺瘤弹性超声图像

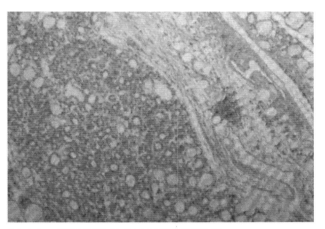

图 5-8 等回声腺瘤术后组织病理图像

图像与特征

常规超声 右叶单发等回声结节，大小 2.30cm×1.15cm，形态较规则，边界清，周围见完整声晕，有包膜，内部回声不均，结节血流丰富，环状分布为主。

弹性超声 弹性评分 2 级。

分析与诊断

常规超声 实性结节（2 分），等回声（1 分），边缘规则（0 分），纵横比 <1（0 分），ACR TI-RADS 3 类（3 分），提示良性结节可能。

弹性超声 符合良性结节。

粗针穿刺组织活检病理 滤泡性肿瘤。

术后组织病理 右叶甲状腺滤泡性腺瘤。

病例 3 **等回声腺瘤**

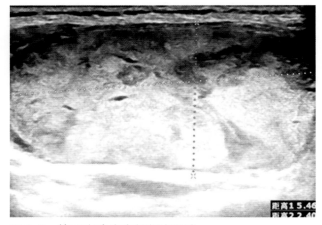

图 5-9　等回声腺瘤常规超声图像

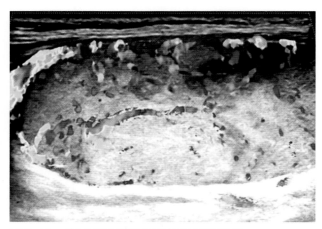

图 5-10　等回声腺瘤彩色多普勒超声图像

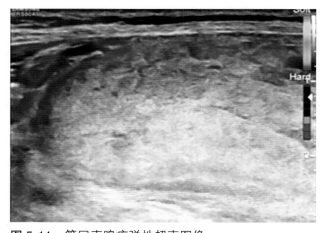

图 5-11　等回声腺瘤弹性超声图像

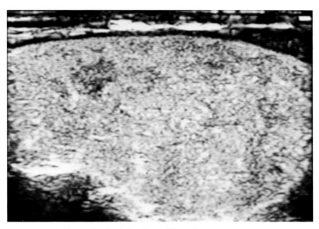

图 5-12 等回声腺瘤超声造影图像

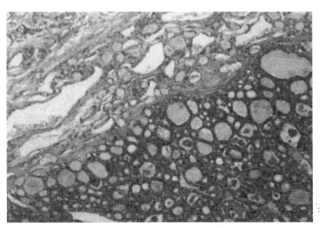

图 5-13 等回声腺瘤术后组织病理图像

常规超声 左叶等回声结节，大小 5.46cm × 2.40cm，边界清晰，形态规则，周边见完整声晕，有包膜，内部回声不均，可见极少量液性暗区，结节血流 2~3 级，周边环状分布。

弹性超声 弹性评分 2 级。

超声造影 结节整体呈均匀高增强，周边见增强血管环，境界清晰，快进慢退。

常规超声 实性结节（2 分），等回声（1 分），边缘规则（0 分），纵横比 <1（0 分），ACR TI-RADS 3 类（3 分），提示良性结节可能。

弹性超声 符合良性结节。

超声造影 符合良性结节表现，倾向于腺瘤。

术后组织病理 左叶甲状腺滤泡性腺瘤。

病例 4　**等回声腺瘤**

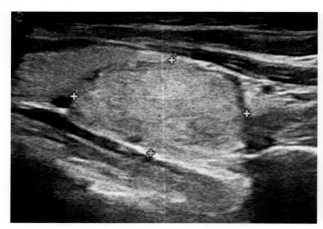

图 5-14　等回声腺瘤常规超声图像

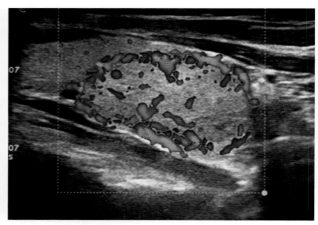

图 5-15　等回声腺瘤彩色多普勒超声图像

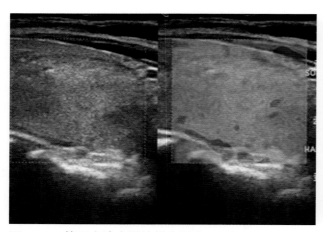

图 5-16　等回声腺瘤弹性超声图像

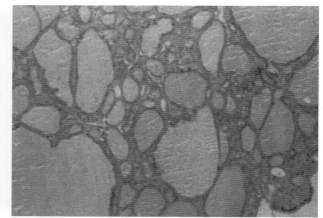

图 5-17　等回声腺瘤术后组织病理图像

图像与特征

常规超声　右叶等回声结节，大小 2.90cm×1.70cm，边缘规则，周边见完整声晕，周边见环绕血流，内部血流 2 级。

弹性超声　弹性评分 2 级。

分析与诊断

常规超声　实性结节（2 分），等回声（1 分），边缘规则（0 分），纵横比 <1（0 分），ACR TI-RADS 3 类（3 分），提示良性结节可能。

弹性超声　符合良性结节。

术后组织病理　右叶甲状腺滤泡性腺瘤。

病例 5 **等回声腺瘤**

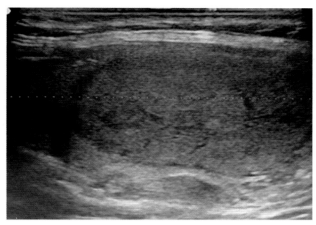

图 5-18 等回声腺瘤常规超声图像

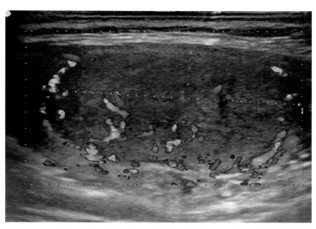

图 5-19 等回声腺瘤彩色多普勒超声图像

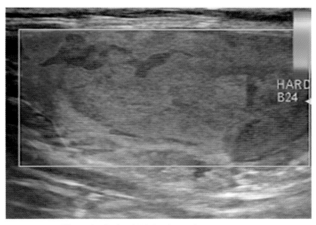

图 5-20 等回声腺瘤弹性超声图像

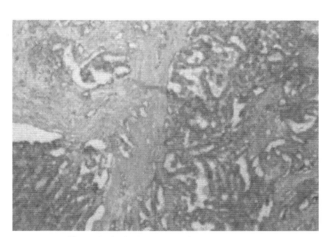

图 5-21 等回声腺瘤术后组织病理图像

图像与特征

常规超声 左叶等回声结节，大小 3.18cm×1.55cm，形态较规则，边界清，周边见完整声晕，有包膜，内部回声不均，结节血流 2~3 级，周边环状分布。

弹性超声 弹性评分 2 级。

分析与诊断

常规超声 实性结节（2 分），等回声（1 分），边缘规则（0 分），纵横比 <1（0 分），ACR TI-RADS 3 类（3 分），提示良性结节可能。

弹性超声 符合良性结节。

术后组织病理 左叶甲状腺滤泡性腺瘤。

等回声腺瘤

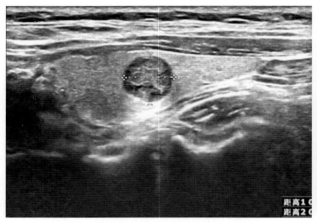

图 5-22　等回声腺瘤常规超声图像

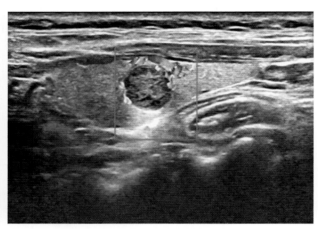

图 5-23　等回声腺瘤彩色多普勒超声图像

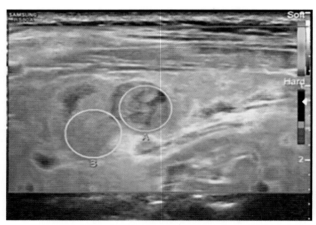

图 5-24　等回声腺瘤弹性超声图像

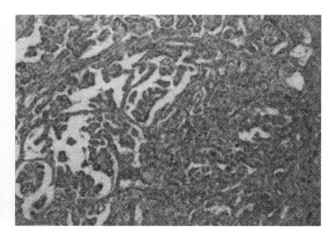

图 5-25　等回声腺瘤术后组织病理图像

图像与特征

常规超声　左叶等回声结节，大小 0.79cm×0.78cm，形态较规则，边界清，周边见完整声晕，有包膜，内部回声不均，见少许蜂窝状低回声区，结节周边血流环状分布，内部血流稀少。

弹性超声　弹性评分 3 级。

分析与诊断

常规超声　实性结节（2 分），等回声（1 分），边缘规则（0 分），纵横比 <1（0 分），ACR TI-RADS 3 类（3 分），提示良性结节可能。

弹性超声　不符合典型良性结节表现。

术后组织病理　左叶甲状腺滤泡性腺瘤（嗜酸细胞型）。

病例 7 **等回声腺瘤**

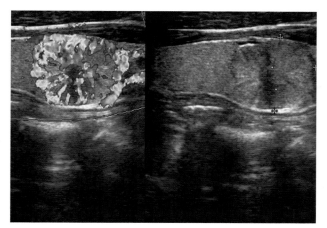

图 5-26 等回声腺瘤常规超声图像

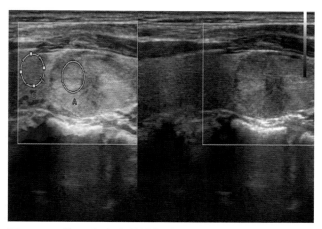

图 5-27 等回声腺瘤弹性超声图像

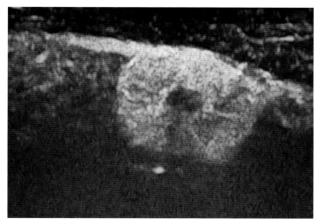

图 5-28 等回声腺瘤超声造影图像

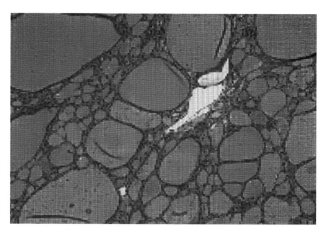

图 5-29 等回声腺瘤术后组织病理图像

图像与特征

常规超声 右叶单个实性结节（2.04cm×1.41cm），等回声，纵横比<1，边缘规则，包膜完整，边界清，中央见放射状纹理，血流丰富，呈辐轮状分布。

弹性超声 弹性评分2级。

超声造影 结节中央见小片状无增强区，其余部分呈均匀高增强，境界清晰，快进慢退。

分析与诊断

常规超声 实性结节（2分），等回声（1分），边缘规则（0分），纵横比<1（0分），ACR TI-RADS 3类（3分），提示腺瘤可能。

弹性超声 符合良性结节。

超声造影 符合良性结节表现，倾向于腺瘤。

术后组织病理 右叶滤泡性腺瘤。

病例 8 **等回声腺瘤囊性变**

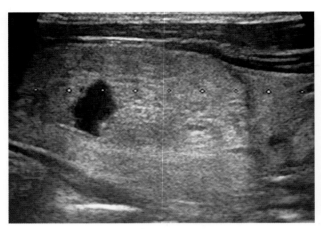

图 5-30　等回声腺瘤囊性变常规超声图像

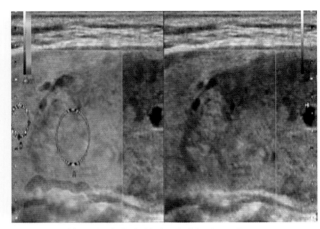

图 5-31　等回声腺瘤囊性变弹性超声图像

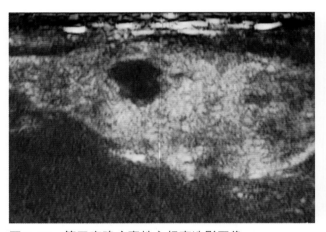

图 5-32　等回声腺瘤囊性变超声造影图像

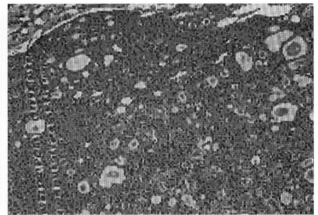

图 5-33　等回声腺瘤囊性变术后组织病理图像

图像与特征

常规超声　左叶基本实性结节（3.23cm×2.02cm），等回声欠均匀，纵横比<1，边缘规则，有包膜，边界清，内见 1 处液性暗区，后回声增强，血流 3 级，边缘有环状血流。

弹性超声　等回声区弹性评分 2 级，液性暗区 0 级。

超声造影　结节液性暗区无增强，其余部分呈均匀高增强，境界清晰，快进慢退。

分析与诊断

常规超声　实性结节（2 分），等回声（1 分），边缘规则（0 分），包膜完整，纵横比<1（0 分），ACR TI-RADS 3 类（3 分），考虑腺瘤伴囊性变可能。

弹性超声　符合良性结节。

超声造影　符合良性结节伴囊性变。

术后组织病理　左叶滤泡性腺瘤（嗜酸细胞型）。

病例 11 **低回声腺瘤**

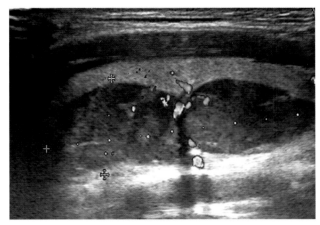

图 5-42 低回声腺瘤常规超声图像

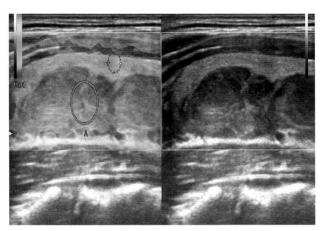

图 5-43 低回声腺瘤弹性超声图像

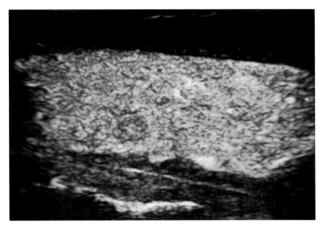

图 5-44 低回声腺瘤超声造影图像

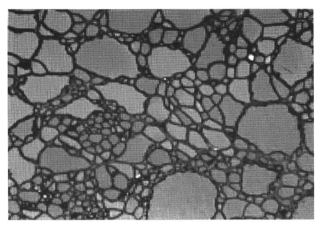

图 5-45 低回声腺瘤术后组织病理图像

图像与特征

常规超声 左叶实性结节 (4.43cm×1.28cm)，低回声，纵横比<1，边缘 2 个分叶，有包膜，边界清，血流 2 级，边缘无环绕血流。

弹性超声 弹性评分 2 级。

超声造影 结节呈均匀等增强，与腺体同步增强与消退，边界不清。

分析与诊断

常规超声 实性结节 (2 分)，低回声 (2 分)，边缘不规则 (2 分)，纵横比<1 (0 分)，ACR TI-RADS 4 类 (6 分)，考虑良性结节可能性大，建议组织活检或手术治疗。

弹性超声 符合良性结节。

超声造影 符合良性病变。

术后组织病理 左叶甲状腺滤泡性腺瘤。

乳头状腺瘤

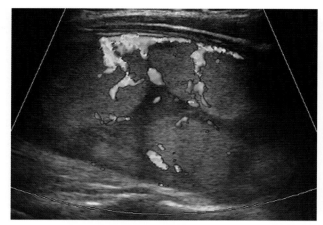

图 5-46　乳头状腺瘤常规超声图像

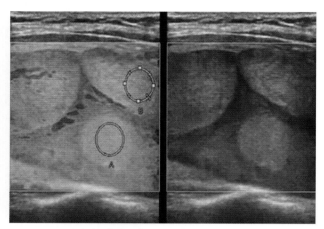

图 5-47　乳头状腺瘤弹性超声图像

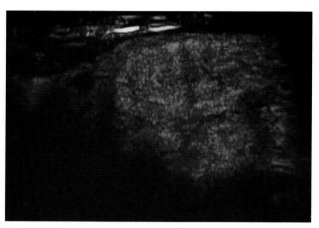

图 5-48　乳头状腺瘤超声造影图像

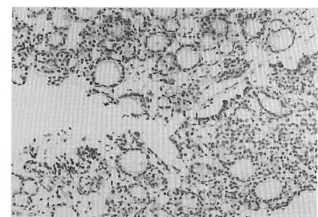

图 5-49　乳头状腺瘤组织活检病理图像

图像与特征

常规超声　右叶实性结节（5.70cm×2.81cm），等回声，纵横比<1，有包膜，边界清，边缘规则，内部显示多个规则的等回声区，间隙见低回声带，结节血流3级，边缘有环绕血流，等回声基底部粗大并分支。

弹性超声　弹性评分2级。

超声造影　结节内多个等回声区呈均匀高增强，间隙呈稍低增强，边界清，快进慢退。

分析与诊断

常规超声　实性结节（2分），等回声（1分），边缘规则（0分），纵横比<1（0分），ACRTI-RADS 3类（3分），提示腺瘤样结节，可疑乳头状腺瘤，建议组织活检。

弹性超声　符合良性结节。

超声造影　符合良性结节。

粗针穿刺组织活检病理　右叶滤泡性肿瘤；术后组织病理：多发乳头状腺瘤。

病例 13　**腺瘤伴边缘钙化**

病例 13　**腺瘤伴边缘钙化**

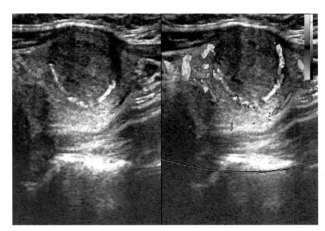

图 5-50　腺瘤伴边缘钙化常规超声图像

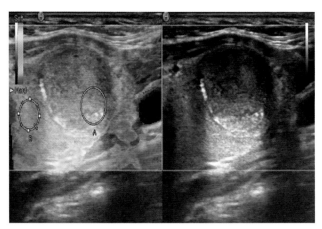

图 5-51　腺瘤伴边缘钙化弹性超声图像

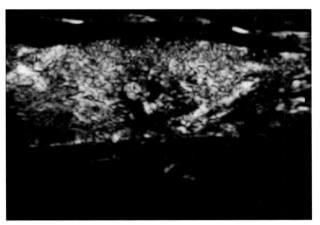

图 5-52　腺瘤伴边缘钙化超声造影图像

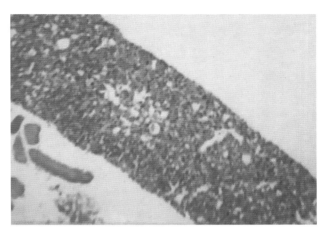

图 5-53　腺瘤伴边缘钙化组织病理图像

图像与特征

常规超声　右叶实性结节,低回声,纵横比<1,边缘规则,包膜完整,后缘弧形强回声,边缘环绕血流,内部稀少。
弹性超声　弹性评分 2 级。
超声造影　呈不均匀等增强,后缘少许边缘无增强区,边缘高增强不完整,慢进慢退。

分析与诊断

常规超声　实性结节 (2 分),低回声 (2 分),纵横比<1 (0 分),边缘规则 (0 分),边缘强回声 (2 分),
　　　　　　ACR TI-RADS 4 类 (6 分),考虑良性结节伴边缘粗大钙化可能,建议组织活检。
弹性超声　符合良性结节。
超声造影　良恶性结节难以评估。
粗针穿刺组织活检病理　右叶滤泡性肿瘤;术后组织病理:右叶甲状腺滤泡性腺瘤 (嗜酸细胞型)。

病例 14　**低回声腺瘤**

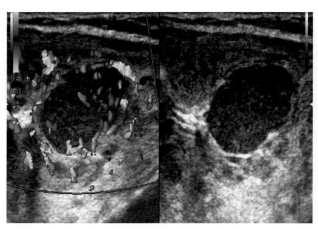

图 5-54　低回声腺瘤常规超声图像

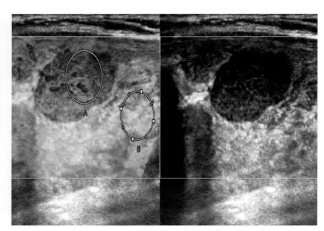

图 5-55　低回声腺瘤弹性超声图像

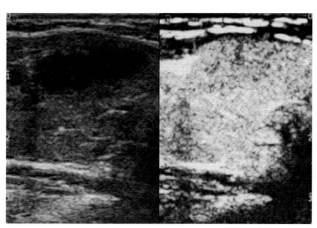

图 5-56　低回声腺瘤超声造影图像

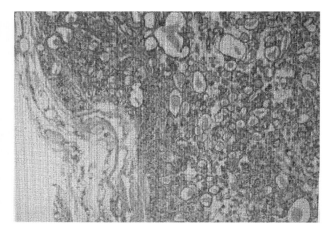

图 5-57　低回声腺瘤术后组织病理图像

图像与特征

常规超声　右叶实性结节，极低回声，纵横比<1，上下边缘成角，有包膜，边界清，血流丰富，边缘见环绕血流。

弹性超声　弹性评分 1 级，中央部分区域 0 级。

超声造影　结节欠均匀等增强，快进慢退，边缘无环状增强。

分析与诊断

常规超声　实性结节（2 分），极低回声（3 分），纵横比<1（0 分），边缘不规则（2 分），ACR TI-RADS 5 类（7 分），不能排除恶性病变，建议组织活检。

弹性超声　符合良性结节改变，提示存在少许囊性变可能。

超声造影　符合良性结节改变。

术后组织病理　滤泡性肿瘤，肿瘤局部突向包膜生长，潜在恶变不排除。

　　本例弹性超声和超声造影均符合良性结节表现，常规超声不排除恶性，与病理较一致，故此类结节仍需引起注意。

病例 15　**腺瘤囊性变**

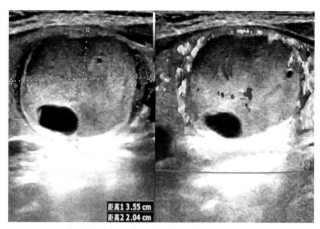

图 5-58　腺瘤囊性变常规超声图像

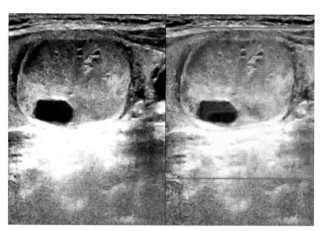

图 5-59　腺瘤囊性变弹性超声图像

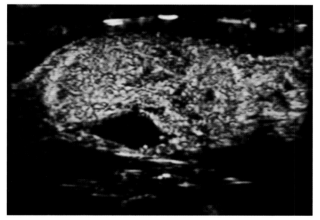

图 5-60　腺瘤囊性变超声造影图像

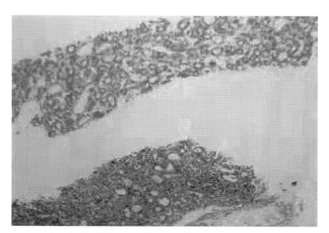

图 5-61　腺瘤囊性变组织病理图像

图像与特征

常规超声　左叶实性为主结节（3.50cm×2.04cm），等回声，纵横比<1，有包膜，边界清，边缘规则，后缘见 1 处液性暗区，边缘血流环绕，内部血流稀少。

弹性超声　实性区弹性评分 2 级，液性暗区 0 级。

超声造影　结节实性部分呈均匀高增强，边缘环状高增强，暗区无增强，快进慢退。

分析与诊断

常规超声　实性为主结节（2 分），等回声（1 分），边缘规则（0 分），纵横比<1（0 分），ACR TI-RADS 3 类（3 分），考虑良性结节伴囊性变，建议组织活检。

弹性超声　符合良性结节伴囊性变。

超声造影　符合良性结节伴囊性变。

组织活检病理　滤泡性肿瘤。

术后组织病理　左叶甲状腺滤泡性腺瘤。

病例 16　乳头状腺瘤

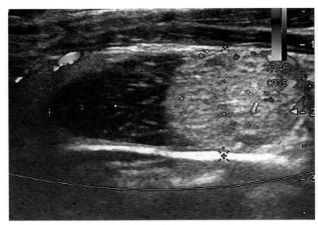

图 5-62　乳头状腺瘤常规超声图像

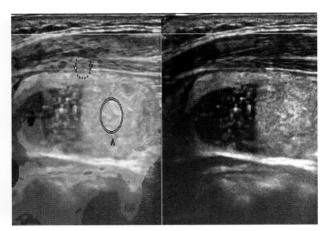

图 5-63　乳头状腺瘤弹性超声图像

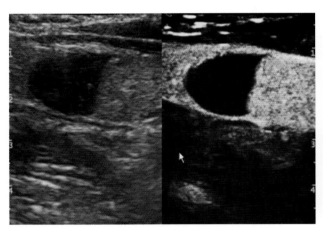

图 5-64　乳头状腺瘤超声造影图像

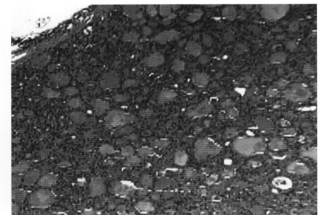

图 5-65　乳头状腺瘤术后组织病理图像

图像与特征

常规超声　左叶囊实性结节，形态规则，包膜完整，纵横比 <1，上缘为液性暗区（内有弥散点状回声伴"彗尾"征），下缘见规则等回声隆起，回声均匀，血流 2 级，部分边缘环绕。

弹性超声　等回声区弹性评分 2 级，液性暗区 0 级。

超声造影　等回声呈均匀高增强，快进慢退，囊壁环状高增强，液性暗区无增强。

分析与诊断

常规超声　囊实性结节（1 分），实性区等回声（1 分），纵横比 <1（0 分），边缘规则（0 分），ACR TI-RADS 2 类（2 分），提示良性结节，可疑乳头状腺瘤，建议 FNAC。

弹性超声　符合囊实性良性结节。

超声造影　符合囊实性乳头状腺瘤改变。

细胞病理　左叶滤泡性肿瘤伴囊液，BRAF V600E 基因未见突变。

术后组织病理　左叶甲状腺滤泡性腺瘤（嗜酸细胞型）。

病例 17　**腺瘤囊性变**

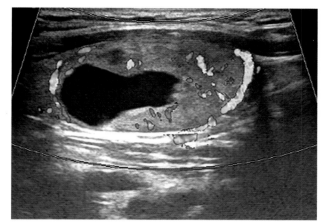

图 5-66　腺瘤囊性变常规超声图像

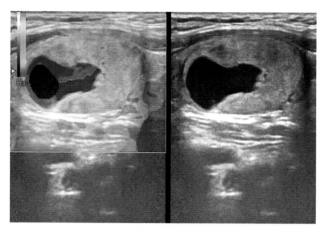

图 5-67　腺瘤囊性变弹性超声图像

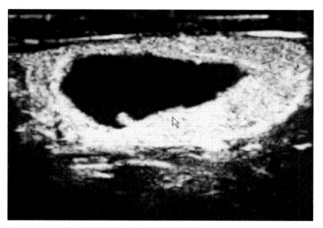

图 5-68　腺瘤囊性变超声造影图像

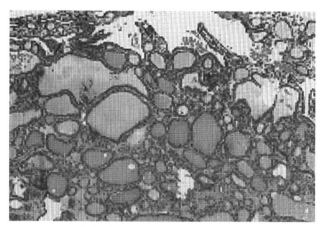

图 5-69　腺瘤囊性变术后组织病理图像

图像与特征

常规超声　右叶实性为主结节，等回声，纵横比 <1，边缘规则，包膜完整，内部大片不规则液性暗区，血流 3 级，边缘环绕。

弹性超声　等回声弹性评分 2 级，暗区 0 级。

超声造影　等回声呈均匀高增强，边缘环状增强，暗区无增强，快进慢退。

分析与诊断

常规超声　囊实性结节（1 分），等回声（1 分），纵横比 <1（0 分），边缘规则（0 分），ACR TI-RADS 2 类（2 类），符合腺瘤囊性变，建议 FNAC。

弹性超声　符合良性结节囊性变。

超声造影　符合腺瘤囊性变表现。

细胞病理　右叶滤泡性肿瘤，BRAF V600E 基因未见突变。

术后组织病理　右叶滤泡性腺瘤伴囊性变。

病例 18　**腺瘤伴出血**

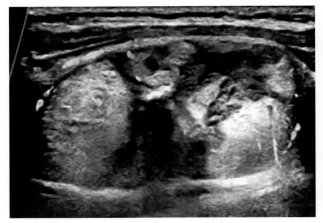

图 5-70　腺瘤伴出血常规超声图像

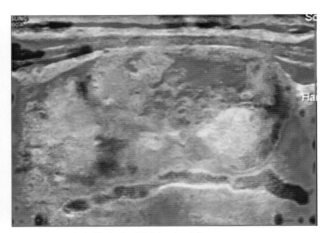

图 5-71　腺瘤伴出血弹性超声图像

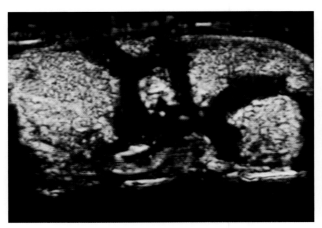

图 5-72　腺瘤伴出血超声造影图像

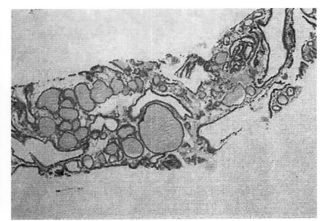

图 5-73　腺瘤伴出血组织活检病理图像

图像与特征

常规超声　左叶几乎完全实性结节，纵横比 <1，边缘规则，包膜完整，内部数个等回声分叶，间隙为不规则低回声带，见 1 枚粗大强回声伴声影，等回声区血流 2 级，间隙低回声无血流。

弹性超声　等回声区弹性评分 2 级，低回声区 0 级。

超声造影　等回声区呈均匀高增强，边缘环状增强，快进慢退，分叶间隙无增强。

分析与诊断

常规超声　实性结节（2 分），等回声为主（1 分），纵横比 <1（0 分），边缘规则（0 分），粗大强回声团（1 分），ACR TI-RADS 4 类（4 分），考虑良性结节，可疑内有乳头状结构，间隙低回声区可疑出血，建议组织活检。

弹性超声　符合良性结节。

超声造影　符合良性结节伴囊性变。

粗针穿刺组织活检病理　左叶滤泡性肿瘤伴乳头结构，少量梗死及钙化。

病例 19 **腺瘤伴粗大钙化**

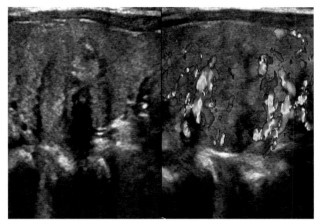

图 5-74　腺瘤伴钙化常规超声图像

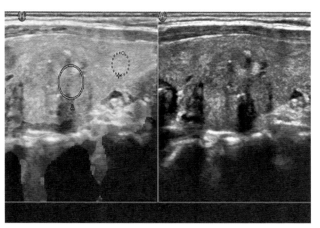

图 5-75　腺瘤伴钙化弹性超声图像

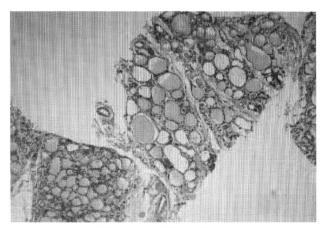

图 5-76　腺瘤伴钙化组织活检病理图像

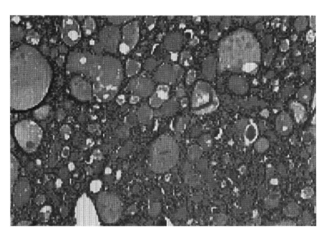

图 5-77　腺瘤伴钙化术后组织病理图像

图像与特征

常规超声　右叶实性结节，等回声，纵横比 <1，边缘不规则，边界欠清，内见 2~3 个粗大强回声团伴声影，
另见 2~3 个点状强回声，血流 3 级，边缘似有环绕血流。

弹性超声　弹性评分 2 级。

分析与诊断

常规超声　实性结节（2 分），等回声（1 分），纵横比 <1（0 分），边缘不规则（2 分），混合性钙化（4 分），
ACR TI-RADS 5 类（9 分），可疑恶性结节，建议组织活检。

弹性超声　符合良性结节。

粗针穿刺组织活检病理　右叶滤泡性肿瘤。

术后组织病理　右叶甲状腺滤泡性腺瘤（局灶钙化）。

腺瘤

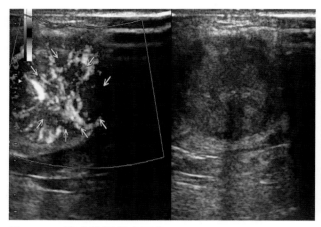

图 5-78 腺瘤常规超声图像

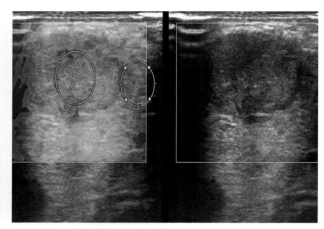

图 5-79 腺瘤弹性超声图像

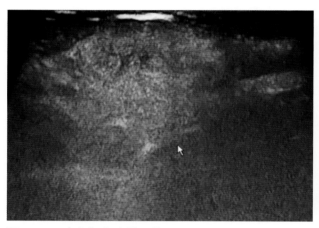

图 5-80 腺瘤超声造影图像

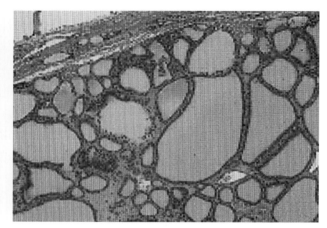

图 5-81 腺瘤术后组织病理图像

图像与特征

常规超声 左叶实性结节，等回声，纵横比 <1，边缘规则，边界清，血流丰富呈辐轮状血流。

弹性超声 弹性评分 1 级。

超声造影 结节呈较均匀高增强，边缘无明显环状增强，边缘不规则，边界尚清，快进慢退。

分析与诊断

常规超声 实性结节（2 分），等回声（1 分），纵横比 <1（0 分），边缘规则（0 分），ACR TI-RADS 3 类（3 分），提示良性结节，建议组织活检。

弹性超声 符合良性结节表现。

超声造影 较符合良性结节表现。

粗针穿刺组织活检病理 左叶滤泡性肿瘤。

术后组织病理 左叶甲状腺滤泡性腺瘤。

第6章

甲状腺良性结节机化挛缩

　　甲状腺良性结节机化挛缩较为常见，多发生在甲状腺良性结节囊性变或出血的基础上，囊性部分逐渐吸收、机化、纤维增生。当良性结节发生机化挛缩时，超声表现复杂多样，ACR TI-RADS 评估多在 4~5 类，与恶性结节十分相似，鉴别十分困难，极易误诊为甲状腺癌。这类病变的共性超声表现为低回声结节，呈实性或类实性，边缘不规则，部分纵横比 >1，部分伴有钙化灶，弹性图像多为 3~4 级。

　　我们研究发现，甲状腺囊实性良性结节病变发展的不同阶段、结节不同部位的出血和囊性变，以及发生局灶性机化、增生及范围，均影响其超声改变，导致超声表现存在很大的差异，难免给超声检查者带来诊断上的困惑。笔者初步总结出各类良性结节出血和囊性变吸收后机化挛缩的超声表现的特征与大家分享，希望在此类结节的诊断与鉴别诊断方面提供一定帮助。

　　甲状腺良性结节机化和挛缩常见以下三种类型：囊实性增生结节出血机化挛缩，乳头状囊腺瘤与囊性乳头状增生结节边缘出血机化挛缩，腺瘤或结节性甲状腺肿内部局灶性机化挛缩。

一、囊实性增生结节出血机化挛缩

（一）表现特征

　　1. 常规超声　依据良性结节出血演变转归过程常见三种情况。

　　（1）结节内出血短期内挛缩：超声表现为低回声结节，纵横比 <1，形态过于扁平，边缘成角，常呈平行分布 2~3 个细长伪足，内部回声不均，可伴有粗大强回声伴声影，也可见点状强回声伴"彗尾"征，多为边缘血流，ACR TI-RADS 分类多为 4 类，合并钙化时则为 5 类。

　　（2）结节大片出血慢性机化挛缩：超声表现为类实性低回声结节，因结节挛缩边缘塌陷可呈毛刺或伪足，其内部多见内壁样结构（其形成原因基于存在血肿，血肿伪膜形成内壁样结构），内壁回声可增高，部分结节纵横比 >1，后方回声衰减或增强，结节低回声区多无血流显示，边缘见少许血流，ACR TI-RADS 分类 4~5 类。

　　（3）结节内网格状或多灶性出血机化挛缩：结节多为类实性低回声，边缘毛刺，内部回声不均，内部可见少许星点状血流，ACR TI-RADS 分类 4~5 类。

　　2. 弹性超声　若为出血短期内吸收挛缩，结节弹性评分多为 1~2 级，合并粗大钙化可 3~4 级；若结节内部大片出血逐渐机化或网格状多灶性机化，则弹性评分多为 3~4 级。

3. 超声造影

（1）结节出血短期内吸收挛缩：造影结节边缘不均匀等或高增强，内部多为无增强。

（2）结节大片出血逐渐机化：结节边缘不均匀等或高增强，内部为规则无增强区或可见星点状增强。

（3）结节网格状或多灶性出血后：造影结节边缘不均匀等或高增强，其内部为稀少点状或网格样稍低增强，此型与恶性结节难以鉴别。

（二）鉴别诊断要点

1. 结节出血短期内吸收挛缩　常规超声结节多为极低回声，形态扁平，毛刺细长，后回声明显增强，弹性评分较低，超声造影见无增强区，以上特点有助于鉴别。

2. 结节大片出血逐渐机化挛缩　常规超声显示不均匀低回声结节，仔细辨认可见厚薄不一的内壁样结构，超声造影显示内壁样结构以内均为无增强，是与乳头状癌鉴别诊断的关键依据。

3. 结节内网格状或多灶性出血　常规超声显示不规则低回声结节，超声造影显示内部稍低增强，与乳头状癌鉴别十分困难，FNAC 是可靠的诊断方法。

若能追踪到患者既往的超声图像，前后对比有助于鉴别诊断。

病例 1　良性结节大片出血机化

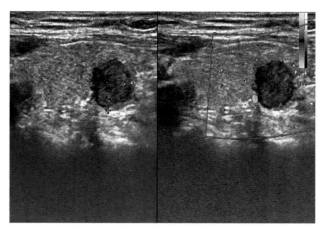

图 6-1　良性结节大片出血机化常规超声图像

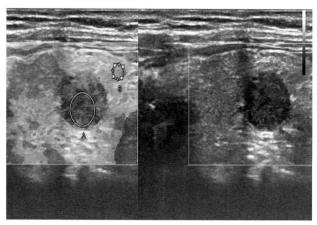

图 6-2　良性结节大片出血机化弹性超声图像

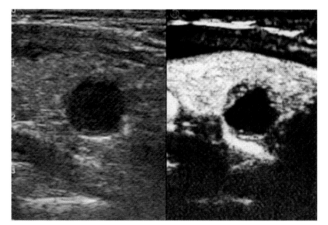

图 6-3　良性结节大片出血机化超声造影图像

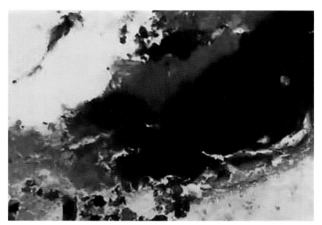

图 6-4　良性结节大片出血机化细胞病理图像

图像与特征

常规超声　左叶实性结节，低回声，纵横比 >1，边缘数个细小毛刺，隐约显示部分区域有内壁样回声，边缘见少许点状血流，内部无血流显示。

弹性超声　弹性评分 4 级。

超声造影　结节边缘呈少许薄层等增强，内部无增强。

分析与诊断

常规超声　实性结节（2 分），低回声（2 分），纵横比 >1（3 分），边缘不规则（2 分），ACR TI-RADS 5 类（9 分），符合恶性结节征象，但结合内壁样结构和囊壁无血流，不排除良性结节出血机化可能，建议 FNAC 确诊。

弹性超声　符合恶性结节改变。

超声造影　符合良性结节，内部无血流灌注。

细胞病理　左叶陈旧性出血，BRAF V600E 基因未见突变。

　　常规超声和弹性超声均符合恶性表现，但造影显示内部无灌注，是诊断此病的关键依据。

病例 2 **多灶性良性结节出血机化**

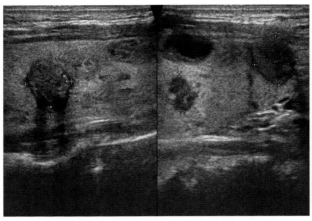

图 6-5 多灶性良性结节出血机化常规超声图像

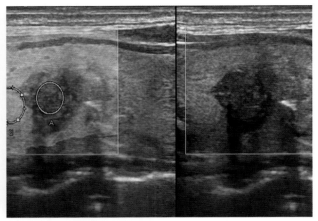

图 6-6 多灶性良性结节出血机化弹性超声图像

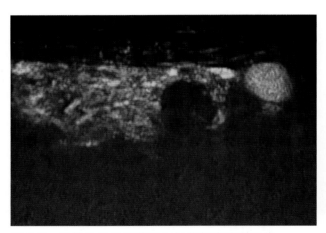

图 6-7 多灶性良性结节出血机化超声造影图像

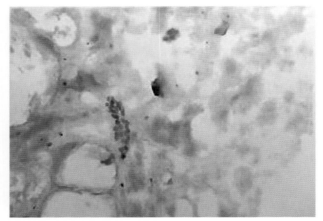

图 6-8 良性结节出血机化细胞病理图像

图像与特征

常规超声 两叶见多个低回声实性结节，纵横比多 >1，边缘有伪足和毛刺，多见内壁样结构，边界清，部分后伴衰减，边缘少许血流，内部无血流。

弹性超声 弹性评分均为 4 级。

超声造影 结节内部均见规则的无增强区，无增强区小于二维范围，边缘等增强。

分析与诊断

常规超声 实性结节（2 分），低回声（2 分），边缘不规则（2 分），纵横比 >1（3 分），后伴衰减，ACR TI-RADS 5 类（9 分），可疑恶性结节，但结节均显示内壁样结构，内部无血流，不排除良性结节机化挛缩，建议 FNAC。

弹性超声 符合恶性结节。

超声造影 结节内部无血流灌注，符合良性结节。

细胞病理 3 个结节行 FNAC，均显示大量陈旧性出血，BRAF V600E 基因未见突变。

综合诊断 ACR TI-RADS 和弹性超声误判为恶性，而内壁样结构以及超声造影显示无血流灌注，是诊断良性机化结节的主要依据。

病例 3　**囊实性增生结节血肿机化挛缩**

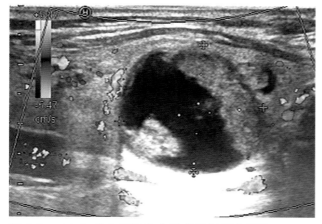

图 6-9　（3 年前）囊性为主结节常规超声图像

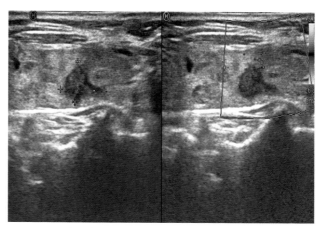

图 6-10　（3 年后）结节机化挛缩常规超声图像

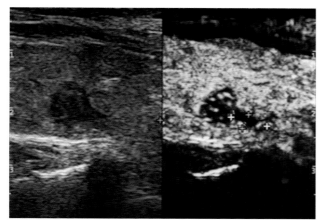

图 6-11　（3 年后）结节机化挛缩超声造影图像

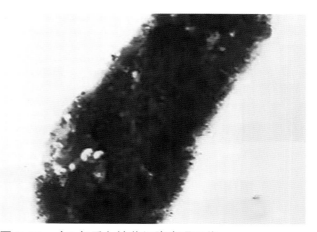

图 6-12　（3 年后）结节细胞病理图像

图像与特征

常规超声　3 年前左叶见囊性为主结节，3 年后明显挛缩为实性低回声结节，下缘粗大毛刺，边界尚清，纵横比 <1，无明显血流。

超声造影　结节大部分区域无增强，内仅见星点状等增强，境界清晰。

分析与诊断

常规超声　实性结节（2 分），低回声（2 分），纵横比 <1（0 分），边缘不规则（2 分），ACR TI-RADS 4 类（6 分），与恶性结节难鉴别，结合既往超声史考虑良性结节机化挛缩，建议 FNAC。

超声造影　显示稀少点状血流灌注，良恶性难评估。

细胞病理　左叶胶质伴陈旧性出血，BRAF V600E 基因未见突变。

　　本例 3 种超声均不能明确诊断，既往病史是鉴别诊断的关键，FNAC 是可靠确诊方法。

病例 4　**良性结节出血机化挛缩**

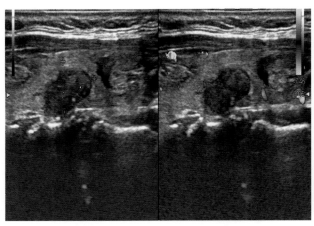

图 6-13　良性结节机化挛缩常规超声图像

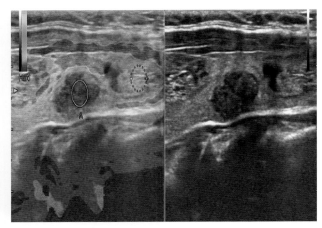

图 6-14　良性结节机化挛缩弹性超声图像

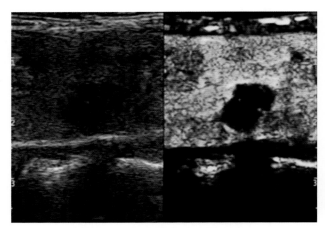

图 6-15　良性结节机化挛缩超声造影图像

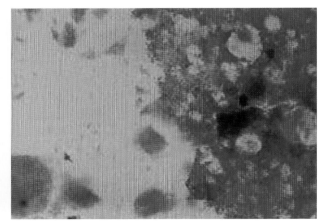

图 6-16　良性结节机化挛缩细胞病理图像

图像与特征

常规超声　左叶实性低回声结节，纵横比 <1，边缘分叶和毛刺，边界清，似见内壁回声，边缘少许血流，内部无血流信号。

弹性超声　弹性评分 4 级。

超声造影　结节基本无增强，形态呈分叶状，境界清晰。

分析与诊断

常规超声　实性结节（2 分），低回声（2 分），纵横比 <1（0 分），边缘不规则（2 分），ACR TI-RADS 4 类（6 分），可疑恶性结节，但其内部无血流，似见内壁样结构，不排除良性结节机化挛缩，建议 FNAC。

弹性超声　符合恶性结节。

超声造影　内无血流灌注，符合良性结节改变。

细胞病理　左叶机化性血液，BRAF V600E 基因未见突变。

病例 5 **良性结节出血机化挛缩**

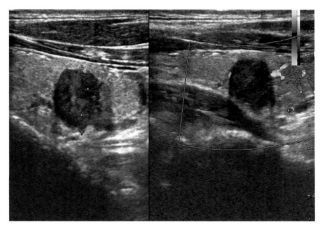

图 6-17 良性结节出血机化常规超声图像

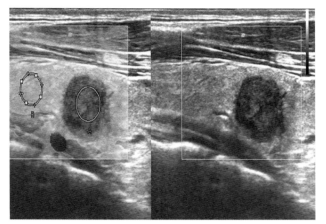

图 6-18 良性结节出血机化弹性超声图像

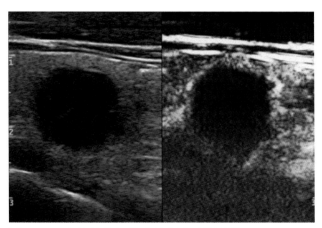

图 6-19 良性结节机化挛缩超声造影图像

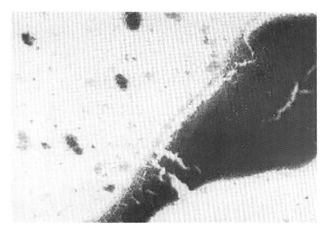

图 6-20 良性结节机化挛缩细胞病理图像

图像与特征

常规超声 左叶实性低回声结节，纵横比 >1，有包膜，边缘数个毛刺，边界清，无明显内壁样结构，边缘少许血流，内部无血流。

弹性超声 弹性评分 4 级。

超声造影 结节整体呈规则的无增强区，境界清晰。

分析与诊断

常规超声 实性结节（2 分），低回声（2 分），纵横比 >1（3 分），边缘不规则（2 分），ACR TI-RADS 5 类（9 分），可疑恶性结节，建议 FNAC。

弹性超声 符合恶性结节。

超声造影 结节无血流灌注，符合良性结节改变。

细胞病理 左叶陈旧性出血，BRAF V600E 基因未见突变。

本例常规超声和弹性超声均误诊为恶性，超声造影显示内无血流灌注是诊断良性病变的关键，显示其优势。

病例 6 **囊实性增生结节机化挛缩**

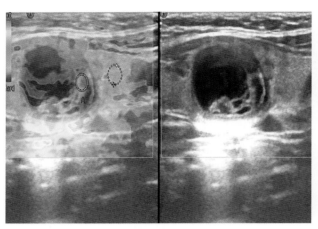

图 6-21 （1 年前）囊实性增生结节超声图像

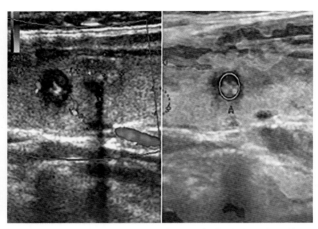

图 6-22 （1 年后）良性结节机化挛缩弹性超声图像

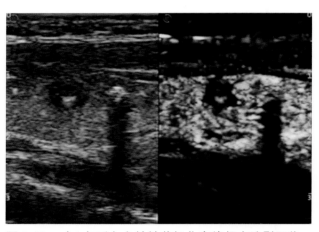

图 6-23 （1 年后）良性结节机化挛缩超声造影图像

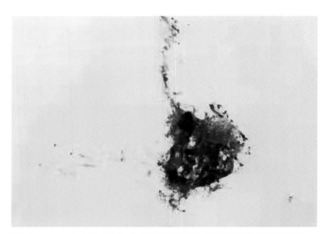

图 6-24 （1 年后）良性结节机化挛缩细胞病理图像

图像与特征

常规超声 1 年前左叶囊性为主结节，1 年后体积缩小，呈实性低回声结节，纵横比 <1，边缘毛刺，边界清，内见粗大强回声，边缘少许血流，内部无血流。

弹性超声 弹性评分 4 级。

超声造影 结节内部无增强，粗大强回声表现为高增强伪像，境界清晰。

分析与诊断

常规超声 实性结节（2 分），低回声（2 分），纵横比 <1（0 分），边缘不规则（2 分），粗大强回声（1 分），ACR TI-RADS 5 类（7 分），超声提示恶性结节改变，但结合既往超声图像考虑良性结节机化挛缩，建议 FNAC。

弹性超声 符合恶性结节。

超声造影 符合良性结节。

细胞病理 左叶陈旧性出血，BRAF V600E 基因未见突变。

本例常规超声与弹性超声提示可疑恶性，造影提示结节无血流灌注，结合病史可诊断。

病例 7 **良性结节出血机化**

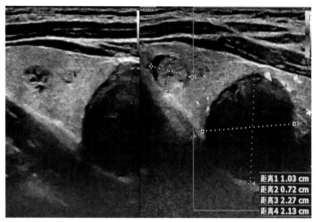

图 6-25　良性结节出血机化常规超声图像

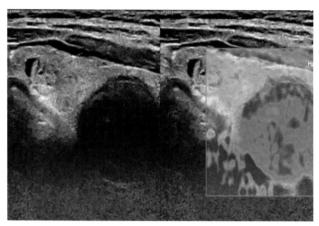

图 6-26　良性结节出血机化弹性超声图像

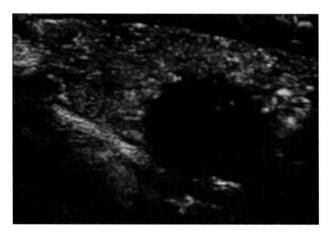

图 6-27　良性结节出血机化超声造影图像

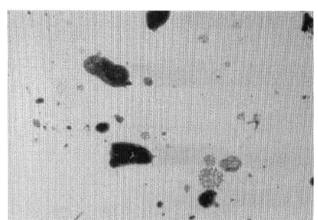

图 6-28　良性结节出血机化细胞病理图像

图像与特征

常规超声　左叶实性结节（2.27cm×2.13cm），极低回声，纵横比<1，有包膜，边缘光整，边界清，可见内壁样结构，边缘少许血流，内部无血流。

弹性超声　弹性评分 3 级。

超声造影　结节内无增强，境界清晰。

分析与诊断

常规超声　实性结节（2分），极低回声（3分），纵横比<1（0分），边缘光整（0分），ACR TI-RADS 4类（5分），显示内壁结构，考虑良性结节出血机化可能性大，建议 FNAC。

弹性超声　符合恶性结节。

超声造影　符合良性结节改变。

细胞病理　左叶陈旧性出血，BRAF V600E 基因未见突变。

病例 8　**良性结节出血机化挛缩**

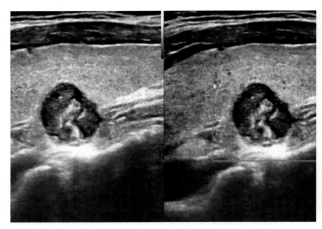

图 6-29　良性结节出血机化挛缩常规超声图像

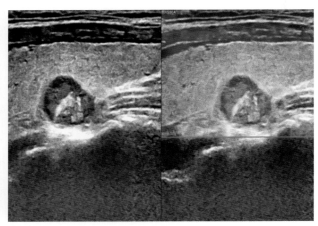

图 6-30　良性结节出血机化挛缩弹性超声图像

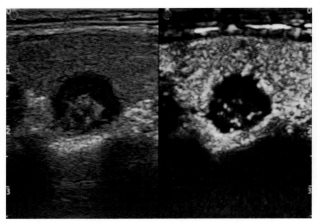

图 6-31　良性结节出血机化挛缩超声造影图像

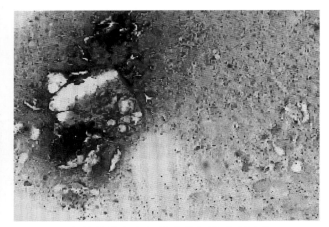

图 6-32　良性结节出血机化挛缩细胞病理图像

图像与特征

常规超声　右叶实性结节，低回声，纵横比<1，下缘伪足，边界清，内部见不规则粗大强回声，边缘少许血流，内部无血流。

弹性超声　低回声区弹性评分 2 级，强回声 3 级。

超声造影　结节整体无增强，粗大强回声呈高增强伪像，境界清晰。

分析与诊断

常规超声　实性结节（2 分），低回声（2 分），纵横比<1（0 分），边缘不规则（2 分），粗大强回声（1 分），ACR TI-RADS 5 类（7 分），可疑恶性结节，建议 FNAC。

弹性超声　可疑恶性。

超声造影　符合良性结节改变。

细胞病理　陈旧性出血，囊液及钙化物，BRAF V600E 基因未见突变。

　　本例常规超声与弹性超声均符合恶性结节，超声造影显示其优势。

病例 9 **囊实性增生结节机化挛缩**

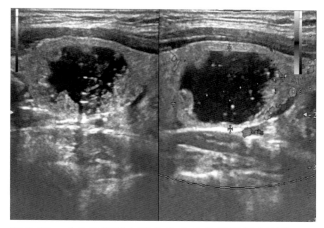

图 6-33 （1年半前）囊性为主结节常规超声图像

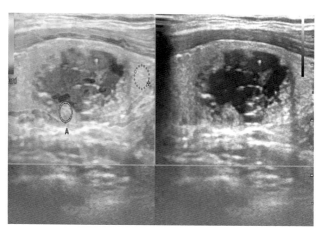

图 6-34 （1年半前）囊性为主结节弹性超声图像

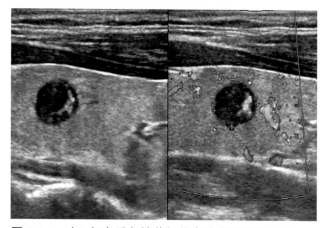

图 6-35 （1年半后）结节机化挛缩常规超声图像

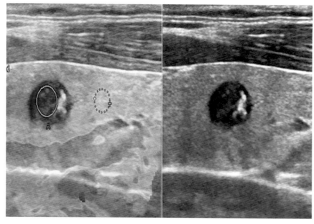

图 6-36 （1年半后）结节机化挛缩弹性超声图像

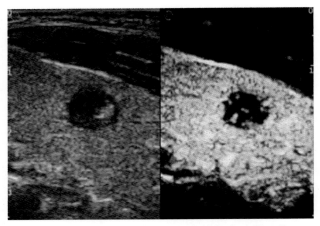

图 6-37 （1 年半后）结节机化挛缩超声造影图像

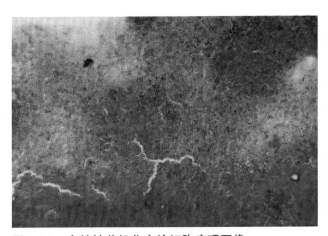

图 6-38 良性结节机化挛缩细胞病理图像

图像与特征

常规超声 1 年半前左叶囊性为主结节，1 年半后显示为实性结节，极低回声，纵横比 <1，有包膜，边缘 1 处毛刺，边界清，内见不规则强回声，似有内壁样结构，边缘少许血流，内部无血流。

弹性超声 弹性评分 4 级。

超声造影 结节大部分区域无增强，少许点状增强，境界清晰。

分析与诊断

常规超声 实性结节（2 分），极低回声（3 分），纵横比 <1（0 分），边缘不规则（2 分），粗大强回声（1 分），ACR TI-RADS 5 类（8 分），较符合恶性改变，但结合病史及内壁样结构、内部无血流，考虑良性结节机化挛缩改变，建议 FNAC。

弹性超声 可疑恶性结节。

超声造影 考虑良性结节可能。

细胞病理 左叶陈旧性出血，BRAF V600E 基因未见突变。

本例常规超声与弹性超声均可疑恶性，其病史和造影无灌注有助于结节定性诊断。

病例 10　良性结节机化挛缩

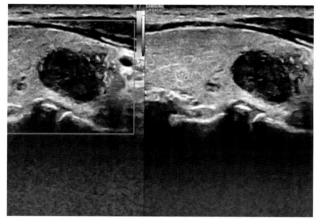

图 6-39　良性结节机化挛缩常规超声图像

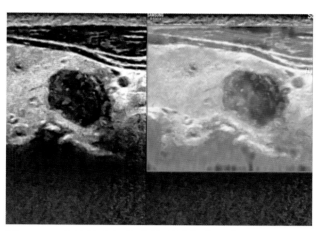

图 6-40　良性结节机化挛缩弹性超声图像

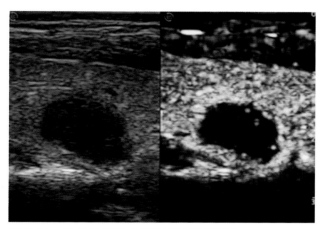

图 6-41　良性结节机化挛缩超声造影图像

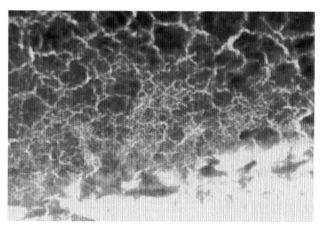

图 6-42　良性结节机化挛缩细胞病理图像

图像与特征

常规超声　右叶实性结节，低回声，纵横比 <1，下缘有分叶和毛刺，边界清，边缘血流 2 级，内部无血流。
弹性超声　弹性评分 4 级。
超声造影　结节几乎无增强，近边缘处少许点状增强，境界清晰。

分析与诊断

常规超声　实性结节（2 分），低回声（2 分），纵横比 <1（0 分），边缘不规则（2 分），ACR TI-RADS 4 类（6
　　　　　分），轻度可疑恶性，建议 FNAC。
弹性超声　符合恶性结节。
超声造影　符合良性结节改变。
细胞病理　右叶陈旧性出血，BRAF V600E 基因未见突变。
　　　本例超声造影提示良性结节无血流灌注，与细胞病理一致，弥补了常规超声与弹性超声的不足。

病例 11　**多发良性结节机化挛缩**

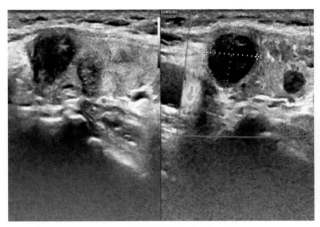

图 6-43　良性结节机化挛缩常规超声图像

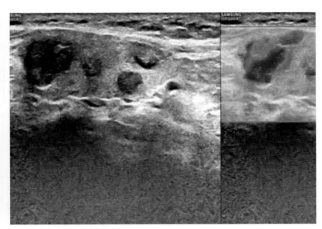

图 6-44　良性结节机化挛缩弹性超声图像

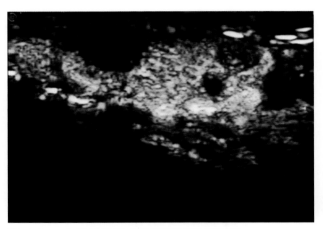

图 6-45　良性结节机化挛缩超声造影图像

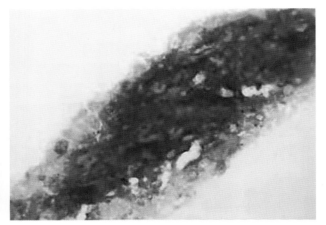

图 6-46　良性结节机化挛缩细胞病理图像

图像与特征

常规超声　右叶 3 个实性结节，极低回声及低回声，纵横比 >1，边缘毛刺，边界清，边缘少许血流，内部无明显血流。

弹性超声　弹性评分 4 级。

超声造影　结节内均无血流灌注增强，境界清晰。

分析与诊断

常规超声　实性结节（2 分），极低／低回声（2~3 分），纵横比 >1（3 分），边缘不规则（2 分），ACR TI-RADS 5 类（9~10 分），可疑恶性结节，建议 FNAC。

弹性超声　符合恶性结节。

超声造影　符合良性结节改变。

细胞病理　右叶陈旧性血液，BRAF V600E 基因未见突变。

病例 12 良性结节出血机化

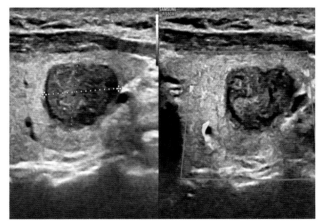

图 6-47 良性结节出血机化常规超声图像

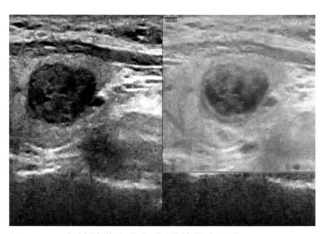

图 6-48 良性结节出血机化弹性超声图像

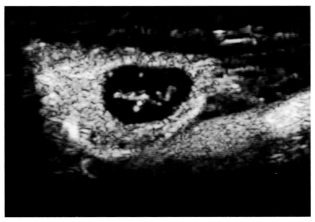

图 6-49 良性结节出血机化超声造影图像

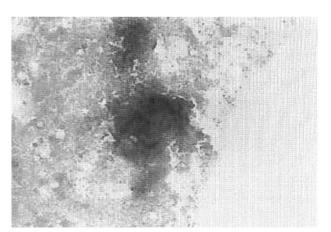

图 6-50 良性结节出血机化细胞病理图像

图像与特征

常规超声 左叶实性结节，低回声，纵横比 <1，下缘少许毛刺，边界清，内有条索状高回声，似有内壁样结构，边缘少许血流，内部无血流。

弹性超声 弹性评分 4 级。

超声造影 结节见少许点条状等增强，大部分无增强，边界清晰。

分析与诊断

常规超声 实性结节（2 分），低回声（2 分），纵横比 <1（0 分），边缘不规则（2 分），ACR TI-RADS 4 类（6 分），结合内壁样结构和内部无血流显示，不排除良性机化结节，建议 FNAC。

弹性超声 符合恶性结节。

超声造影 符合良性结节。

细胞病理 左叶陈旧性血液，BRAF V600E 基因未见突变。

良性结节出血机化

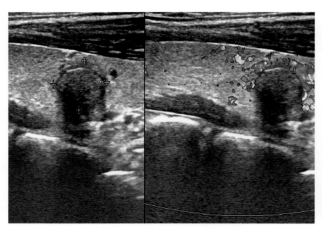

图 6-51 良性结节出血机化常规超声图像

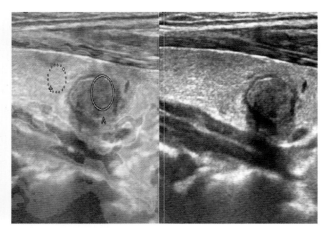

图 6-52 良性结节出血机化弹性超声图像

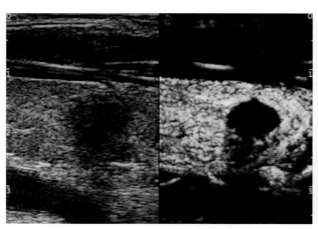

图 6-53 良性结节出血机化超声造影图像

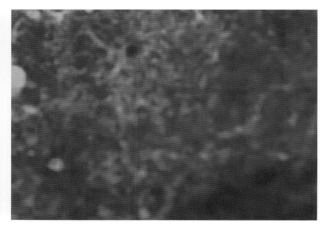

图 6-54 良性结节出血机化细胞病理图像

图像与特征

常规超声 右叶实性结节，低回声，纵横比 <1，下缘少许毛刺，边界清，可见内壁高回声，边缘环绕血流，内部无血流。

弹性超声 弹性评分 4 级。

超声造影 结节边缘高增强，内部无增强，边界清晰。

分析与诊断

常规超声 实性结节（2 分），低回声（2 分），纵横比 <1（0 分），边缘不规则（2 分），ACR TI-RADS 4 类（6 分），结合内壁样结构、内部无血流，考虑良性结节出血机化可能性大，建议 FNAC。

弹性超声 符合恶性结节。

超声造影 符合良性结节。

细胞病理 右叶陈旧性血液，BRAF V600E 基因未见突变。

二、腺瘤与结节性甲状腺肿局灶性机化增生或挛缩

当腺瘤和结节性甲状腺肿结节内部出现局灶性出血，随着病程的迁延，陈旧性出血可被吸收、机化、胶原纤维增生，可造成局部区域机化挛缩。

（一）表现特征

1. 常规超声 实性结节，等回声为主，结节边缘大多规则，纵横比 <1 或 >1；结节内部出现局灶性低回声，其边缘不规则，多见毛刺或伪足，少数低回声内可见粗大或微小强回声团，后方可伴声影；结节边缘可多环状血流和分支，低回声区多无明显血流或稀少血流，ACRTI-RADS 分类多为 3~4 类。

2. 弹性超声 结节等回声区弹性评分 1~2 级，其内低回声区弹性评分 3~4 级。

3. 超声造影 结节等回声区多为较均匀的高增强，边缘环状增强，低回声区多无增强或点状低增强。

（二）鉴别诊断要点

1. 局灶性出血挛缩 结节内低回声区边缘不规则，多发毛刺或伪足，纵横比多 >1，回声不均，无血流显示，弹性评分 4 级，超声造影表现为无增强。

2. 局灶性胶原纤维增生 结节内低回声区纵横比多 <1，边缘较规则，回声均匀，可见少许血流显示，弹性评分 2~3 级，超声造影可无增强或稀少点状低增强。

病例 1　**良性结节局灶性机化**

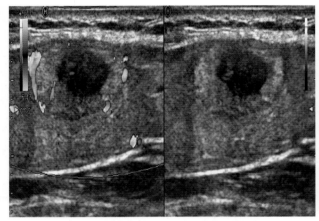

图 6-55　良性结节局灶性机化常规超声图像

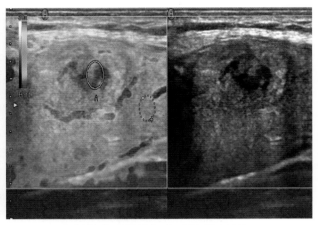

图 6-56　良性结节局灶性机化弹性超声图像

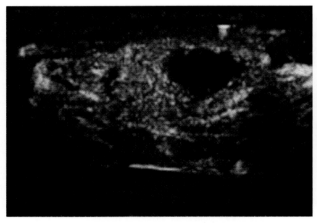

图 6-57　良性结节局灶性机化超声造影图像

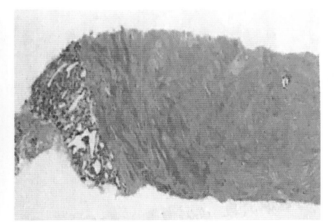

图 6-58　良性结节局灶性机化组织活检病理图像

图像与特征

常规超声　右叶实性结节，等回声，纵横比 <1，边缘规则，包膜完整，中央见低回声，边缘较规则，等回声区血流 2 级，低回声无明显血流显示。

弹性超声　等回声区弹性评分 2 级，低回声区 3 级。

超声造影　结节边缘等回声区均匀高增强，快进慢退，边界清，中央低回声区无增强。

分析与诊断

常规超声　实性结节（2 分），等回声为主（1 分），纵横比 <1（0 分），边缘规则（0 分），ACR TI-RADS 3 类（3 分），考虑良性结节可能性大，中央低回声无血流，不排除局灶性机化或恶变，建议组织活检。

弹性图像　良恶性难以评估。

超声造影　符合良性结节伴囊性变。

粗针穿刺组织活检病理　右叶良性滤泡性结节伴陈旧性出血、胶原纤维增生。

　　本例超声造影评估与病理吻合，常规超声和弹性超声有局限性。

病例 2 **良性结节局灶性机化增生**

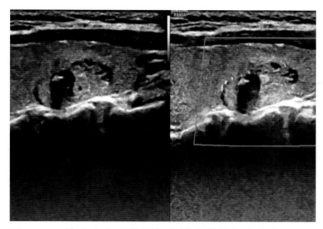

图 6-59 腺瘤中心局灶型机化增生常规超声图像

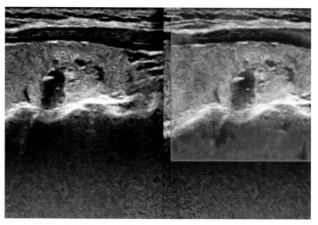

图 6-60 腺瘤中心局灶型机化增生弹性超声图像

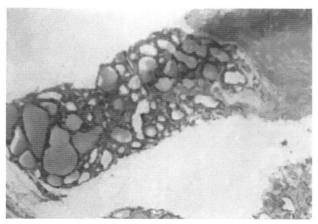

图 6-61 腺瘤中心局灶型机化增生组织活检病理图像

图像与特征

常规超声 右叶实性结节，等回声，纵横比 <1，边缘较规则，中部低回声区，并见粗大强回声团伴声影，结节边缘见少许环绕血流，低回声无明显血流。

弹性超声 等回声区弹性评分 2 级，低回声和钙化区 4 级。

分析与诊断

常规超声 实性结节（2 分），等回声为主（1 分），纵横比 <1（0 分），边缘规则（0 分），粗大强回声团（1 分），ACR TI-RADS 4 类（4 分），考虑良性结节合并钙化可能大，低回声区难以评估，建议组织活检。

弹性超声 倾向于良性结合合并钙化。

粗针穿刺组织活检病理 右叶良性滤泡结构伴显著纤维化。

病例 3   **良性结节局灶性机化增生**

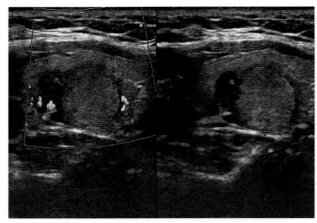

图 6-62   良性结节局灶性机化增生常规超声图像

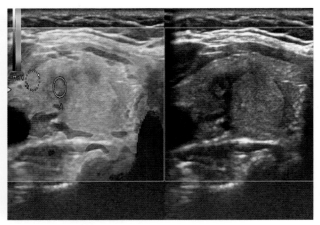

图 6-63   良性结节局灶性增生弹性超声图像

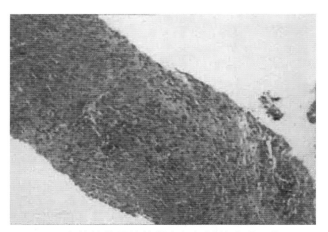

图 6-64   良性结节局灶性增生组织活检病理图像

图像与特征

常规超声   右叶实性结节，等回声为主，纵横比 <1，上缘不规则，局灶低回声区，2 个点状强回声，无明显"彗尾"征，结节边缘血流 2 级，低回声区无血流显示。

弹性超声   等回声区弹性评分 2 级，低回声区 3 级。

分析与诊断

常规超声   实性结节（2 分），等回声为主（1 分），纵横比 <1（0 分），上缘不规则（2 分），点状强回声（3 分），ACR TI-RADS 5 类（8 分），上缘局灶性低回声不能排除恶性或机化增生，建议组织活检。

弹性超声   倾向于良性结节。

粗针穿刺组织活检病理   右叶良性滤泡性病变伴陈旧性出血和纤维组织增生。

病例 4　良性结节边缘局灶性机化增生

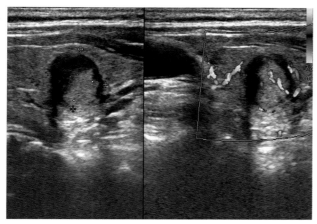

图 6-65　良性结节边缘局灶性机化增生常规超声图像

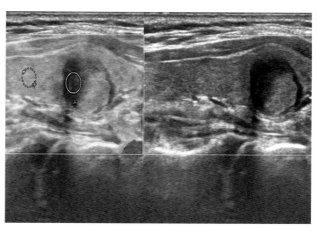

图 6-66　良性结节边缘局灶性机化增生弹性超声图像

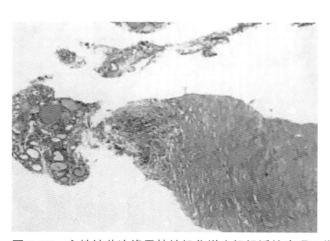

图 6-67　良性结节边缘局灶性机化增生组织活检病理图像

图像与特征

常规超声　右叶实性结节，等回声为主，纵横比 <1，边缘少许毛刺，上缘斑片状低回声区，等回声血流 2 级，边缘部分包绕，低回声区无血流显示。

弹性超声　等回声区弹性评分 3 级，低回声区 4 级。

分析与诊断

常规超声　实性结节（2 分），等回声为主（1 分），纵横比 <1（0 分），边缘不规则（2 分），ACR TI-RADS 4 类（5 分），上缘低回声不能排除恶性或机化，建议穿刺组织活检。

弹性超声　良恶性难以评估。

粗针穿刺组织活检病理　右叶良性滤泡性病变伴显著纤维组织增生。

病例 5　结节性甲状腺肿边缘局灶性机化增生

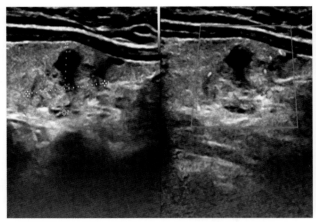

图 6-68　结节性甲状腺肿局灶性机化增生常规超声图像

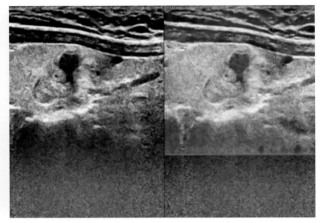

图 6-69　结节性甲状腺肿局灶性机化增生弹性超声图像

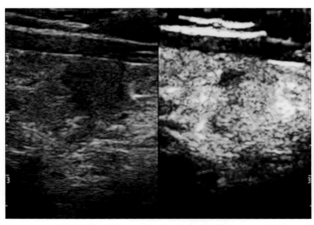

图 6-70　结节性甲状腺肿局灶性机化增生超声造影图像

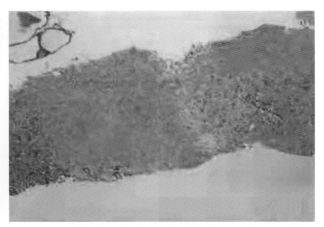

图 6-71　结节性甲状腺肿局灶性机化增生组织活检病理图像

图像与特征

常规超声　右叶实性结节，等回声为主，纵横比 <1，前缘分叶，局灶低回声，等回声区，血流 2 级，低回声区无血流。

弹性超声　等回声区弹性评分 2 级，低回声区 4 级。

超声造影　结节等回声区呈均匀等增强，低回声区为不均匀低增强，边界欠清，整体快进慢退。

分析与诊断

常规超声　实性结节（2 分），等回声（1 分），纵横比 <1（0 分），边缘不规则（2 分），ACR TI-RADS 4 类（5 分），前缘局灶低回声不排除机化或恶性，建议组织活检。

弹性超声　良恶性难以鉴别。

超声造影　倾向于良性结节，低增强区可疑机化，建议组织活检。

粗针穿刺组织活检病理　右叶多量大小不等滤泡伴局部炎性细胞浸润和胶原增生。

　　本例常规超声和弹性超声鉴别困难，超声造影显示其优势。

病例 6 　　**结节性甲状腺肿局灶性机化增生**

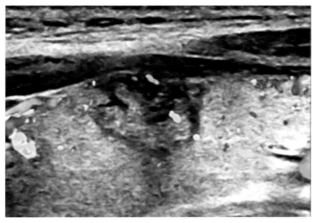

图 6-72　结节性甲状腺肿局灶性机化增生常规超声图像

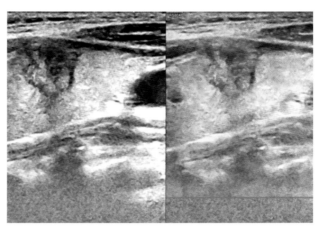

图 6-73　结节性甲状腺肿局灶性机化增生弹性超声图像

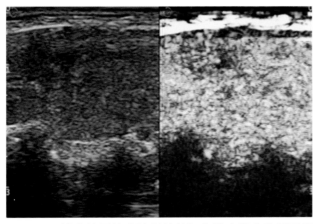

图 6-74　结节性甲状腺肿局灶性机化增生超声造影图像

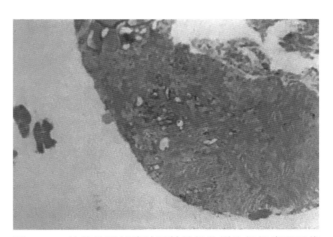

图 6-75　结节性甲状腺肿局灶性机化增生组织病理图像

图像与特征

常规超声　右叶实性结节，等回声，纵横比 <1，边缘伪足，前缘不规则低回声，结节血流 2 级；低回声区无血流显示。

弹性超声　等回声区弹性评分 3 级。

超声造影　结节等回声区呈均匀等增强，低回声区呈不均匀低增强，边界不清，整体快进慢退。

分析与诊断

常规超声　实性结节（2 分），等回声（1 分），纵横比 <1（0 分），边缘不规则（2 分），ACR TI-RADS 4 类（5 分），轻度可疑恶性病变，建议组织活检。

弹性超声　良恶性难以鉴别。

超声造影　整体倾向于良性结节，轻度可疑。

粗针穿刺组织活检病理　右叶显著增生的胶原纤维组织伴良性滤泡组织。

病例 7　结节性甲状腺肿局灶性机化增生

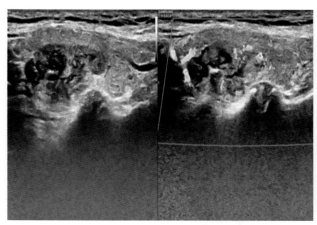

图 6-76　结节性甲状腺肿局灶性机化增生常规超声图像

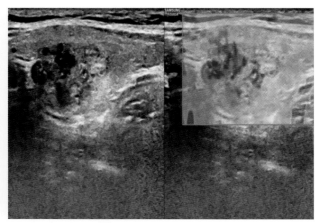

图 6-77　结节性甲状腺肿局灶性机化增生弹性超声图像

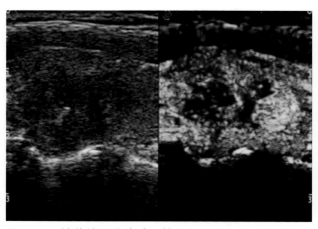

图 6-78　结节性甲状腺肿局灶性机化增生超声造影图像

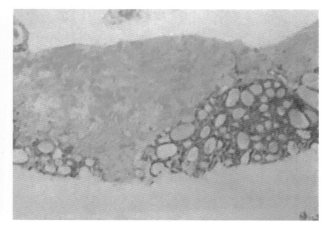

图 6-79　结节性甲状腺肿局灶性机化增生组织病理图像

图像与特征

常规超声　左叶实性结节，等回声为主，中上部蜂窝状低回声，纵横比 <1，边缘分叶伴少许毛刺，边界尚清，内见粗大强回声，血流 2 级，部分边缘环绕，低回声区无血流。

弹性超声　弹性评分 2~4 级。

超声造影　结节部分呈等增强，大部分区域呈不均匀低增强，分界尚清，慢进快退。

分析与诊断

常规超声　实性（2 分），等回声为主（1 分），纵横比 <1（0 分），边缘不规则（2 分），粗大强回声（1 分），ACR TI-RADS 4 类（6 分），不排除恶性，建议组织活检。

弹性超声　良恶性难以鉴别。

超声造影　可疑恶性病变。

粗针穿刺组织活检病理　左叶结节性甲状腺肿伴局灶胶原纤维增生。

　　本例常规超声、弹性超声和超声造影均难以准确鉴别，穿刺活检是可靠确诊方法。

病例 8   良性结节局灶性纤维增生

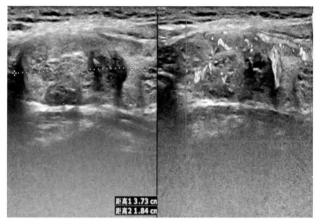

图 6-80   良性结节局灶性纤维增生常规超声图像

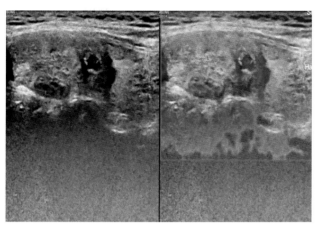

图 6-81   良性结节局灶性纤维增生弹性超声图像

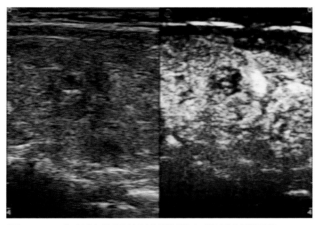

图 6-82   良性结节局灶性纤维增生超声造影图像

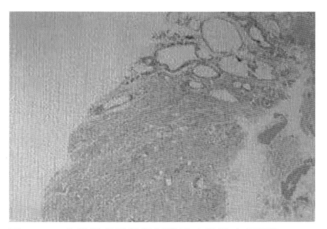

图 6-83   良性结节局灶性纤维增生组织病理图像

图像与特征

常规超声   左叶实性结节，等回声为主，纵横比 <1，边缘规则，边界尚清，下缘低回声区见不规则弧形强回声，血流 3 级，边缘部分环绕，低回声区无血流显示。

弹性超声   弹性评分 1~3 级。

超声造影   结节整体均匀稍高增强，低回声区不均匀低增强，边界欠清，整体快进慢退。

分析与诊断

常规超声   实性结节（2 分），等回声为主（1 分），纵横比 <1（0 分），边缘规则（0 分），弧形强回声（1 分），ACR TI-RADS 4 类（4 分），良恶性难以鉴别，建议组织活检。

弹性超声   轻度可疑恶性。

超声造影   整体倾向于良性结节。

粗针穿刺组织活检病理   左叶广泛胶原纤维组织伴良性滤泡结构，未见恶性病变。

　　本例常规超声、弹性超声和超声造影均难以鉴别，穿刺活检是可靠确诊方法。

病例 9　腺瘤局灶性纤维增生

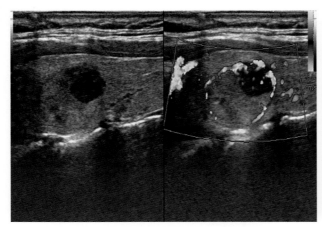

图 6-84　腺瘤局灶性纤维增生常规超声图像

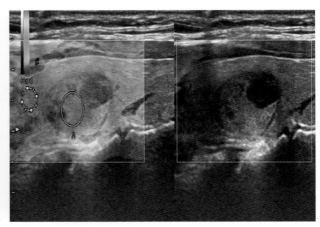

图 6-85　腺瘤局灶性纤维增生弹性超声图像

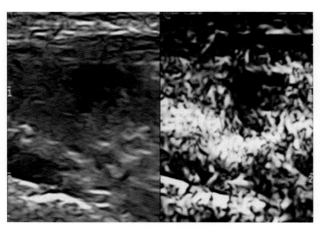

图 6-86　腺瘤局灶性纤维增生超声造影图像

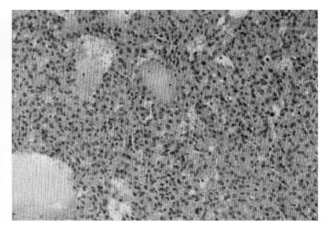

图 6-87　滤泡性肿瘤局灶性纤维增生术后病理图像

图像与特征

常规超声　左叶实性结节，等回声，纵横比 <1，边缘规则，下缘见规则低回声区，结节边缘血流环绕，低回声少许点状血流。

弹性超声　弹性评分 2~3 级。

超声造影　结节等回声区呈均匀高增强，低回声区为非均匀低增强，边缘环状增强，整体快进慢退。

分析与诊断

常规超声　实性结节（2 分），等回声为主（1 分），纵横比 <1（0 分），边缘规则（0 分），ACR TI-RADS 3 类（3 分），考虑良性结节可能，下缘低回声区不能排除局灶机化，建议组织活检。

弹性超声　良恶性难以鉴别。

超声造影　整体倾向于良性结节，低增强部分不排除局灶性机化。

术后组织病理　左叶甲状腺腺瘤伴局灶性胶原纤维增生。

结节性甲状腺肿伴局灶性纤维增生

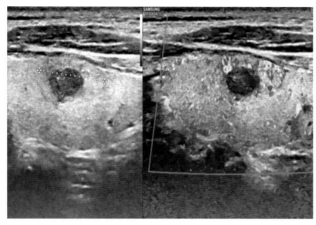

图 6-88　结节性甲状腺肿局灶性机化增生常规超声图像

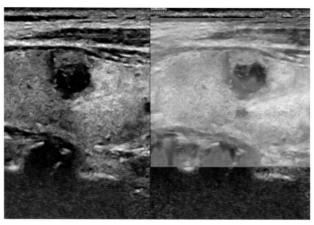

图 6-89　结节性甲状腺肿局灶性机化增生弹性超声图像

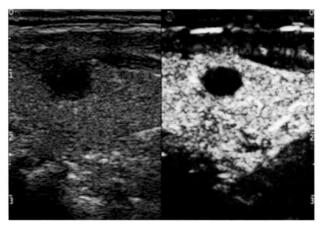

图 6-90　结节性甲状腺肿局灶性机化增生超声造影图像

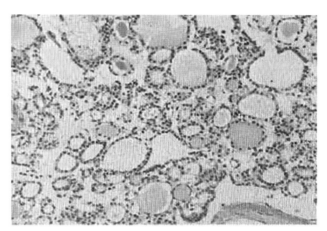

图 6-91　结节性甲状腺肿局灶性机化增生组织活检病理图像

图像与特征

常规超声　右叶实性结节，等回声为主结节，纵横比 <1，边缘规则，边界清，中部显示规则低回声区，等回声区血流 3 级，边缘环绕，低回声区无血流。

弹性超声　等回声区弹性评分 2 级，低回声区 4 级。

超声造影　等回声区呈均匀高增强，边界清，低回声区无增强，形态规则，结节整体快进慢退。

分析与诊断

常规超声　实性结节（2 分），等回声为主（1 分），纵横比 <1（0 分），边缘规则（0 分），ACR TI-RADS 3 类（3 分），考虑良性结节，内规则低回声可疑出血机化，建议组织活检。

弹性超声　良恶性难以鉴别。

超声造影　符合良性结节。

粗针穿刺组织活检病理　右叶结节性甲状腺肿伴局灶性胶原纤维增生。

　　本例超声造影更有优势。

病例 11　**结节性甲状腺肿弥漫性机化纤维增生**

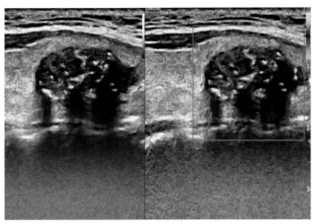

图 6-92　结节性甲状腺肿弥漫性纤维增生常规超声图像

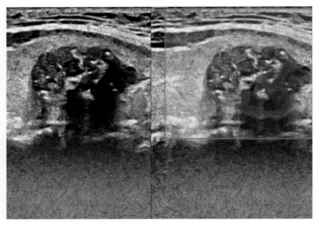

图 6-93　结节性甲状腺肿弥漫性纤维增生弹性超声图像

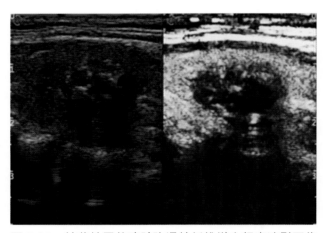

图 6-94　结节性甲状腺肿弥漫性纤维增生超声造影图像

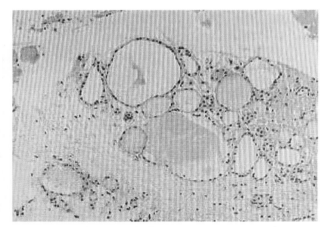

图 6-95　结节性甲状腺肿弥漫性纤维增生组织病理图像

图像与特征

常规超声　右叶实性结节，低回声，纵横比 <1，下缘不规则，边界清，内见散在分布点状和条索状高回声，1 枚粗大强回声团伴声影，血流稀少。

弹性超声　弹性评分 4 级。

超声造影　结节呈不均匀低增强，边界清，慢进慢退。

分析与诊断

常规超声　实性结节（2 分），低回声（2 分），纵横比 <1（0 分），边缘不规则（2 分），粗大钙化（1 分），ACR TI-RADS 5 类（7 分），可疑恶性结节，建议穿刺活检。

弹性超声　可疑恶性结节。

超声造影　可疑恶性结节。

粗针穿刺组织活检和术后组织病理　右叶结节性甲状腺肿伴显著胶原纤维增生。

　　本例常规超声、弹性超声及超声造影均误判，穿刺活检是可靠确诊方法。

三、乳头状囊腺瘤与囊性乳头状增生结节边缘出血机化挛缩

（一）表现特征

1. 常规超声 实性结节，结节边缘可不规则，边界较清，结节边缘为不对称的低回声区（或呈不均匀增厚的低回声声晕），内部可见偏心规则的等回声团，内部等回声团多见血流显示，边缘低回声区无血流显示，ACR TI-RADS 分类 4~5 类。

2. 弹性超声 可整体 4 级或边缘 4 级。

3. 超声造影 结节边缘低回声无增强，内部等回声团为等或高增强。

（二）鉴别诊断要点

1. 常规超声 低回声结节内均可见 1 个或数个规则的等回声团，位置偏心，仔细观察等回声区可见基底部，并可见血流进入或分支；边缘为不对称的低回声区，均无血流显示。

2. 弹性超声 结节内等回声团多为 1~3 级，边缘低回声区多为 4 级。

3. 超声造影 结节内等回声为等或高增强（系乳头状囊腺瘤瘤体或乳头状增生），边缘低回声区无增强（为陈旧性出血机化区），结节周边可见环状高增强。

依据以上三条特征不难与恶性结节相鉴别。

病例 1 **乳头状囊腺瘤边缘机化**

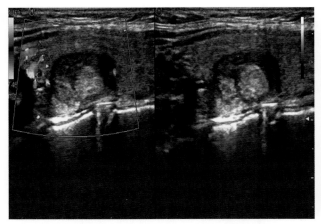

图 6-96 乳头状囊腺瘤边缘机化常规超声图像

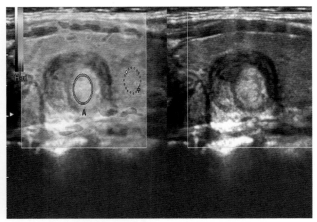

图 6-97 乳头状囊腺瘤边缘机化弹性超声图像

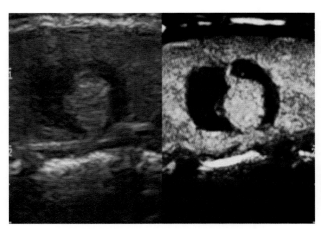

图 6-98 乳头状囊腺瘤边缘机化超声造影图像

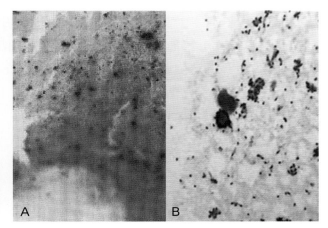

图 6-99 A.乳头状囊腺瘤低回声区细胞病理图像；
B.乳头状囊腺瘤等回声区细胞病理图像

图像与特征

常规超声 左叶实性结节，纵横比 <1，边缘规则，内部 2 处规则等回声（偏心），边缘不对称低回声区，外缘血流 1 级。

弹性超声 等回声区弹性评分 2 级，低回声区弹性评分 3 级。

超声造影 较大等回声与腺体同步呈均匀高增强，低回声部分均无增强。

分析与诊断

常规超声 实性结节（2 分），等回声为主（1 分），纵横比 <1（0 分），边缘规则（0 分），ACR TI-RADS 3 类（3 分），低回声区无血流，考虑良性结节边缘机化可能，建议 FNAC。

弹性超声 良恶性难以鉴别。

超声造影 符合乳头状囊腺瘤边缘出血机化。

低回声区细胞病理 大量陈旧性出血。

等回声区细胞病理 滤泡性肿瘤，BRAF V600E 基因未见突变。

病例 2　乳头状囊腺瘤边缘机化

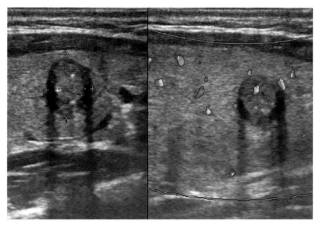

图 6-100　乳头状囊腺瘤边缘机化常规超声图像

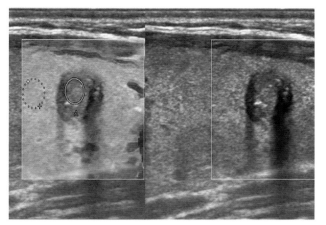

图 6-101　乳头状囊腺瘤边缘机化弹性超声图像

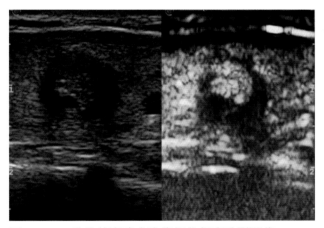

图 6-102　乳头状囊腺瘤边缘机化超声造影图像

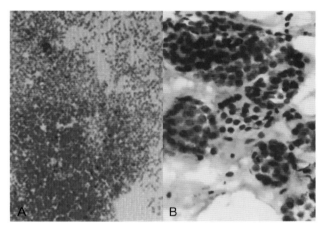

图 6-103　A. 乳头状囊腺瘤低回声区细胞病理图像；
B. 乳头状囊腺瘤等回声区细胞病理图像

图像与特征

常规超声　右叶实性结节（0.81cm×0.95cm），内见规则等回声（偏心），纵横比 >1，低声晕不对称增厚，后缘可见毛刺，内见数个点状强回声伴"彗尾"征，血流 1 级。

弹性超声　弹性评分 4 级。

超声造影　等回声与腺体同步增强，呈均匀等增强，低回声声晕无增强，边界清。

分析与诊断

常规超声　实性结节（2 分），等回声为主（1 分），纵横比 >1（3 分），边缘不规则（2 分），ACR TI-RADS 5 类（8 分），可疑恶性病变，但不排除良性结节边缘机化，建议 FNAC。

弹性超声　符合恶性结节。

超声造影　符合良性结节边缘出血机化。

低回声区细胞病理　陈旧性出血。

等回声区细胞病理　滤泡性肿瘤，BRAF V600E 基因未见突变。

　　本例常规超声和弹性超声均误诊为恶性，超声造影符合乳头状囊腺瘤边缘机化改变。

囊性乳头状增生边缘机化

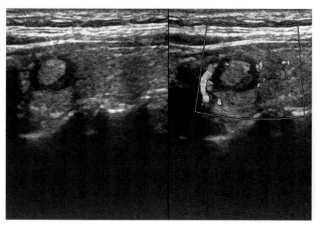

图 6-104　囊性乳头状增生边缘机化常规超声图像

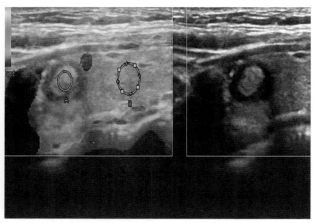

图 6-105　囊性乳头状增生边缘机化弹性超声图像

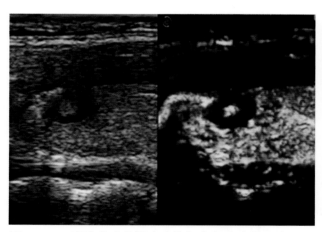

图 6-106　囊性乳头状增生边缘机化超声造影图像

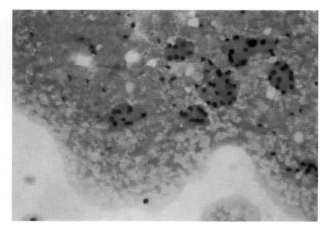

图 6-107　囊性乳头状增生边缘机化细胞病理图像

图像与特征

常规超声　左叶实性结节，等回声，边缘规则，边缘见声晕不规则增厚，纵横比<1，外缘和内部等回声血流 1 级，低回声声晕无血流显示。

弹性超声　弹性评分 2~3 级。

超声造影　等回声区呈高增强，其余部分均无增强。

分析与诊断

常规超声　实性结节（2 分），等回声（1 分），纵横比<1（0 分），边缘规则（0 分），ACR TI-RADS 3 类（3 分），声晕无血流，考虑良性结节边缘机化可能，建议 FNAC。

弹性超声　良恶性难以鉴别。

超声造影　符合良性结节边缘机化改变。

细胞病理　左叶良性滤泡性病变，BRAF V600E 基因未见突变。

　　综合分析本例常规超声和超声造影均可正确诊断，超声造影的特征性改变更具优势。

病例 4　囊性乳头状增生边缘机化

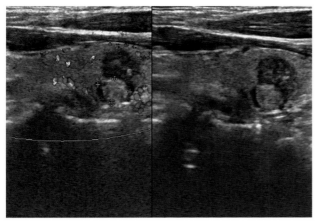

图 6-108　囊性乳头状增生边缘机化常规超声图像

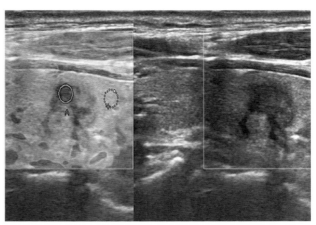

图 6-109　囊性乳头状增生边缘机化弹性超声图像

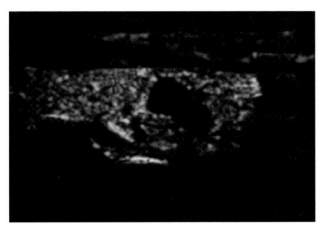

图 6-110　囊性乳头状增生边缘机化超声造影图像

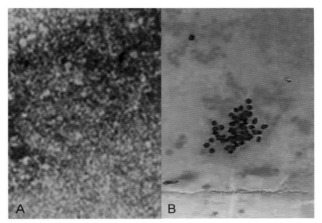

图 6-111　A. 囊性乳头状增生低回声区细胞病理图像；
B. 囊性乳头状增生等回声区细胞病理图像

图像与特征

常规超声　实性结节，低回声为主，纵横比 >1，边缘分叶状，边界较清，前缘为低回声区，后缘为规则等回声团，结节外缘可见点状血流，低回声区无明显血流显示。

弹性超声　低回声弹性评分 3 级，等回声团 2 级。

超声造影　等回声区呈较均匀等增强，与腺体同步，低回声区无增强。

分析与诊断

常规超声　实性结节（2 分），低回声为主（2 分），纵横比 >1（3 分），边缘不规则（2 分），ACR TI-RADS 5 类（9 分），可疑恶性结节，分叶低回声区无血流，不能排除良性结节边缘机化，建议 FNAC。

弹性超声　良恶性结节难以鉴别。

超声造影　符合良性结节部分机化改变。

低回声区细胞病理　陈旧性血液成分。

等回声区细胞病理　良性滤泡性病变，BRAF V600E 基因未见突变。

综合分析本例常规超声和弹性超声均难以定性，超声造影特征性表现具有明显优势。

病例 5　**乳头状囊腺瘤部分边缘机化**

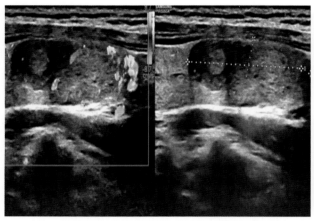

图 6-112　乳头状囊腺瘤伴边缘出血机化常规超声图像

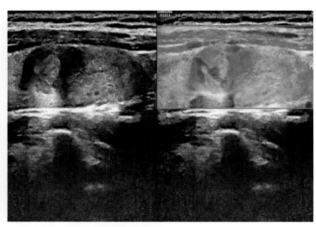

图 6-113　乳头状囊腺瘤伴边缘出血机化弹性超声图像

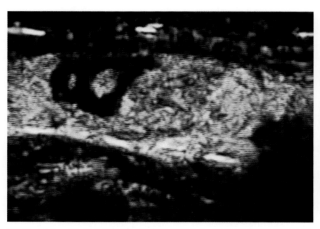

图 6-114　乳头状囊腺瘤伴边缘出血机化超声造影图像

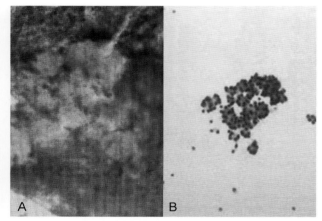

图 6-115　A. 乳头状囊腺瘤低回声区细胞病理图像；
B. 乳头状囊腺瘤等回声区细胞病理图像

图像与特征

常规超声　右叶实性结节，等回声为主，纵横比 <1，边缘可见分叶，下缘大分叶内为等回声，上缘较小分叶
为低回声区，其中央另见 1 个规则等回声团，等回声区有少许血流，低回声区血流不明显。

弹性超声　下缘等回声区弹性评分 2 级，上缘低回声区部分 3 级。

超声造影　结节等回声区为等增强，低回声区无增强。

分析与诊断

常规超声　实性结节（2 分），等回声为主（1 分），纵横比 <1（0 分），边缘分叶（2 分），ACR TI-RADS 4 类（5
分），结合低回声区无血流，不排除陈旧性出血机化。

弹性超声　良恶性难以鉴别。

超声造影　符合良性结节局部机化改变。

低回声区细胞病理　右叶陈旧性出血伴少量滤泡上皮细胞。

等回声区细胞病理　滤泡性肿瘤，BRAF V600E 基因未见突变。

　　综合分析本例常规超声和弹性超声均难以定性，超声造影特征性表现更具优势。

乳头状囊腺瘤边缘机化

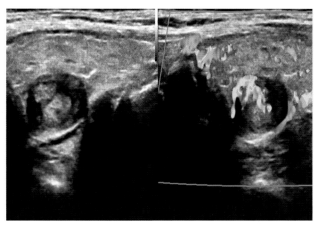

图 6-116　乳头状囊腺瘤边缘机化常规超声图像

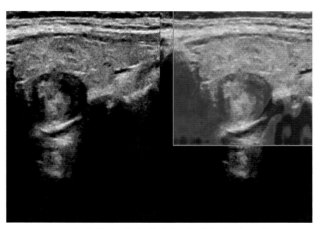

图 6-117　乳头状囊腺瘤边缘机化弹性超声图像

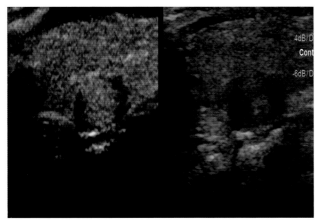

图 6-118　乳头状囊腺瘤边缘机化超声造影图像

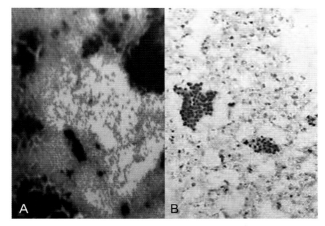

图 6-119　A. 乳头状囊腺瘤低回声区细胞病理图像；
B. 乳头状囊腺瘤等回声区细胞病理图像

图像与特征

常规超声　右实性为主结节，边缘偏心低回声，中央偏心性规则等回声思维分叶，边缘欠规则，纵横比 =1，有包膜，边界清，中央等回声边缘见粗大血流进入并分支，低回声无血流显示。

弹性图像　低回声区 2 级，边缘低回声区 2~3 级。

超声造影　包膜和等回声区与腺体同步呈高增强，边缘规则，与腺体同步消退，边缘低回声区无增强。

分析与诊断

常规超声　常规超声：实性为主结节（2 分），低回声为主（2 分），边缘不规则（2 分），纵横比 <1（0 分），内部等回声区形态规则边缘并见粗大腺瘤并分支，ACR TI-RADS 4 类（6 分），可疑乳头状腺瘤边缘机化挛缩，建议 FNAC。

弹性图像　符合良性病变改变。

超声造影　符合乳头状腺瘤边缘机化。

细胞病理　低回声区诊断为陈旧性出血，等回声区诊断为滤泡性肿瘤。

　　本例超声和造影与病理一致均显示其优势，有助于良恶性结节鉴别诊断。

甲状腺恶性疾病

第 7 章

甲状腺乳头状癌

甲状腺乳头状癌占甲状腺癌的 75.5%~87.3%，WHO 将直径≤10mm 的乳头状癌定义为乳头状微小癌。根据镜下不同组织学特点乳头状癌又可分为经典型及多种亚型，包括滤泡亚型、高细胞亚型、实体亚型、弥漫硬化亚型等。因滤泡亚型及弥漫硬化亚型乳头状癌具有独特的超声特点，本章将单独介绍，其余类型则统一归为一般性乳头状癌，阐述其常规超声、弹性超声和超声造影的表现和特征。

一、一般性乳头状癌

甲状腺一般性乳头状癌的超声表现复杂多样，声像图表现与良性结节间存在诸多的重叠和交叉，鉴别诊断有一定难度。一般性乳头状癌根据声像图表现又分为典型乳头状癌和非典型乳头状癌两部分。非典型乳头状癌超声表现更为复杂，作者根据多年的临床超声经验，按其常规超声、弹性超声和超声造影表现的特点和规律，将非典型乳头状癌超声表现进行归纳分为 9 种类型，即完整包膜型、囊内型、斑纹型、结节性甲状腺肿型（以下简称结甲型）、粗大钙化型、类炎型、局灶型、怪异型及隐匿型乳头状癌，本章将做具体介绍。

（一）典型乳头状癌

1. 常规超声

（1）结节结构：实性结构为主，少数可见部分囊性结构。

（2）结节边缘：不规则，呈分叶、毛刺、伪足或成角，是乳头状癌常见指标之一。

（3）结节纵横比：多数≥1，是诊断甲状腺乳头状癌的高特异性指标。

（4）结节回声：多为低回声或极低回声，少部分为等回声（等回声结节体积多偏大，直径多 >1cm），结节可单发或多发。

（5）结节声晕：无声晕、不完整或厚薄不均声晕。

（6）结节钙化：多见微钙化，少数可见粗大钙化。

（7）后方衰减：部分结节后方出现衰减，极少部分出现侧方声影。

（8）结节血流：多乏血供，但血流情况也与肿瘤大小相关，较大肿瘤血流多为 2~3 级，较小肿瘤多为 1~2 级，微小癌多为 1 级。

（9）颈部淋巴结转移性改变：多显示淋巴门消失、内部显示中或高回声区、蜂窝状低回声、不规则液性暗区、微小或粗大钙化等。

（10）ACR TI-RADS：多为 4~5 类。

2. 弹性超声

（1）低回声结节：约 80% 弹性评分 4 级，20% 弹性评分 2~3 级，伴粗大钙化者多为 4 级。

（2）等回声结节：大多数弹性评分为 1~3 级，少数弹性评分为 4 级，粗大钙化区多为 4 级。

3. 超声造影

（1）结节直径≤1cm 低回声结节多表现低增强、无增强，边缘不规则，边界清楚。

（2）结节直径≥1cm 低回声结节多表现非均匀性低增强，少数呈无增强，极少呈不均匀高增强，边界清或不清，其增强范围与二维图像一致，多表现慢进快出或快进快出。

（3）等回声结节超声造影多表现为非均匀性的等增强或高增强，快进快退，分界不清。

4. 鉴别诊断　典型乳头状癌鉴别诊断较为复杂，常与以下四种良性病变声像图交叉重叠，其共性表现均为实性结节、低回声、边缘不规则、部分纵横比 >1，极易造成误诊，应谨慎评估。

（1）与良性结节机化挛缩鉴别：

1）与良性增生结节中央出血机化挛缩鉴别：后者低回声边缘多显示内壁样结构（系结节内血肿吸收挛缩所形成的伪膜），其内无血流显示，超声造影显示规则清晰的无增强区，其范围小于二维病灶；前者边缘无内壁样结构，超声造影多显示为边界不清的低增强区，其范围与二维大小一致。

2）与乳头状囊腺瘤和乳头状增生结节边缘机化挛缩鉴别：后者结节边缘为偏心性低回声区，无血流显示，内部等回声也为偏心性，形态较规则，有血流显示，超声造影结节内部等回声呈均匀高增强，边缘低回声无增强；前者低回声无偏心，血流不规则，超声造影结节整体为不均匀低增强。

（2）与亚急性肉芽肿性甲状腺炎鉴别：后者边界模糊，超声造影常呈向心性增强，周围等或高增强，向内逐渐减低，边界模糊；前者边界较清，超声造影呈整体不均匀低增强或无增强，边界清楚，两者范围一致。

（3）与部分良性滤泡性结节鉴别：后者多呈低回声或极低回声，纵横比多 <1，质地稀疏，超声造影结节与腺体同步同等增强与消退，无明显结节影像；前者纵横比多 >1，超声造影显示整体不均匀低增强，结节边界清楚，二维与增强范围一致。

（4）与术后缝线肉芽肿鉴别：后者结节部位特殊，仅位于腺体残端、包膜水平或颈部软组织内，常多发不同部位，边界不清，弹性超声评分不等，超声造影不均匀，稀疏低或等增强，内可见条状或小片状无增强区，边界模糊；前者结节均位于甲状腺腺体内有助于鉴别，其次超声造影多为低增强，边界清楚。

病例 1　**低回声微小乳头状癌**

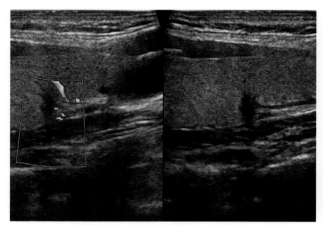

图 7-1　微小乳头状癌常规超声图像

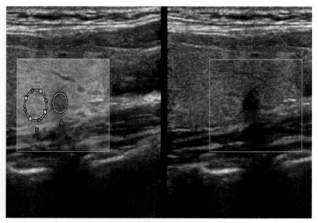

图 7-2　微小乳头状癌弹性超声图像

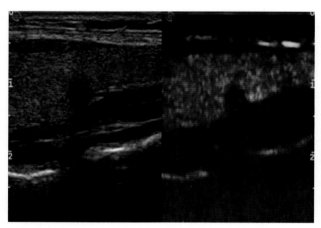

图 7-3　微小乳头状癌超声造影图像

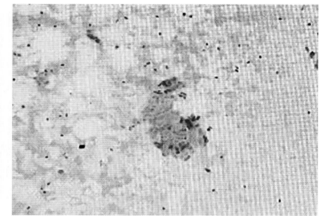

图 7-4　微小乳头状癌细胞病理图像

图像与特征

常规超声　右叶实性结节，低回声，纵横比 >1，边缘毛刺，无包膜，边界较清，后方伴衰减，血流 1 级。
弹性超声　结节弹性评分 2 级。
超声造影　结节无增强，边界清晰。

分析与诊断

常规超声　实性结节（2 分），低回声（2 分），边缘不规则（2 分），纵横比 >1（3 分），ACR TI-RADS 5 类（9
分），考虑恶性结节可能，建议 FNAC。
弹性超声　不符合典型恶性结节。
超声造影　符合恶性结节表现。
细胞病理及基因检测　右叶乳头状癌，BRAF V600E 突变。

病例 2　**微小乳头状癌伴颈部淋巴结转移**

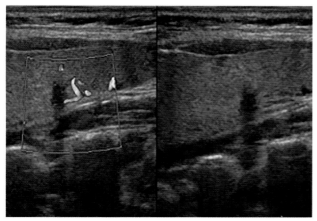

图 7-5　微小乳头状癌常规超声图像

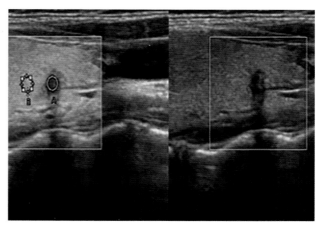

图 7-6　微小乳头状癌弹性超声图像

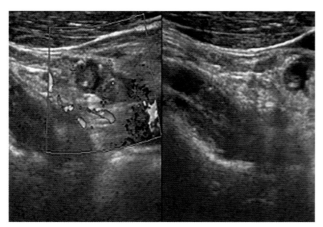

图 7-7　右侧颈部转移性淋巴结超声图像

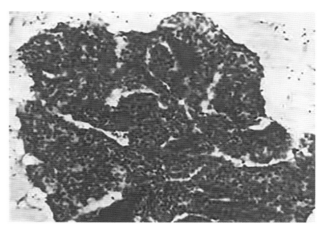

图 7-8　微小乳头状癌细胞病理图像

图像与特征

常规超声　左叶实性结节（0.45cm×0.57cm），低回声，纵横比＞1，边缘毛刺，无包膜，边界较清，后方伴衰减，血流 1 级分布杂乱；右侧颈部Ⅳ区见 1 个淋巴结，淋巴门消失，见 2 个等回声团，边缘为低回声暗区。

弹性超声　结节弹性评分 4 级。

分析与诊断

常规超声　实性结节（2 分），低回声（2 分），边缘不规则（2 分），纵横比＞1（3 分），ACR TI-RADS 5 类（9 分），可疑微小乳头状癌，Ⅳ区淋巴结转移，建议 FNAC 确诊。

弹性超声　符合恶性结节表现。

细胞病理及基因检测　左叶甲状腺乳头状癌，BRAF V600E 基因突变；Ⅳ区淋巴结细胞学病理见淋巴细胞伴异型上皮细胞，洗脱液 TG＞500ng/ml，BRAF V600E 基因突变。

病例 3　微小乳头状癌伴颈部多发性淋巴结转移

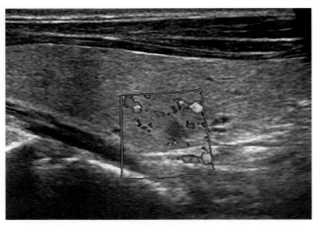

图 7-9　微小乳头状癌常规超声图像

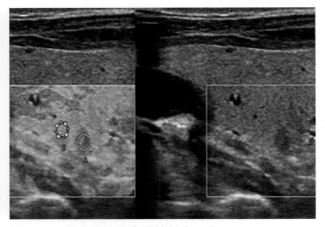

图 7-10　微小乳头状癌弹性超声图像

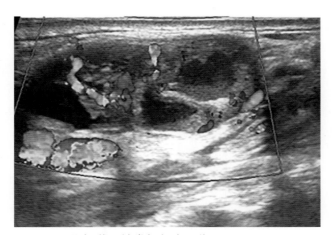

图 7-11　颈部淋巴结常规超声图像

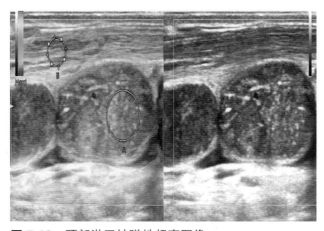

图 7-12　颈部淋巴结弹性超声图像

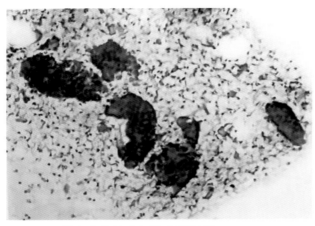

图 7-13　微小乳头状癌细胞病理图像

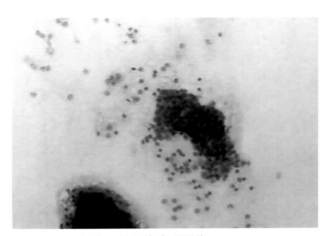

图 7-14　颈部淋巴结细胞病理图像

图像与特征

常规超声　左叶实性结节（0.35cm×0.45cm），低回声，纵横比＞1，边缘毛刺，无包膜，边界较清，血流 1
级；右侧颈部Ⅳ区见多个异常淋巴结，最大 4.14cm×2.12cm，淋巴门消失，部分为不均匀低回声，
见多枚点状强回声，最大淋巴结内见多处不规则液性暗区，血流 2～3 级，分布不规则，部分有包
绕血流。

弹性超声　左叶结节弹性评分 2 级，淋巴结弹性评分 0～4 级。

分析与诊断

常规超声　实性结节（2 分），低回声（2 分），边缘不规则（2 分），纵横比＞1（3 分），ACR TI-RADS 5 类（9
分），提示微小乳头状癌，颈部Ⅳ区多个肿大淋巴结异常改变符合典型乳头状癌转移性改变，建议
结节和最大淋巴结 FNAC。

弹性超声　甲状腺结节良恶性难以评估；颈部淋巴结符合转移性改变。

细胞病理及基因检测　　（左叶）甲状腺乳头状癌，BRAF V600E 基因突变；左侧颈部Ⅳ区淋巴结：淋巴细胞
背景伴异型上皮细胞，洗脱液 TG＞500ng/ml，BRAF V600E 基因突变。

病例 4　**低回声乳头状癌**

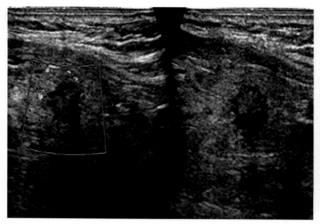

图 7-15　低回声乳头状癌常规超声图像

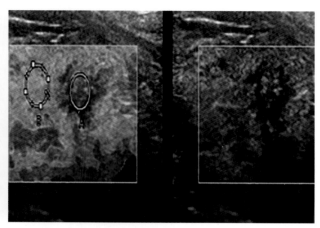

图 7-16　低回声乳头状癌弹性超声图像

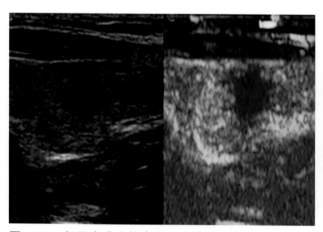

图 7-17　低回声乳头状癌超声造影图像

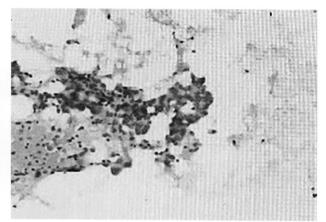

图 7-18　低回声乳头状癌细胞病理图像

图像与特征

常规超声　实性结节，低回声，纵横比 >1，无包膜，边缘多处毛刺，数个沙砾样强回声无"彗尾"征，血流
　　　　　1 级。

弹性超声　结节弹性评分 4 级。

超声造影　结节无增强，边缘不规则，边界清晰。

分析与诊断

常规超声　实性结构（2 分），低回声（2 分），边缘毛刺（2 分），纵横比 >1（3 分），多发微钙化（3 分），
　　　　　ACR TI-RADS 5 类（12 分），提示恶性结节，建议 FNAC 确诊。

弹性超声　符合恶性结节。

超声造影　符合恶性结节。

细胞病理及基因检测　甲状腺乳头状癌，BRAF V600E 基因突变。

　　　　本例三种超声评估均支持恶性结节。

病例 5 **两侧低回声乳头状癌**

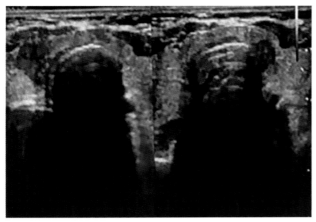

图 7-19 低回声乳头状癌常规超声图像

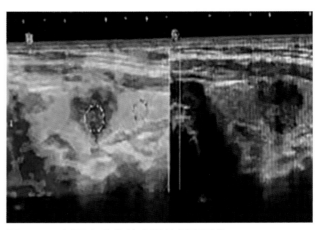

图 7-20 低回声乳头状癌弹性超声图像

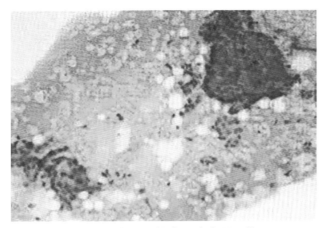

图 7-21 右叶低回声乳头状癌细胞病理图像

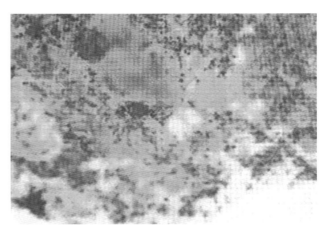

图 7-22 左叶低回声乳头状癌细胞病理图像

图像与特征

常规超声 两叶中极气管旁各见 1 个实性结节（右侧大小 1.18cm×1.32cm，左侧大小 0.71cm×0.83cm），低回声，纵横比 >1，无包膜，边缘多处毛刺，血流 2 级，分布不规则。

弹性超声 弹性评分 4 级。

分析与诊断

常规超声 实性结节（2 分），低回声（2 分），边缘毛刺（2 分），纵横比 >1（3 分），ACR TI-RADS 5 类（9 分），考虑恶性结节，建议 FNAC 确诊。

弹性超声 符合恶性结节表现。

细胞病理及基因检测 两侧甲状腺乳头状癌，BRAF V600E 基因均突变。

本例三种超声均诊断为恶性结节，与病理一致。

病例 6 **低回声乳头状癌**

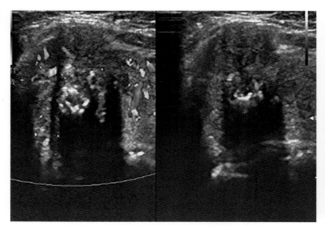

图 7-23 低回声乳头状癌常规超声图像

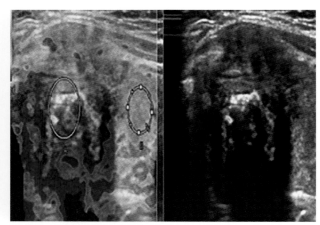

图 7-24 低回声乳头状癌弹性超声图像

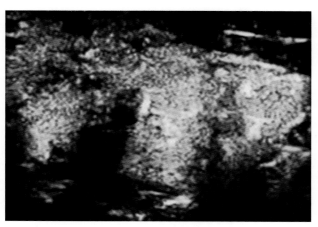

图 7-25 低回声乳头状癌超声造影图像

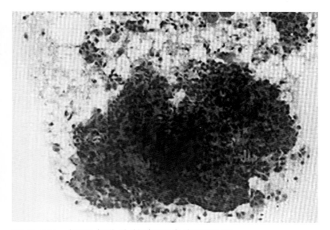

图 7-26 低回声乳头状癌细胞病理图像

图像与特征

常规超声 右叶实性结节，低回声，纵横比 >1，边缘毛刺，中心多个沙砾样和粗大强回声伴声影，血流 2 级，分布不规则。

弹性超声 结节弹性评分 4 级为主。

超声造影 周边呈不均匀高增强，中央不均匀低增强，部分边界不清，快进慢退。

分析与诊断

常规超声 实性结构（2 分），低回声（2 分），边缘不规则（2 分），纵横比 >1（3 分），混合性钙化（4 分），ACR TI-RADS 5 类（13 分），提示恶性结节，建议 FNAC 确诊。

弹性超声 符合恶性结节。

超声造影 不符合典型恶性结节表现。

细胞病理及基因检测 右叶甲状腺乳头状癌，BRAF 基因未见突变。

病例 7　　**低回声乳头状癌**

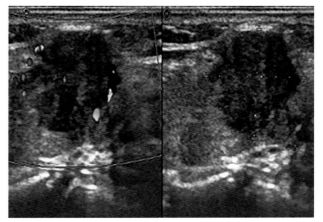

图 7-27　低回声乳头状癌常规超声图像

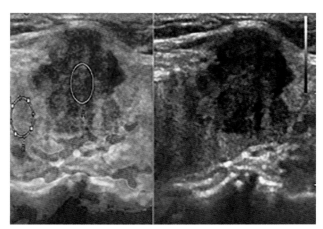

图 7-28　低回声乳头状癌弹性超声图像

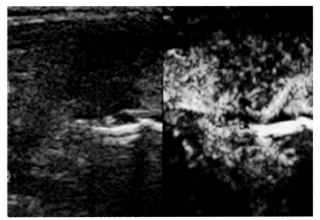

图 7-29　低回声乳头状癌超声造影图像

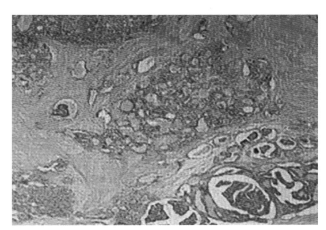

图 7-30　低回声乳头状癌术后组织病理图像

图像与特征

常规超声　右叶实性结节，低回声，纵横比 >1，边缘多个毛刺，无包膜，边界较清，血流 2 级，分布不规则。
弹性超声　结节弹性评分 4 级。
超声造影　结节呈不均匀低增强，边缘欠清，快进快退。

分析与诊断

常规超声　实性结节（2 分），低回声（2 分），边缘毛刺（2 分），纵横比 >1（3 分），ACR TI-RADS 5 类（9 分），考虑恶性结节，建议 FNAC 确诊。
弹性超声　符合恶性结节表现。
超声造影　符合恶性结节表现。
细胞病理及基因检测　右叶甲状腺乳头状癌，BRAF V600E 基因突变。
术后组织病理　右叶甲状腺乳头状癌。

病例 8　**两侧多灶性低回声乳头状癌**

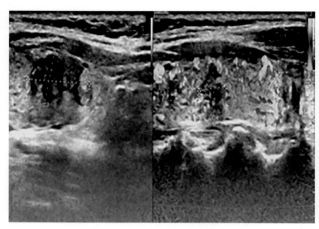

图 7-31　两叶乳头状癌常规超声图像

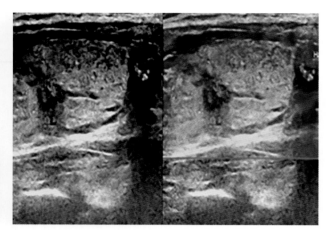

图 7-32　左侧乳头状癌弹性超声图像

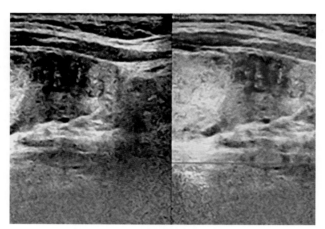

图 7-33　右侧乳头状癌弹性超声图像

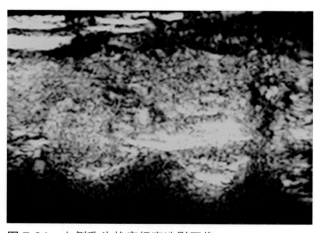

图 7-34　左侧乳头状癌超声造影图像

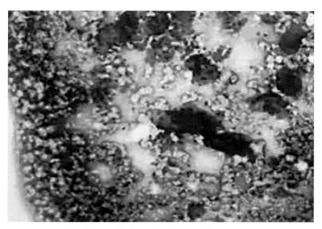

图 7-35　右侧乳头状癌细胞病理图像

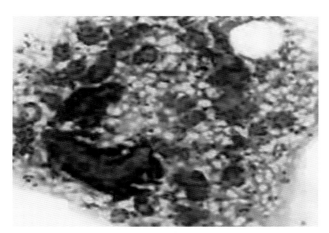

图 7-36　左侧乳头状癌细胞病理图像

图像与特征

常规超声　①右叶包膜下 1 个实性低回声结节，纵横比 <1，边缘毛刺，数个沙砾样强回声，血流 1~2 级，分布不规则；②左叶 3 个实性低回声结节，纵横比均 >1，边缘毛刺，数个沙砾样强回声，血流 1~2 级，分布不规则。

弹性超声　两侧结节弹性评分 4 级。

超声造影　两叶结节均呈不均匀低增强，边缘不规则，边界不清，慢进快退。

分析与诊断

常规超声　实性结节（2 分），两侧低回声结节（2 分），两侧边缘不规则（2 分），两侧多发微钙化（3 分），右侧纵横比 <1（0 分），左侧纵横比均 >1（3 分）；两侧 ACR TI-RADS 均为 5 类（右侧 9 分，左侧 12 分），两侧均考虑恶性结节，建议 FNAC。

弹性超声　符合恶性结节表现。

超声造影　符合恶性结节表现。

细胞病理及基因检测　两侧甲状腺乳头状癌，BRAF V600E 基因未见突变。

病例 9　**多灶性低回声乳头状癌**

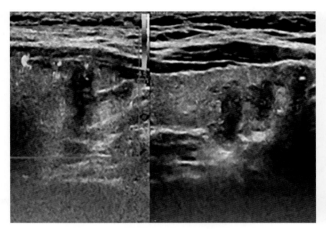

图 7-37　两侧乳头状癌常规超声图像

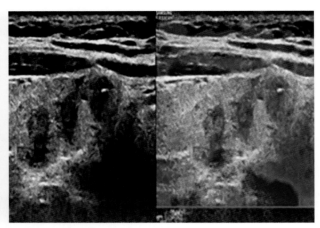

图 7-38　左侧乳头状癌弹性超声图像

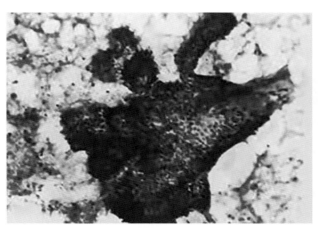

图 7-39　右叶乳头状癌细胞病理图像

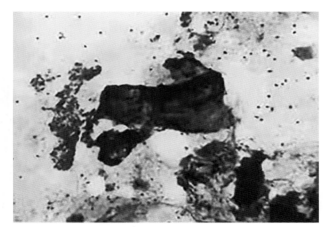

图 7-40　左叶乳头状癌细胞病理图像

图像与特征

常规超声　右叶 1 个实性低回声结节，左叶 3 个实性低回声结节，纵横比均 >1，边缘毛刺，右叶和左叶各有 1 个结节内见沙砾样强回声，血流 1 级。

弹性超声　两侧结节弹性评分为 2 级。

分析与诊断

常规超声　实性结节（2 分），两侧低回声（2 分），两侧边缘不规则（2 分），两侧各 1 个结节微钙化（3 分），纵横比均 >1（3 分），ACR TI-RADS 5 类（9~12 分），均考虑恶性结节，建议右叶和左叶最大结节 FNAC 检查。

弹性超声　弹性评估 2 级，不符合典型恶性结节。

细胞病理及基因检测　右侧甲状腺乳头状癌，左侧仅见少量滤泡上皮细胞，两侧 BRAF V600E 基因均突变。

术后组织病理　两叶甲状腺乳头状癌。

病例 10   **低回声乳头状癌**

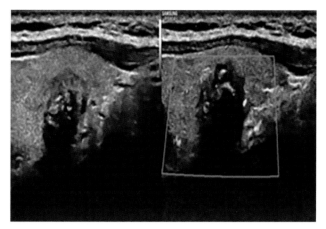

图 7-41   乳头状癌常规超声图像

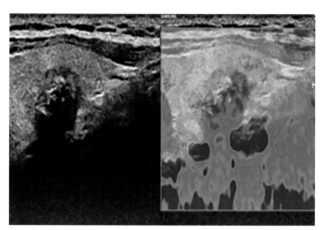

图 7-42   乳头状癌弹性超声图像

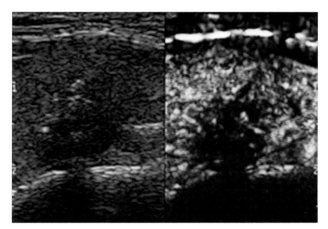

图 7-43   乳头状癌超声造影图像

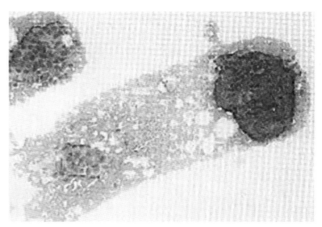

图 7-44   乳头状癌细胞病理图像

图像与特征

常规超声   左叶实性结节，低回声，纵横比 >1，边缘毛刺，边界清，内见 1 个粗大和数个沙砾样强回声伴声影，血流 1 级，分布不规则。

弹性超声   结节弹性评分 4 级。

超声造影   结节呈不均匀低增强，边缘不光整，边界尚清，慢进快退。

分析与诊断

常规超声   实性结节（2 分），低回声（2 分），边缘毛刺（2 分），纵横比 >1（3 分），多发混合性钙化（4 分），ACR TI-RADS 5 类（13 分），考虑恶性结节，建议 FNAC 确诊。

弹性超声   符合恶性结节表现。

超声造影   符合恶性结节表现。

细胞病理及基因检测   左叶甲状腺乳头状癌，BRAF V600E 基因突变。

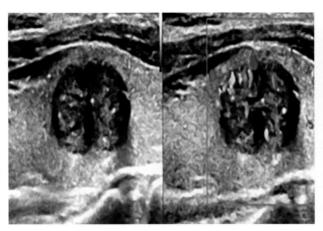

图 7-45　乳头状癌常规超声图像

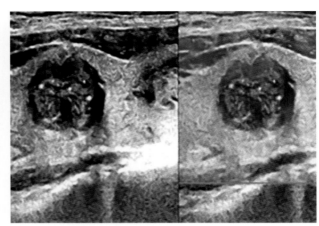

图 7-46　乳头状癌弹性超声图像

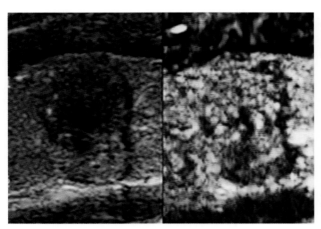

图 7-47　乳头状癌超声造影图像

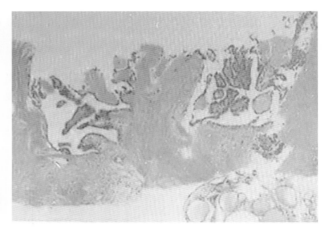

图 7-48　乳头状癌组织病理图像

图像与特征

常规超声　右叶实性结节，等回声为主，纵横比 <1，边缘欠规则，边缘低回声声晕厚薄不一，边界清，回声不均，强弱不等，散在沙砾样强回声，血流 3 级，分布不规则。

弹性超声　结节弹性评分 4 级。

超声造影　结节呈不均匀等增强，边缘低增强，边界尚清，快进快出。

分析与诊断

常规超声　实性结节（2 分），低回声为主（2 分），边缘欠规则（2 分），纵横比 <1（0 分），微钙化（3 分），ACR TI-RADS 5 类（9 分），可疑恶性结节，建议组织活检。

弹性超声　符合恶性结节表现。

超声造影　不符合典型恶性结节表现。

粗针穿刺组织活检病理及基因检测　右叶甲状腺乳头状癌伴显著胶原纤维增生，BRAF V600E 基因未见突变。

病例 12　低回声乳头状癌

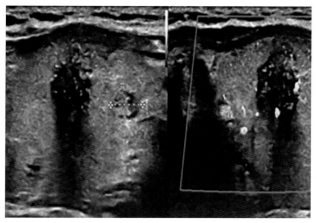

图 7-49　乳头状癌常规超声图像

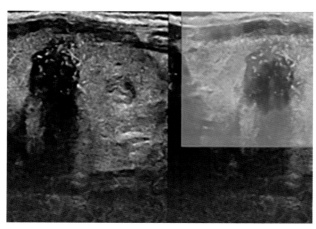

图 7-50　乳头状癌弹性超声图像

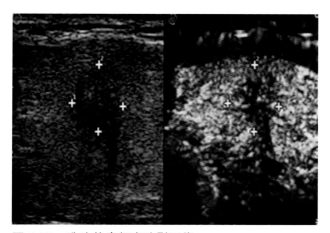

图 7-51　乳头状癌超声造影图像

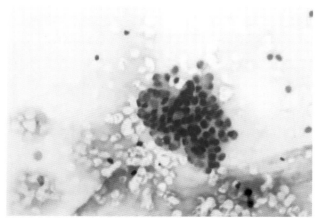

图 7-52　乳头状癌细胞病理图像

图像与特征

常规超声　左叶实性结节，低回声，纵横比>1，边缘布满毛刺，边界清，弥散点状强回声，后方伴声影，血流1级。

弹性超声　结节弹性评分4级。

超声造影　结节呈不均匀低增强，边界不清，慢进快退。

分析与诊断

常规超声　实性结节（2分），低回声（2分），边缘毛刺（2分），纵横比>1（3分），微钙化（3分），ACR TI-RADS 5类（12分），考虑恶性结节可能，建议 FNAC。

弹性超声　符合恶性结节表现。

超声造影　符合恶性结节表现。

细胞病理及基因检测　左叶甲状腺乳头状癌，BRAF V600E 基因突变。

病例 13 **两侧等回声乳头状癌伴一侧颈部淋巴结转移**

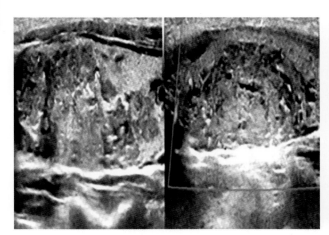

图 7-53 两侧乳头状癌常规超声图像

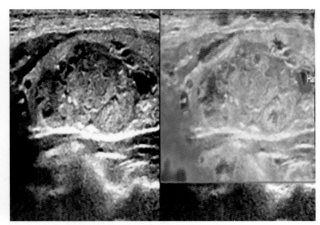

图 7-54 左侧等回声乳头状癌弹性超声图像

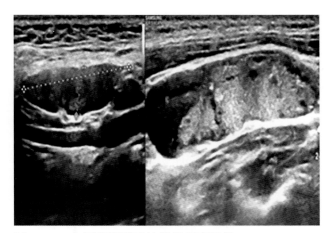

图 7-55 右侧颈部淋巴结常规超声图像

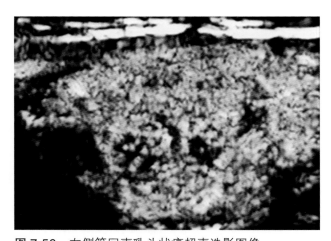

图 7-56 左侧等回声乳头状癌超声造影图像

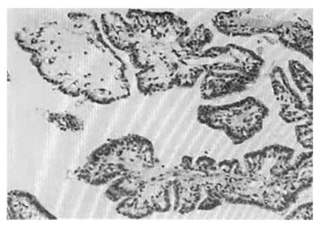

图 7-57　右侧等回声乳头状癌组织病理图像

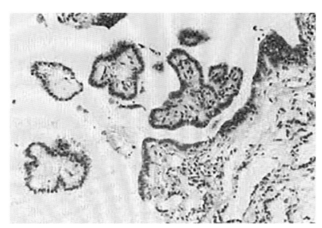

图 7-58　左侧等回声乳头状癌组织病理图像

图像与特征

常规超声　两侧实性结节，两侧等回声，两侧纵横比 <1，边缘均有分叶，内有蜂窝状暗区，两侧多个沙砾样强回声，部分伴"彗尾"征，血流 2 级，分布不规则。

弹性超声　两侧结节弹性评分 2 级。

超声造影　结节呈不均匀高增强，边缘无环状增强，边界欠清。

分析与诊断

常规超声　实性结节（2 分），等回声（1 分），边缘分叶（2 分），纵横比 <1（0 分），微钙化（3 分），ACR TI-RADS 5 类（8 分），考虑两侧恶性结节，建议两侧结节穿刺活检，右侧颈部淋巴结 FNAC。

弹性超声　符合良性结节表现。

超声造影　不符合典型恶性结节表现。

粗针穿刺组织活检病理及基因检测　两侧甲状腺乳头状癌，两侧 BRAF V600E 基因突变；右侧颈部淋巴结乳头状癌转移，BRAF V600E 基因突变，穿刺液 TG>500ng/ml。

病例 14　　**等回声乳头状癌**

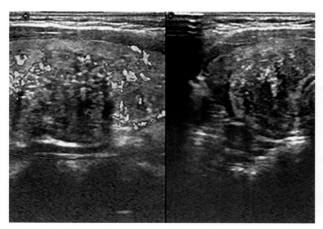

图 7-59　等回声乳头状癌常规超声图像

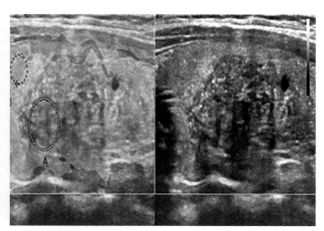

图 7-60　等回声乳头状癌弹性超声图像

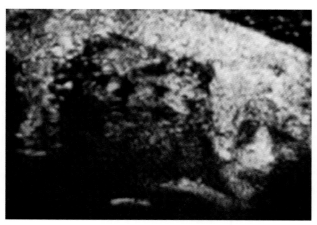

图 7-61　等回声乳头状癌超声造影图像

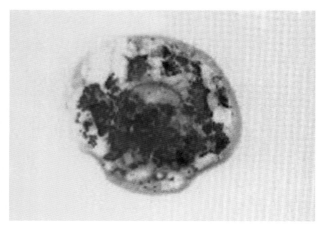

图 7-62　等回声乳头状癌细胞病理图像

图像与特征

常规超声　右叶实性结节，等回声，纵横比<1，边缘毛刺，弥漫分布沙砾样强回声，部分伴声影，血流 3 级，
　　　　　分布不规则。

弹性超声　弹性评分 3 级。

超声造影　不均匀低增强，边缘不规则，边界清，慢进快出。

分析与诊断

常规超声　实性结节（2 分），等回声（1 分），纵横比<1（0 分），边缘毛刺（2 分），弥漫微钙化（3 分），
　　　　　ACR TI-RADS 5 类（8 分），提示恶性结节，建议 FNAC。

弹性超声　弹性评分 3 级，可疑恶性病变。

超声造影　符合恶性结节表现。

细胞病理及基因检测　右叶甲状腺乳头状癌，BRAF V600E 基因突变。

病例 15　**等回声乳头状癌**

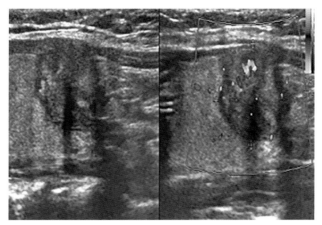

图 7-63　等回声乳头状癌常规超声图像

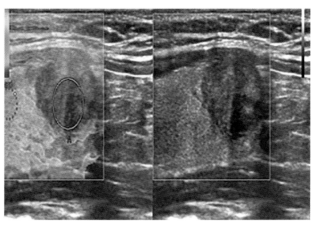

图 7-64　等回声乳头状癌弹性超声图像

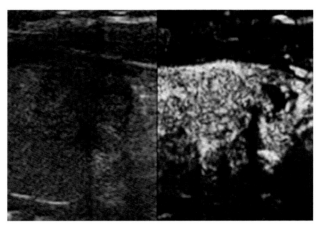

图 7-65　等回声乳头状癌超声造影图像

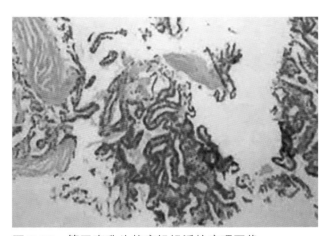

图 7-66　等回声乳头状癌组织活检病理图像

图像与特征

常规超声　左叶实性结节，等回声，纵横比 >1，边缘有毛刺，声晕非均匀性增厚，中央 2 个点状强回声，血流 2 级，分布不规则。

弹性超声　弹性评分 4 级。

超声造影　结节与腺体同步灌注与消退，呈不均匀等增强，边缘无高增强，边界不清。

分析与诊断

常规超声　实性结节（2 分），等回声（1 分），边缘不规则（2 分），纵横比 >1（3 分），微钙化（3 分），ACR TI-RADS 5 类（11 分），可疑恶性结节，建议组织活检。

弹性超声　符合恶性结节表现。

超声造影　良恶性难以评估。

粗针穿刺活检组织病理　左叶甲状腺乳头状癌。

　　本例常规超声和弹性超声考虑恶性结节，超声造影不典型，组织活检是可靠确诊方法。

等回声乳头状癌

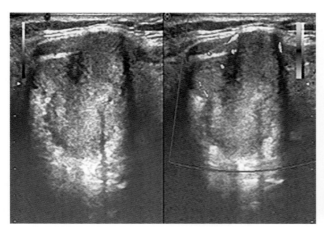

图 7-67 等回声乳头状癌常规超声图像

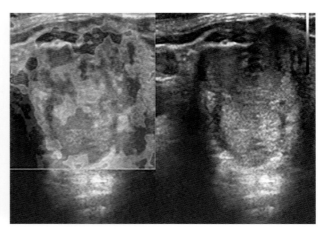

图 7-68 等回声乳头状癌弹性超声图像

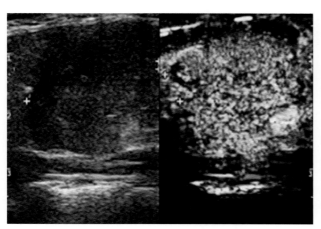

图 7-69 等回声乳头状癌超声造影图像

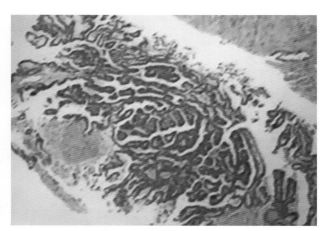

图 7-70 等回声乳头状癌组织活检病理图像

图像与特征

常规超声 右叶实性结节，等回声，纵横比 >1，边缘分叶状，1 枚粗大强回声团伴声影，边缘血流 2 级。

弹性超声 大部分区域弹性评分 4 级。

超声造影 结节与腺体同步呈较均匀等增强，早消退，边缘分叶状，无环状高增强，境界尚清。

分析与诊断

常规超声 实性结节（2 分），等回声（1 分），边缘分叶（2 分），纵横比 >1（3 分），粗大钙化（1 分），ACR TI-RADS 5 类（9 分），可疑恶性结节，建议组织活检。

弹性超声 符合恶性结节。

超声造影 不符合典型良性结节。

粗针穿刺组织活检病理及基因检测 右叶甲状腺乳头状癌，BRAF V600E 基因未见突变。

术后组织病理 右叶甲状腺乳头状癌。

病例 17 等回声乳头状癌

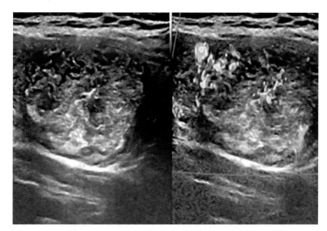

图 7-71 等回声乳头状癌常规超声图像

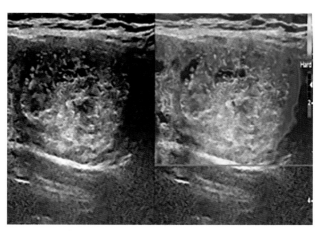

图 7-72 等回声乳头状癌弹性超声图像

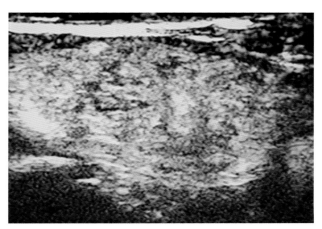

图 7-73 等回声乳头状癌超声造影图像

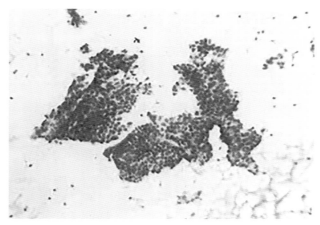

图 7-74 等回声乳头状癌细胞病理图像

图像与特征

常规超声 右叶实性结节（2.14cm×1.83cm），等回声，纵横比<1，边缘分叶，内见蜂窝状结构，弥散点状强回声，血流3级，中央似见放射状血流。

弹性超声 弹性评分0～3级。

超声造影 结节与腺体同步呈不均匀高增强，边缘见蜂窝状低增强区，境界尚清，早于腺体消退。

分析与诊断

常规超声 实性结节（2分），等回声（1分），边缘不规则（2分），纵横比<1（0分），弥散微钙化（3分），ACR TI-RADS 5类（8分），提示恶性结节，建议FNAC。

弹性超声 良恶性难以评估。

超声造影 倾向于良性结节。

细胞病理及基因检测 右叶甲状腺乳头状癌，BRAF V600E基因未见突变。

本例弹性超声和超声造影无特异改变，较难鉴别，常规超声和TI-RADS分类评估显示其优势。

病例 18　等回声乳头状癌

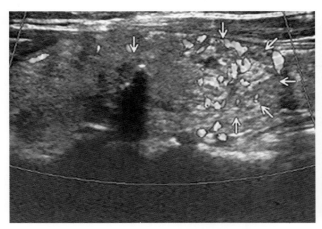

图 7-75　左侧等回声乳头状癌常规超声图像

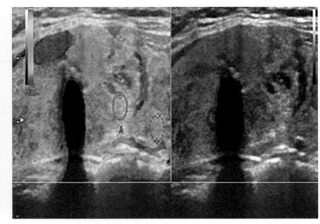

图 7-76　左侧等回声乳头状癌弹性超声图像

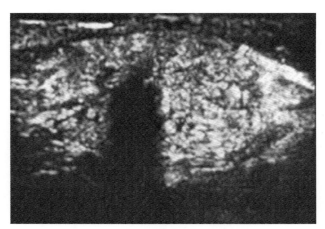

图 7-77　左侧等回声乳头状癌超声造影图像

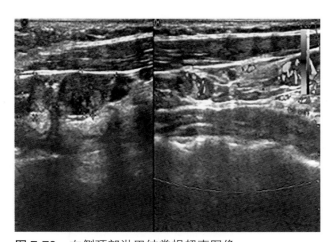

图 7-78　左侧颈部淋巴结常规超声图像

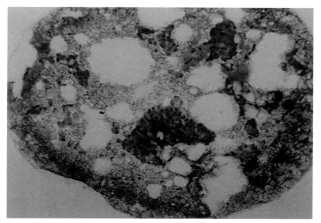

图 7-79　左侧等回声乳头状癌细胞病理图像

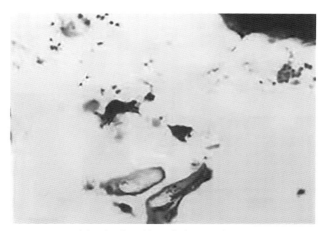

图 7-80　左侧颈部淋巴结细胞病理图像

图像与特征

常规超声　左叶实性结节，等回声（3.52cm×1.81cm），纵横比 <1，上缘成角，下缘多处毛刺，中部数个粗大强回声团伴声影，下部见沙砾样强回声密集区，局部血流丰富；左侧颈部Ⅳ区数个淋巴结淋巴门消失，为不均匀等回声，见不规则液性暗区及点状强回声。

弹性超声　粗大强回声区域弹性评分 4 级，其余大部分区域 1~2 级。

超声造影　结节与腺体同步呈不均匀高增强，早于腺体消退，粗大强回声区无增强，边缘无高增强，境界隐约可辨。

分析与诊断

常规超声　实性结节（2分），等回声（1分），边缘不规则（2分），纵横比 <1（0分），混合钙化（4分），ACR TI-RADS 5 类（9分），提示乳头状癌可能，颈部Ⅳ区淋巴结转移性改变，建议结节和淋巴结 FNAC。

弹性超声　除粗大钙化弹性评分 4 级外大部分区域评估 2 级，不符合典型恶性结节表现。

超声造影　不符合典型恶性结节改变，良恶性难以评估。

细胞病理及基因检测　左叶甲状腺乳头状癌，颈部淋巴结乳头状转移癌，结节和淋巴结均见 BRAF V600E 基因突变，淋巴结穿刺液 TG>500ng/ml。

术后组织病理　左叶甲状腺乳头状癌，左侧颈部多发淋巴结转移。

病例 19　**等回声乳头状癌**

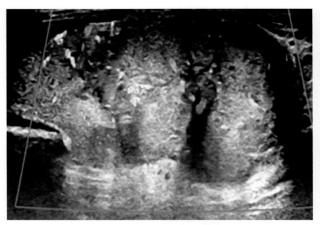

图 7-81　等回声乳头状癌常规超声图像

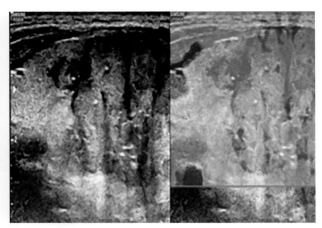

图 7-82　等回声乳头状癌弹性超声图像

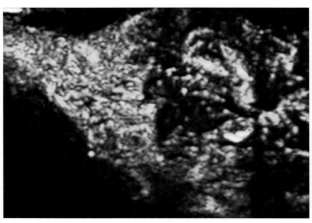

图 7-83　等回声乳头状癌超声造影图像

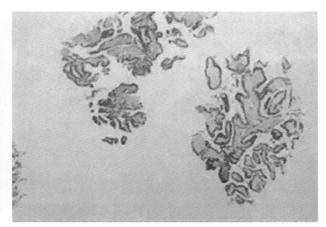

图 7-84　等回声乳头状癌组织病理图像

图像与特征

常规超声　右叶实性结节（4.52cm×2.64cm），等回声，纵横比<1，边界清晰，上缘成角，内见 2 处不规则低回声区，伴数个沙砾样强回声，伴声影，局部血流增多。

弹性超声　弹性评分 2 级。

超声造影　结节大部分区域呈不均匀高增强，边缘不光整，境界不清，2 处低回声区呈不均匀低增强，快进快退。

分析与诊断

常规超声　实性结节（2 分），等回声（1 分），边缘不规则（2 分），纵横比<1（0 分），微钙化（3 分），ACR TI-RADS 4 类（8 分），可疑恶性，建议组织活检。

弹性超声　不符合典型恶性结节表现。

超声造影　不符合典型恶性结节表现。

粗针穿刺组织活检病理及基因检测　右叶甲状腺乳头状癌，BRAF V600E 基因突变。

　　本例弹性超声和超声造影良恶性难以评估，常规超声及 TI-RADS 分类显示其优势。

病例 20 **等回声型乳头状癌伴颈部淋巴结转移**

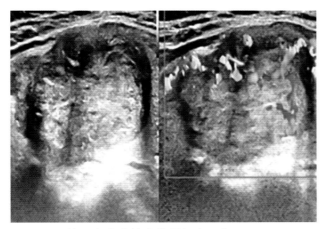

图 7-85 等回声乳头状癌常规超声图像

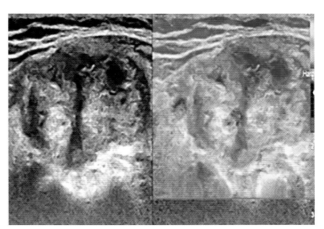

图 7-86 等回声乳头状癌弹性超声图像

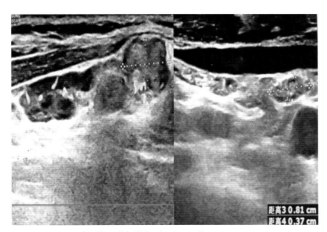

图 7-87 颈部淋巴结常规超声图像

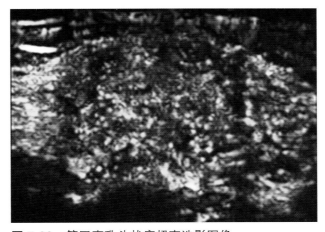

图 7-88 等回声乳头状癌超声造影图像

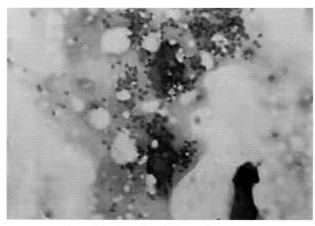

图 7-89　等回声乳头状癌细胞病理图像

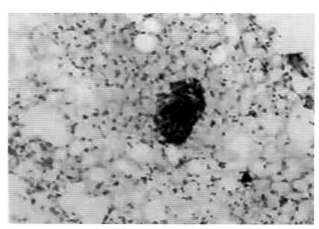

图 7-90　颈部淋巴结细胞病理图像

常规超声　左叶实性结节（4.53cm×2.61cm），等回声，纵横比<1，边界清晰，上缘分叶及毛刺，内见2个
　　　　　　不规则低回声区，伴数个沙砾样强回声，局部血流较丰富；左侧颈部Ⅳ区多个淋巴结，淋巴门消失，
　　　　　　内见中高回声团和蜂窝状暗区，少许点状强回声，血流增多，包膜部分见包绕血流。

弹性超声　结节大部分弹性评分2级，低回声区弹性评分4级。

超声造影　结节呈不均匀等增强，边缘低增强，边界尚清，快进快退。

分析与诊断

常规超声　实性结节（2分），等回声（1分），边缘不规则（2分），纵横比<1（0分），微钙化（3分），
　　　　　　ACR TI-RADS 5类（8分），提示恶性结节，颈部淋巴结可疑多发性转移灶，建议结节和淋巴结
　　　　　　FNAC。

弹性超声　轻度可疑恶性结节。

超声造影　可疑恶性结节。

细胞病理及基因检测　左侧甲状腺结节非典型性病变，BRAF V600E基因突变；左侧颈部淋巴结转移性乳头
　　　　　　状癌，淋巴结洗脱液 TG>500ng/ml。

术后组织病理　左侧甲状腺乳头状癌伴颈部多发性淋巴结转移。

病例 21　等回声乳头状癌

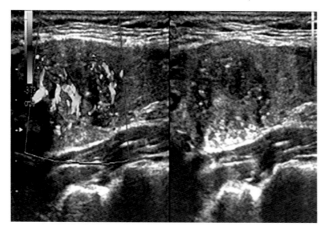

图 7-91　等回声乳头状癌常规超声图像

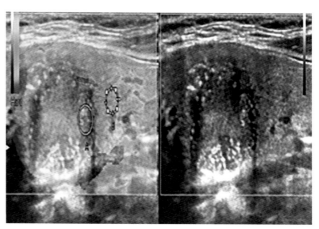

图 7-92　等回声乳头状癌弹性超声图像

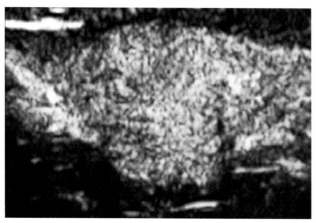

图 7-93　等回声乳头状癌超声造影图像

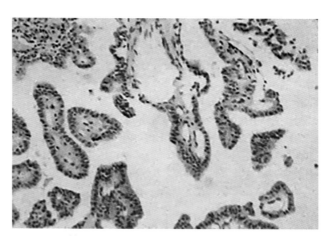

图 7-94　等回声乳头状癌组织活检病理图像

图像与特征

常规超声　右叶实性结节，等回声，纵横比 <1，边缘多发毛刺，边界尚清，边缘密集弥漫分布沙砾样强回声，无彗尾征，血流丰富不规则。

弹性超声　边缘弹性评分 4 级，中央弹性评分 2 级。

超声造影　结节呈较均匀性高增强，边缘无环状增强，境界不清，快进慢退。

分析与诊断

常规超声　实性结节（2 分）等回声（1 分），边缘毛刺（2 分），纵横比 <1（0 分），边缘弥散微钙化（3 分），ACR TI-RADS 5 类（8 分），可疑恶性结节，建议组织活检。

弹性超声　可疑，不符合典型恶性结节。

超声造影　较符合良性结节表现。

粗针穿刺组织活检病理及术后组织病理　均诊断右叶甲状腺乳头状癌。

　　本例弹性超声和超声造影均无明显特异性改变，良恶性难以评估，常规超声和 TI-RADS 显示其优势。

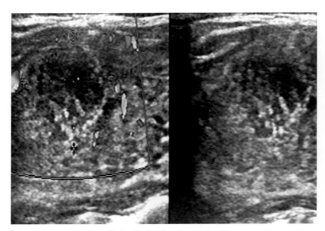

图 7-95 等回声乳头状癌常规超声图像

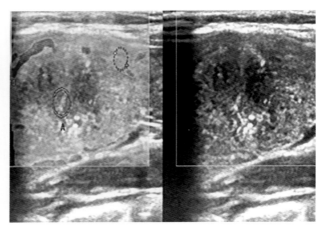

图 7-96 等回声乳头状癌弹性超声图像

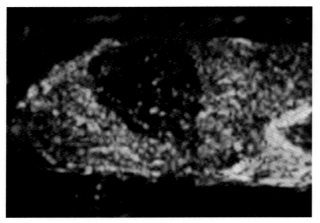

图 7-97 等回声乳头状癌超声造影图像

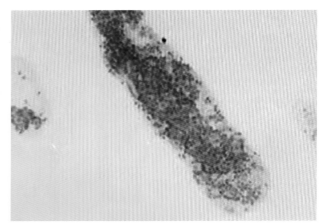

图 7-98 等回声乳头状癌细胞病理图像

病例 22　等回声乳头状癌

图像与特征

常规超声　左叶实性结节，等回声为主，内部小部分低回声，纵横比 <1，边缘多发毛刺，无包膜，边界尚清，边缘弥散分布沙砾样强回声，血流 1～2 级。

弹性超声　结节弹性评分 4 级。

超声造影　结节呈不均匀低增强，慢进快退，境界清楚。

分析与诊断

常规超声　实性结节（2 分），等回声（1 分），边缘不规则（2 分），纵横比 <1（0 分），弥散微钙化（3 分），ACR TI-RADS 5 类（8 分），考虑恶性结节，建议 FNAC。

弹性超声　符合恶性结节表现。

超声造影　符合恶性结节表现。

细胞病理及术后组织病理　均诊断左叶甲状腺乳头状癌，BRAF V600E 基因突变。

病例 23　等回声乳头状癌

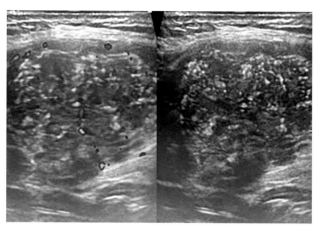

图 7-99　等回声乳头状癌常规超声图像

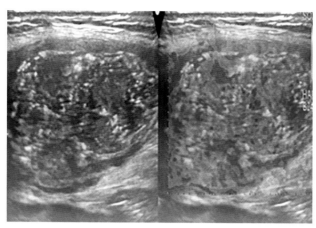

图 7-100　等回声乳头状癌弹性超声图像

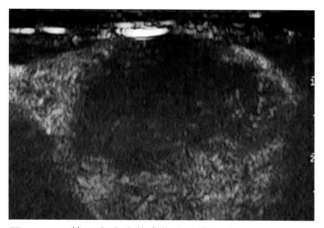

图 7-101　等回声乳头状癌超声造影图像

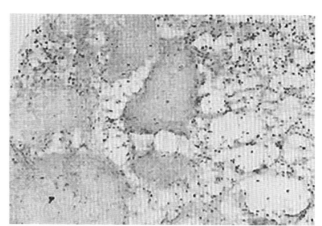

图 7-102　等回声乳头状癌细胞病理图像

图像与特征

常规超声　左叶实性结节，等回声，纵横比 <1，边缘分叶状及毛刺，边界清，弥散沙砾样强回声边缘密集，血流 2 级，分布不规则。

弹性超声　弹性评分 2~3 级。

超声造影　结节呈不均匀低增强，内部快速消退，边缘消退晚于腺体，边界清。

分析与诊断

常规超声　实性结节（2 分），等回声（1 分），边缘不规则（2 分），纵横比 <1（0 分），弥散微钙化（3 分），ACR TI-RADS 5 类（8 分），考虑恶性结节，建议 FNAC。

弹性超声　可疑恶性结节。

超声造影　符合恶性结节表现。

细胞病理、术后组织病理及基因检测　均诊断左叶甲状腺乳头状癌，BRAF V600E 基因未见突变。

（二）非典型乳头状癌

1. 常规超声 结节体积较大，大多 >1.5cm，部分为囊实性结构，等回声多见，少为低回声，纵横比多 <1。

2. 弹性超声 弹性评分大多为 0~3 级，少数弹性图像评分为 4 级。

3. 超声造影 不同于典型乳头状癌表现，表现多样化，各类非典型乳头状癌大多各具特点。

4. ACR TI-RADS 3~5 类不等。

【完整包膜型乳头状癌】

1. 常规超声

（1）内部结构：实性或实性为主结节，体积较大，直径多 >1cm。

（2）纵横比：均≤1。

（3）形态边缘：边缘规则，多为圆形或椭圆形，有完整包膜，边界清晰。

（4）内部回声：多为等回声，分布不均，中央多可见放射状纹理，部分边缘可见微小蜂窝状液性暗区，伴有点状强回声，部分可见"彗尾"征。

（5）血流特点：大多边缘可见环状血流，结节中央显示放射状血流信号，是本型乳头状癌关键的诊断指标。

2. 弹性超声 结节弹性评分多为 2~3 级，极少为 4 级。

3. 超声造影

（1）结节自中央开始向周围呈放射状灌注，中央为高增强，周围为不均匀低增强，包膜呈环状高增强，边界清晰。

（2）结节早于腺体增强，周围快速消退，中央放射状增强呈明显的滞留现象。

4. 鉴别诊断 主要与腺瘤鉴别，共性：包膜完整，等回声，边缘环状血流。

鉴别要点：此型乳头状癌蜂窝状暗区仅分布于结节边缘，中央见放射状纹理和放射状血流，其特点是中央血流粗大，边缘血流逐渐变细，超声造影中央放射状高增强，周围低增强；腺瘤囊性变分布无规律，结节可显示辐轮状血流，其特点为边缘血流粗大（由包膜血流分支），中央血流逐渐变细，超声造影结节周围早灌注向内弥散，整体呈均匀高或等增强。

病例 1 完整包膜型乳头状癌

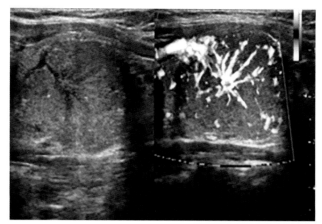

图 7-103 完整包膜型乳头状癌常规超声图像

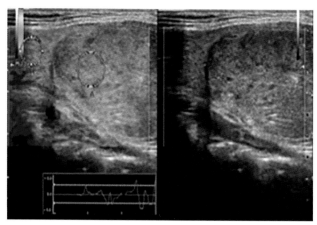

图 7-104 完整包膜型乳头状癌弹性超声图像

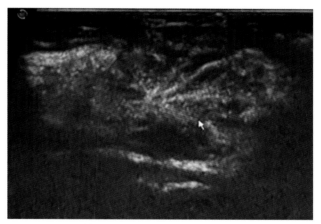

图 7-105 完整包膜型乳头状癌超声造影图像

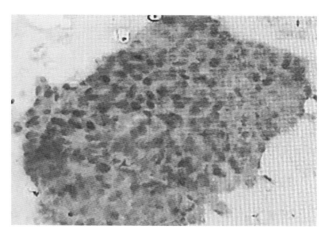

图 7-106 完整包膜型乳头状癌细胞病理图像

图像与特征

常规超声 右叶实性结节（3.52cm×2.70cm），等回声，纵横比 <1，包膜完整，边缘规则，边界清，中央放射状纹理，中央放射状血流，边缘包绕血流。

弹性超声 弹性评分 2 级。

超声造影 结节首先中央呈放射状高增强，向周围弥散为不均匀低增强，中央明显晚于腺体消退。

分析与诊断

常规超声 实性结节（2 分），等回声（1 分），纵横比 <1（0 分），边缘规则（0 分），ACR TI-RADS 3 类（3 分），符合良性结节改变，但中央显示放射状血流，不排除完整包膜型乳头状癌，建议 FNAC。

弹性超声 符合良性结节。

超声造影 不同于一般的良性结节表现，中央放射状高增强，可疑恶性结节。

细胞病理及基因检测 右叶甲状腺乳头状癌，BRAF V600E 基因突变。

　　彩色多普勒超声和超声造影显示中央放射状血流符合完整包膜型乳头状癌改变，弹性超声无优势。

病例 2　**完整包膜型乳头状癌**

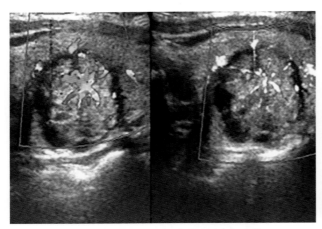

图 7-107　完整包膜型乳头状癌常规超声图像

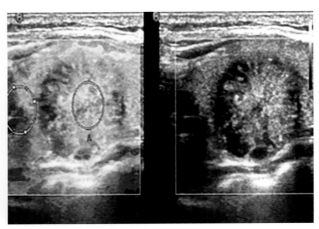

图 7-108　完整包膜型乳头状癌弹性超声图像

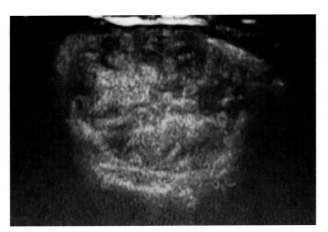

图 7-109　完整包膜型乳头状癌超声造影图像

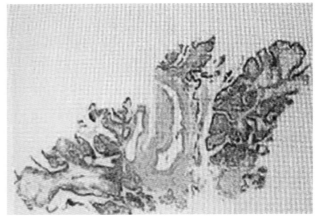

图 7-110　完整包膜型乳头状癌组织活检病理图像

图像与特征

常规超声　左叶几乎完全实性结节（2.32cm×2.01cm），等回声，纵横比<1，包膜完整，边缘规则，中央放射状纹理，边缘少许蜂窝状暗区，实性区少许点状强回声，中央放射状血流，包膜部分环状血流。

弹性超声　弹性评分 2 级。

超声造影　结节中央早于腺体放射状高增强，包膜环状增强，边缘为不均匀性低增强。

分析与诊断

常规超声　实性（2 分），等回声（1 分），边缘规则（0 分），纵横比<1（0 分），点状强回声（3 分），ACR TI-RADS 4 类（6 分），中央见放射状血流，可疑完整包膜型乳头状癌，建议组织活检。

弹性超声　符合良性结节表现。

超声造影　符合完整包膜型乳头状癌表现。

粗针穿刺组织活检病理及基因检测　左叶乳头状癌伴纤维组织增生，BRAF V600E 基因突变。

病例 3　完整包膜型乳头状癌

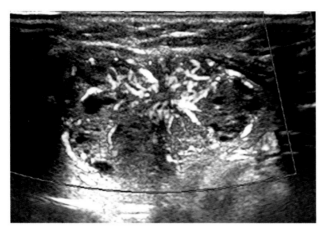

图 7-111　完整包膜型乳头状癌常规超声图像

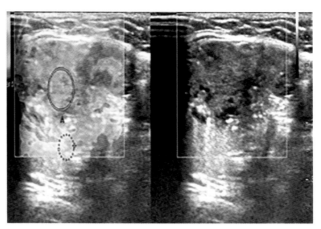

图 7-112　完整包膜型乳头状癌弹性超声图像

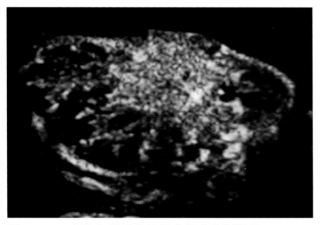

图 7-113　完整包膜型乳头状癌超声造影图像

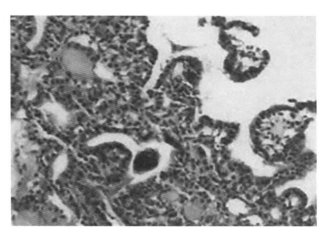

图 7-114　完整包膜型乳头状癌组织病理图像

图像与特征

常规超声　右侧峡部实性为主结节，等回声，大小 3.04cm×1.91cm，纵横比 <1，包膜完整，边缘规则，边缘蜂窝状小暗区并见点状强回声，中央放射状血流，边缘包绕血流。

弹性超声　弹性评分 2 级。

超声造影　结节中央放射状高增强与包膜环状高增强同步，周围低增强，呈快进慢退。

分析与诊断

常规超声　实性为主结节（1 分），等回声（1 分），纵横比 <1（0 分），边缘规则（0 分），点状强回声（3 分），ACR TI-RADS 4 类（5 分），结合中央放射状血流，可疑完整包膜型乳头状癌，建议组织活检。

弹性超声　不符合典型恶性结节。

超声造影　中央放射状血流的灌注特点符合完整包膜型乳头状癌改变。

粗针穿刺组织活检病理及基因检测　右侧峡部甲状腺乳头状癌，BRAF V600E 基因突变。

　　彩色多普勒超声和超声造影显示中央放射状血流特征是此型特异性改变。

完整包膜型乳头状癌

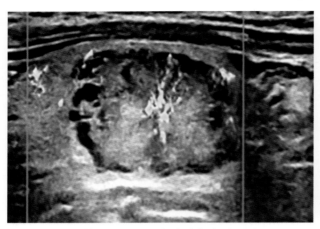

图 7-115 完整包膜型乳头状癌常规超声图像

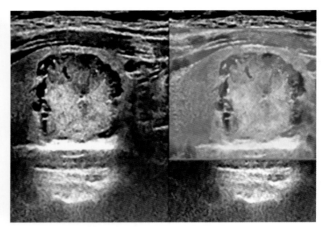

图 7-116 完整包膜型乳头状癌弹性超声图像

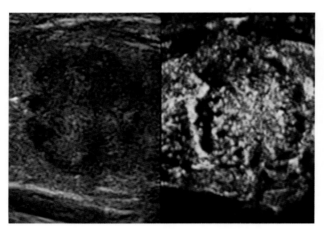

图 7-117 完整包膜型乳头状癌超声造影图像

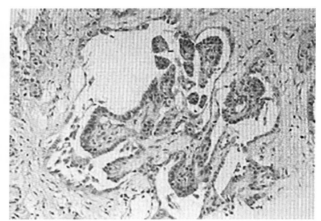

图 7-118 完整包膜型乳头状癌组织活检病理图像

图像与特征

常规超声 左叶囊实性、实性为主结节，等回声，纵横比 <1，包膜完整，边缘不规则，边缘蜂窝状暗区并见点状强回声，部分不伴"彗尾"征，中央放射状纹理和放射状血流，边缘少许包绕血流。

弹性超声 蜂窝状暗区弹性评分 0 级，实性部分 2 级。

超声造影 中央放射状高增强，边缘蜂窝状暗区无增强，边缘环状增强，呈快进慢退。

分析与诊断

常规超声 囊实性结节（1 分），等回声（1 分），纵横比 <1（0 分），边缘不规则（2 分），点状强回声（3 分），ACR TI-RADS 4 类（6 分），结合中央放射状血流，考虑完整包膜型乳头状癌可能，建议穿刺活检。

弹性超声 符合良性结节改变。

超声造影 中央放射状血流灌注特点，疑似包膜完整型乳头状癌。

粗针穿刺组织活检病理及基因检测 乳头状癌伴纤维组织增生，BRAF V600E 基因突变。

病例 5　完整包膜型乳头状癌

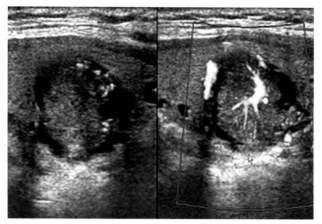

图 7-119　完整包膜型乳头状癌常规超声图像

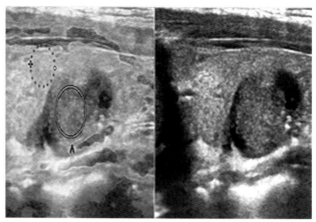

图 7-120　完整包膜型乳头状癌弹性超声图像

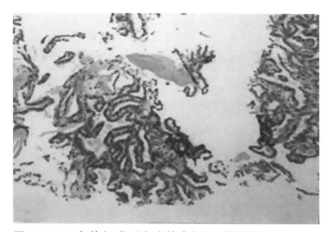

图 7-121　完整包膜型乳头状癌组织活检病理图像

图像与特征

常规超声　右叶几乎完全实性结节，等回声，纵横比 <1，包膜完整，边缘不规则，边缘蜂窝状暗区，暗区伴沙砾样强回声伴"彗尾"征，中央放射状纹理和血流，边缘少许条状血流。

弹性超声　结节弹性评分 4 级。

分析与诊断

常规超声　实性结节（2分），等回声（1分），纵横比 <1（0分），边缘不规则（2分），ACR TI-RADS 评估 4 类（5分），结合中央放射状血流，疑似完整包膜型乳头状癌，建议穿刺活检。

弹性超声　符合恶性结节。

粗针穿刺组织活检病理及基因检测　右叶甲状腺乳头状癌，BRAF V600E 基因突变。

病例 6　完整包膜型乳头状癌

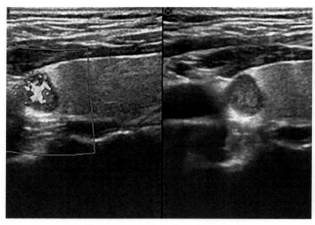

图 7-122　完整包膜型乳头状癌常规超声图像

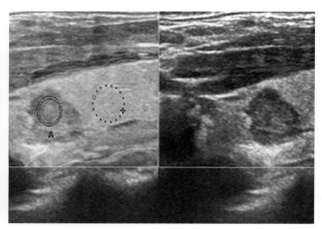

图 7-123　完整包膜型乳头状癌弹性超声图像

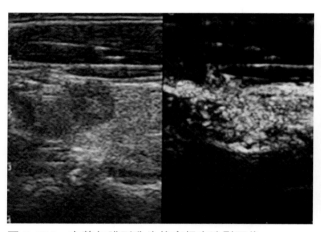

图 7-124　完整包膜型乳头状癌超声造影图像

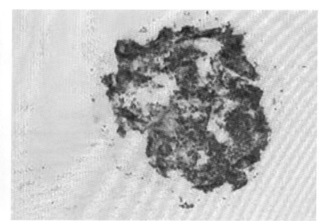

图 7-125　完整包膜型乳头状癌细胞病理图像

图像与特征

常规超声　左叶实性结节，低回声，纵横比<1，边界清晰，包膜完整，似有分叶，中央放射状血流，边缘点状条状血流。

弹性超声　弹性评分 2 级。

超声造影　结节呈均匀高增强，边界不清。

分析与诊断

常规超声　实性结节（2 分），低回声（2 分），边缘不规则（2 分），ACR TI-RADS 4 类（6 分），结合中央放射状血流，不能排除完整包膜型乳头状癌，建议 FNAC。

弹性超声　符合良性结节改变。

超声造影　不符合典型恶性结节改变。

细胞病理及基因检测　左叶甲状腺乳头状癌，BRAF V600E 基因突变。

　　本例结节较小，边缘未见液性暗区，中央放射状血流是疑似完整包膜型乳头状癌的关键指标。

病例 7　　**完整包膜型乳头状癌**

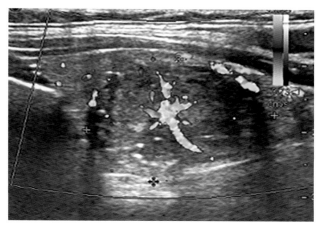

图 7-126　完整包膜型乳头状癌常规超声图像

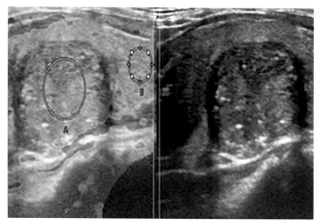

图 7-127　完整包膜型乳头状癌弹性超声图像

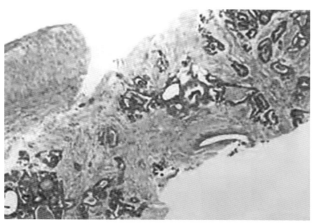

图 7-128　完整包膜型乳头状癌活检组织病理图像

图像与特征

常规超声　右叶实性结节（2.59cm×1.54cm），等回声，纵横比 <1，边界清晰，包膜完整，边缘规则，边缘见多个沙砾样强回声，中央见放射状血流，边缘局部环状血流。

弹性超声　弹性评分 2 级。

分析与诊断

常规超声　实性结节（2 分），等回声（1 分），纵横比 <1（0 分），边缘规则（0 分），点状强回声（3 分），ACR TI-RADS 4 类（6 分），结合中央放射状血流，可疑完整包膜型乳头状癌，建议组织活检。

弹性超声　符合良性结节改变。

粗针穿刺组织活检病理及基因检测　右叶甲状腺乳头状癌，BRAF V600E 基因突变。

病例 8　完整包膜型乳头状癌

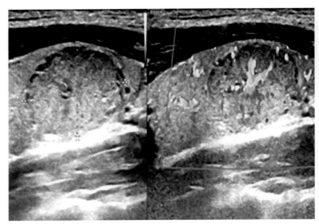

图 7-129　完整包膜型乳头状癌常规超声图像

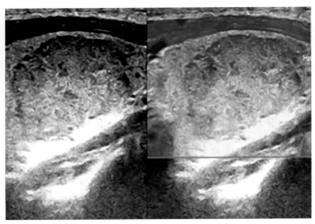

图 7-130　完整包膜型乳头状癌弹性超声图像

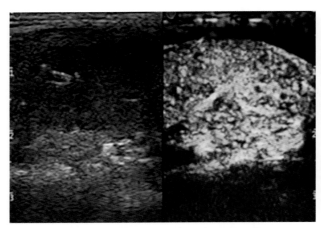

图 7-131　完整包膜型乳头状癌超声造影图像

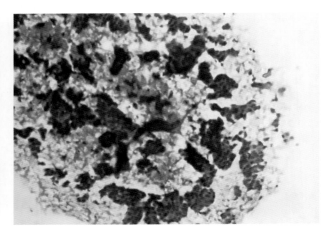

图 7-132　完整包膜型乳头状癌细胞病理图像

图像与特征

常规超声　右叶实性结节（2.38cm×1.45cm），等回声，纵横比 <1，包膜完整，边缘规则，边缘见蜂窝状暗区，少许沙砾样强回声，中央见放射状血流，边缘环状血流。

弹性超声　弹性评分 2 级。

超声造影　结节中央呈快速放射状高增强，边缘为不均匀等增强，边界隐约可见。

分析与诊断

常规超声　实性结节（2 分），等回声（1 分），纵横比 <1（0 分），边缘规则（0 分），点状强回声（3 分），ACR TI-RADS 4 类（6 分），结合中央放射状血流，不排除完整包膜型乳头状癌，建议 FNAC。

弹性超声　符合良性结节改变。

超声造影　可疑完整包膜型乳头状癌。

细胞病理及基因检测　右叶甲状腺乳头状癌，BRAF V600E 基因突变。

【囊内型乳头状癌】

1. 常规超声

（1）结节结构：囊性为主或实性为主，单纯囊性结节极为罕见。

（2）结节回声：囊内实性结构多单个，少数数个，低回声多见，内部回声不均。

（3）结节大小：直径多 >1cm。

（4）结节形态：纵横比多 <1。

（5）结节边缘：规则或不规则分叶状，均有囊壁，实性部分边缘不规则，基底部宽大，实性部分与腺体交界处分界不清，或呈分叶、伪足或毛刺。

（6）强回声：实性部分边缘或内部可见多发性沙砾样强回声，无"彗尾"征，部分伴声影。

（7）结节血流：实性部分基底部血流丰富，多见粗大血流及分支或呈不规则分布。

2. 弹性超声

（1）囊性区域弹性评分 0 级。

（2）实性区域弹性评分多为 3~4 级，少数为 2 级。

3. 超声造影

（1）囊壁：等增强或高增强，邻近实性区域可呈低增强。

（2）暗区：无增强。

（3）实性部分：多为不均匀等增强，近囊性区域多为低增强，基底部与周围腺体分界不清。

4. 鉴别诊断

主要与乳头状囊腺瘤相鉴别。

（1）常规超声：后者结节整体形态规则，包膜完整，实性区均匀等回声，形态规则或乳头状，无微钙化；前者结节形态多不规则，实性区为不均匀低回声，多伴微钙化，基底宽大，包膜缺损不规则。

（2）弹性超声：后者实性区弹性评分 1~2 级，前者实性区多为 3~4 级。

（3）超声造影：后者包膜环状增强，实性区为均匀高或等增强，边界清晰或模糊；前者包膜可呈等增强或高增强，实性区为不均匀等增强或低增强，基底部边界模糊。

病例 1　　**囊内型乳头状癌**

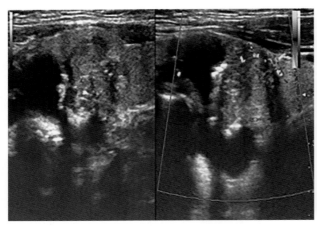

图 7-133　囊内型乳头状癌常规超声图像

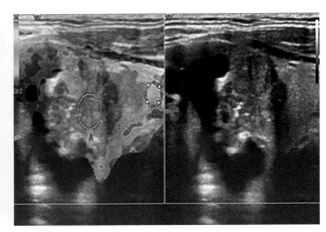

图 7-134　囊内型乳头状癌弹性超声图像

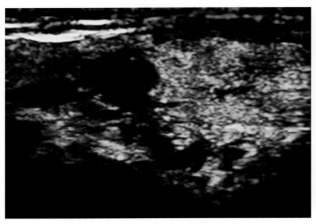

图 7-135　囊内型乳头状癌超声造影图像

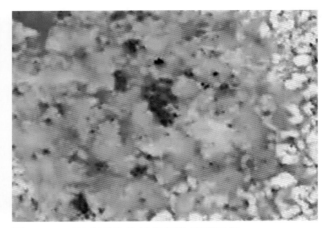

图 7-136　囊内型乳头状癌细胞病理图像

图像与特征

常规超声　左叶囊性为主结节，纵横比 <1，边缘不规则，下缘见不规则低回声，基底宽大，包膜缺失，多发点状强回声，部分伴声影，血流 2 级。

弹性超声　低回声部分弹性评分 4 级，囊性部分 0 级。

超声造影　低回声为不均匀等增强，与周围分界不清，包膜无环状强化。

分析与诊断

常规超声　囊实性结节（1 分），纵横比 <1（0 分），低回声（2 分），边缘不规则（2 分），微钙化（3 分），ACR TI-RADS 5 类（8 分），可疑囊内型乳头状癌，建议 FNAC。

弹性超声　符合恶性结节。

超声造影　轻度可疑恶性结节。

细胞病理　左叶甲状腺乳头状癌伴囊液，BRAF V600E 基因突变。

术后组织病理　左叶甲状腺乳头状癌（囊实性）。

病例 2 **囊内型乳头状癌**

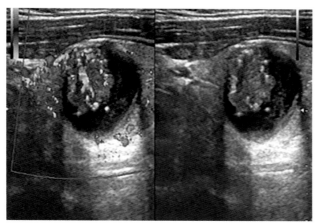

图 7-137 囊内型乳头状癌常规超声图像

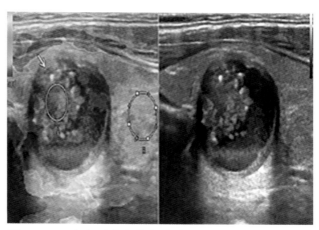

图 7-138 囊内型乳头状癌弹性超声图像

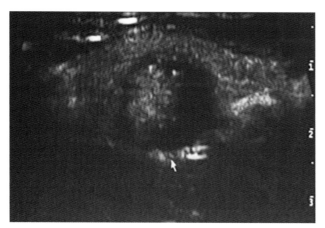

图 7-139 囊内型乳头状癌超声造影图像

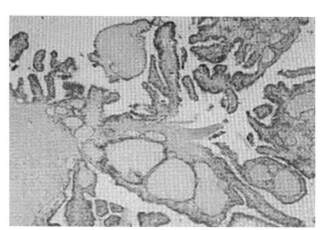

图 7-140 囊内型乳头状癌细胞病理图像

图像与特征

常规超声 右叶囊性为主结节，纵横比 <1，有包膜，边缘较规则，上缘内壁实性低回声隆起，实性部分见毛刺，多发沙砾样强回声，低回声基底显示粗大树枝状血流。

弹性超声 低回声部分弹性评分 4 级，囊性部分 0 级。

超声造影 低回声不均匀等增强，包膜环状等增强，边界清。

分析与诊断

常规超声 囊实性结节（1 分），纵横比 <1（0 分），低回声（2 分）、伴毛刺（2 分），微钙化（3 分），ACR TI-RADS 5 类（8 分），可疑囊内型乳头状癌，建议 FNAC。

弹性超声 可疑恶性结节。

超声造影 难以辨别良恶性。

细胞病理 右叶甲状腺乳头状癌伴囊液，BRAF V600E 基因突变。

术后组织病理 右叶囊内型甲状腺乳头状癌。

病例 3　囊内型乳头状癌

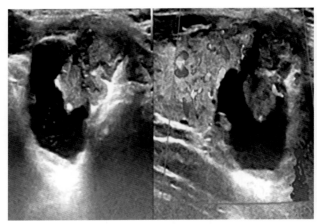

图 7-141　囊内型乳头状癌常规超声图像

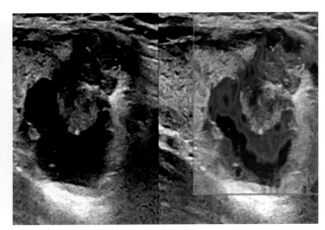

图 7-142　囊内型乳头状癌弹性超声图像

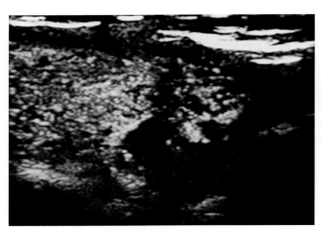

图 7-143　囊内型乳头状癌超声造影图像

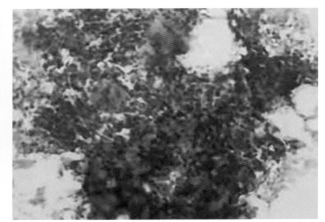

图 7-144　囊内型乳头状癌细胞病理图像

图像与特征

常规超声　右叶峡部囊性为主结节，纵横比＞1，边缘不规则，前缘见实性分叶状低回声隆起，基底部突出包膜，伴多处分叶与毛刺，边缘少许点状强回声，低回声基底和囊壁显示不规则血流。

弹性超声　低回声区弹性评分 4 级，囊性区域 0 级。

超声造影　低回声部分呈不均匀等增强，基底部边界不清，囊壁无完整环状增强。

分析与诊断

常规超声　囊实性结节（1 分），低回声（2 分），纵横比＞1（3 分），边缘不规则（2 分），微钙化（3 分），ACR TI-RADS 5 类（11 分），疑似囊内型乳头状癌，建议 FNAC。

弹性超声　可疑恶性结节。

超声造影　轻度可疑恶性结节。

细胞病理及基因检测　右叶甲状腺乳头状癌伴囊液，BRAF V600E 基因突变。

病例 4　囊内型乳头状癌

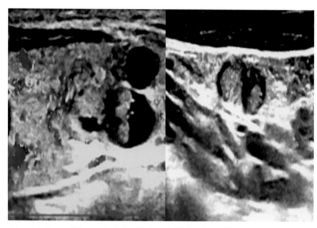

图 7-145　囊内型乳头状癌常规超声图像

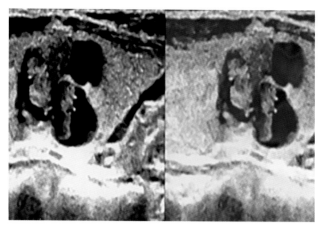

图 7-146　囊内型乳头状癌弹性超声图像

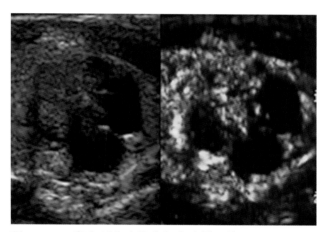

图 7-147　囊内型乳头状癌超声造影图像

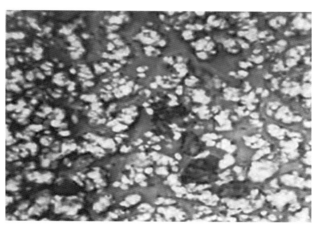

图 7-148　囊内型乳头状癌细胞病理图像

图像与特征

常规超声　右叶囊实性结节，纵横比 <1，边缘分叶状，内有分隔，分隔内见 2~3 个不规则等回声突入腔内，前壁基底部突出包膜不规则，局部血流丰富不规则，数个点状强回声；右侧颈部Ⅳ区淋巴结淋巴门消失，内部 2 个等回声团，边缘见液性暗区。

弹性超声　低回声区中央弹性评分 4 级，囊性区域 0 级。

超声造影　低回声呈不均匀等增强，基底部边缘不规则，边界不清。

分析与诊断

常规超声　囊实性（1 分），纵横比 <1（0 分），边缘不规则（2 分），实性区等回声（1 分），微钙化（3 分），ACR TI-RADS 5 类（7 分），可疑囊内型乳头状癌，建议 FNAC。

弹性超声　可疑恶性结节。

超声造影　轻度可疑恶性结节。

细胞病理及基因检测　右叶甲状腺乳头状癌伴囊液，BRAF V600E 基因突变，淋巴结洗脱液 TG>500ng/ml。

　　本例常规超声实性区不规则突出包膜，是评估恶性病变基础，与超声造影表现一致。

病例 5　**囊内型乳头状癌**

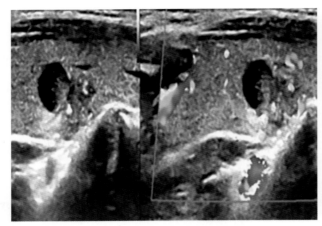

图 7-149　囊内型乳头状癌常规超声图像

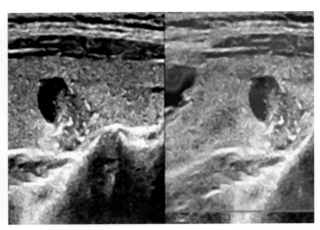

图 7-150　囊内型乳头状癌弹性超声图像

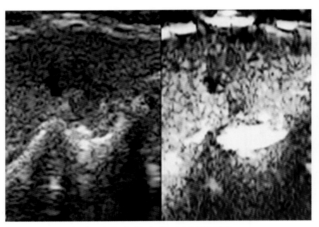

图 7-151　囊内型乳头状癌超声造影图像

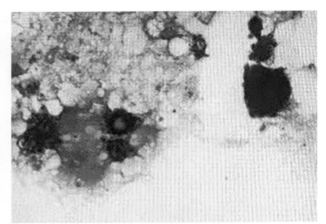

图 7-152　囊内型乳头状癌细胞病理图像

图像与特征

常规超声　右叶囊实性结节，纵横比 <1，边缘不规则，下壁不规则等回声 1/2 突出包膜外，局部包膜缺损，边缘不规则，等回声内数个点状强回声，血流略丰富，分布杂乱。

弹性超声　等回声大部分弹性评分 4 级，囊性区域 0 级。

超声造影　等回声呈不均匀高增强，边缘不规则，边界不清，无环状增强，快进快退。

分析与诊断

常规超声　囊实性结节（1 分），纵横比 <1（0 分），边缘不规则（2 分），实性区等回声（1 分），微钙化（3 分），ACR TI-RADS 5 类（7 分），可疑囊内型乳头状癌，建议 FNAC。

弹性超声　可疑恶性结节。

超声造影　轻度可疑恶性结节。

细胞病理及基因检测　右叶甲状腺乳头状癌伴囊液，BRAF V600E 基因突变。

术后组织病理　囊内型甲状腺乳头状癌。

　　本例常规超声可见不规则实性部分突出包膜，是鉴别良恶性结节的关键特征。

病例 6 **囊内型乳头状癌**

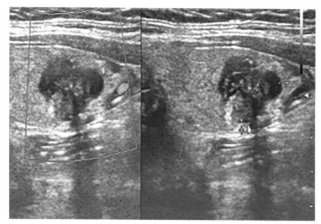

图 7-153 囊内型乳头状癌常规超声图像

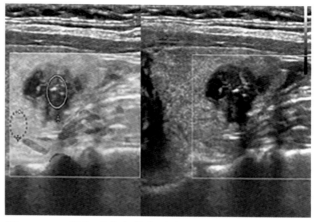

图 7-154 囊内型乳头状癌弹性超声图像

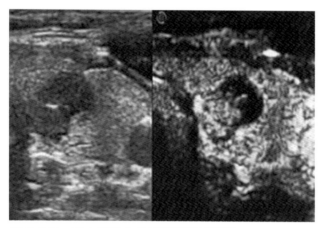

图 7-155 囊内型乳头状癌超声造影图像

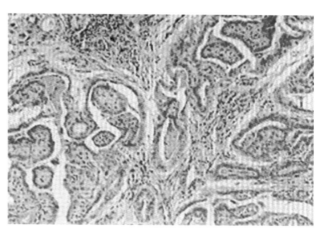

图 7-156 囊内型乳头状癌组织病理图像

图像与特征

常规超声 左叶实性为主结节，低回声，纵横比 <1，有包膜边界清，边缘分叶状少许毛刺，2~3 个沙砾样强回声伴声影，下缘少许片状液性暗区，血流 1 级。

弹性超声 实性部分弹性评分 4 级。

超声造影 包膜环状高增强，低回声不均匀等增强，下缘暗区无增强，快进快退。

分析与诊断

常规超声 实性为主结节（2 分），低回声（2 分），纵横比 <1（0 分），边缘不规则（2 分），微钙化（3 分），ACR TI-RADS 5 类（9 分），可疑恶性结节，建议 FNAC。

弹性超声 符合恶性结节改变。

超声造影 难以鉴别良恶性，轻度可疑。

细胞病理及基因检测 左叶甲状腺乳头状癌伴囊液，BRAF V600E 基因突变。

术后组织病理 左叶甲状腺乳头状癌。

病例 7　囊内型乳头状癌

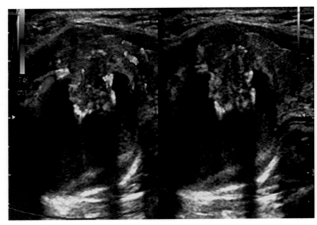

图 7-157　囊内型乳头状癌常规超声图像

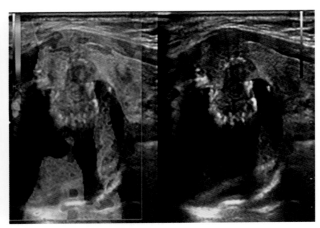

图 7-158　囊内型乳头状癌弹性超声图像

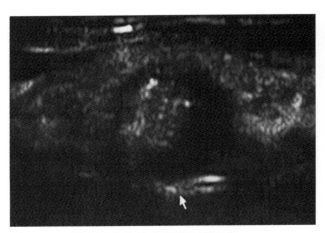

图 7-159　囊内型乳头状癌超声造影图像

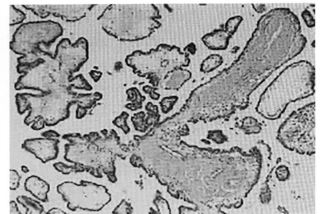

图 7-160　囊内型乳头状癌组织病理图像

图像与特征

常规超声　左叶囊性为主结节，纵横比 <1，实性区为低回声，边缘分叶状，基底突出包膜水平不规则，边缘多发沙砾样强回声，血流 2 级。

弹性超声　低回声弹性评分 4 级。

超声造影　低回声不均匀等增强，包膜环状等增强，边界欠清，快进快退。

分析与诊断

常规超声　囊实性结节（1 分），纵横比 <1（0 分），低回声（2 分），边缘不规则（2 分），多发微钙化（3 分），ACR TI-RADS 5 类（8 分），可疑囊内型乳头状癌，建议 FNAC。

弹性超声　可疑恶性结节改变。

超声造影　良恶性难以评估。

细胞病理及基因检测　左叶甲状腺乳头状癌伴囊液，BRAF V600E 基因突变。

术后组织病理　左叶甲状腺乳头状癌（囊内型）。

囊内型乳头状癌

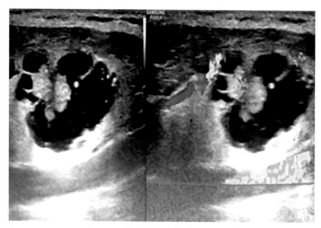

图 7-161　囊内型乳头状癌常规超声图像

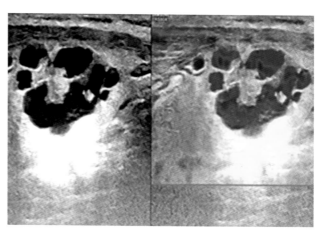

图 7-162　囊内型乳头状癌弹性超声图像

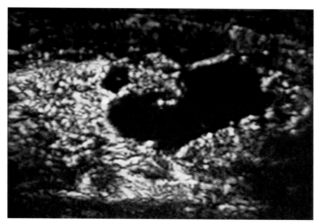

图 7-163　囊内型乳头状癌超声造影图像

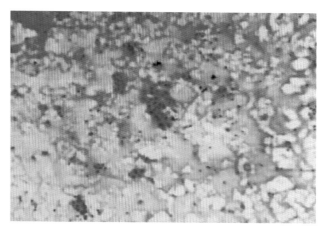

图 7-164　囊内型乳头状癌细胞病理图像

图像与特征

常规超声　右叶囊性为主结节，纵横比 <1，边缘分叶、毛刺状，内有分隔，中央实性区为等回声，囊壁及等回声血流 2 级。

弹性超声　实性部分弹性评分 4 级，暗区 0 级。

超声造影　囊壁和分隔高增强，实性区均匀高增强，几乎同步进退。

分析与诊断

常规超声　囊实性结节（1 分），纵横比 <1（0 分），等回声（1 分），边缘分叶（2 分），ACR TI-RADS 4 类（4 分），轻度可疑，不能排除囊内型乳头状癌，建议 FNAC。

弹性超声　可疑恶性结节。

超声造影　倾向于良性结节改变。

细胞病理及基因检测　右叶甲状腺乳头状癌伴囊液，BRAF V600E 基因突变。

　　本例常规超声及超声造影均更多倾向于良性改变，但囊性为主结节分叶改变是可疑的指标。

【斑纹型乳头状癌】

1. 常规超声

（1）结节结构：实性结构，体积大小不一。

（2）结节回声：多为低回声、等回声或极低回声。

（3）结节形态：纵横比 <1。

（4）结节边缘：不规则，边界清晰或不清晰，多呈分叶状。

（5）结节强回声：边缘见密集连续的点状强回声，多向内伸展，呈斑纹样分布，强回声后方均无声影。

（6）结节血流：血流丰富，多分布在边缘、杂乱不规则，部分边缘可见不完整环状血流。

2. 弹性超声 结节弹性评分 2~4 级。

3. 超声造影 结节大多呈不均匀性高增强，增强范围多大于二维范围，呈快进快退，少数为不均匀低增强。

4. 鉴别诊断 此型结节斑纹型表现特异性高，与其他良恶性结节鉴别容易。

病例 1　斑纹型乳头状癌

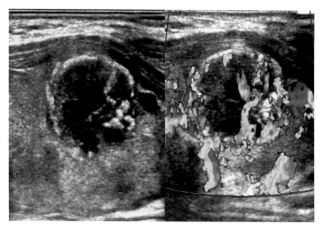

图 7-165　斑纹型乳头状癌常规超声图像

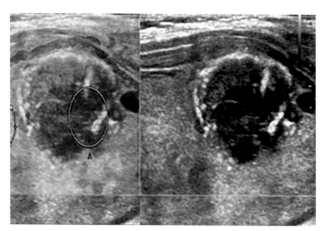

图 7-166　斑纹型乳头状癌弹性超声图像

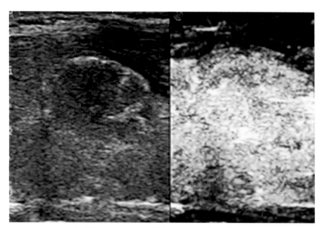

图 7-167　斑纹型乳头状癌超声造影图像

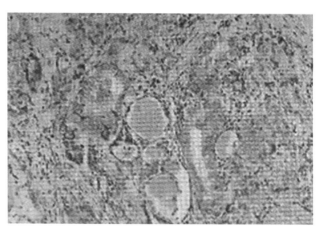

图 7-168　斑纹型乳头状癌术后组织病理图像

图像与特征

常规超声　右叶实性低回声结节，纵横比 <1，边缘分叶伴毛刺，边界清，边缘密集连续强回声斑点呈斑纹状分布，无"彗尾"和声影，血流丰富，部分边缘血流环绕。

弹性超声　大部分区域弹性评分 4 级，小部分 2 级。

超声造影　结节呈较均匀性高增强，边缘无明显环状增强，分界不清，快进慢退。

分析与诊断

常规超声　实性结节（2 分），低回声（2 分），边缘不规则（2 分），纵横比 <1（0 分），边缘密集微钙化（3 分），ACR TI-RADS 5 类（9 分），考虑恶性结节，建议 FNAC。

弹性超声　可疑恶性结节。

超声造影　与腺瘤类似，但边缘不规则，边界不清，无增强血管环，不排除恶性病变。

细胞病理　右叶甲状腺乳头状癌，BRAF V600E 基因未见突变。

术后组织病理　右叶甲状腺乳头状癌。

病例 2　斑纹型乳头状癌

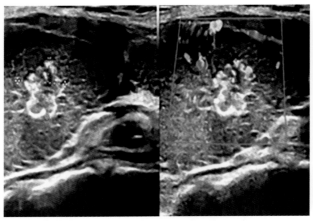

图 7-169　斑纹型乳头状癌常规超声图像

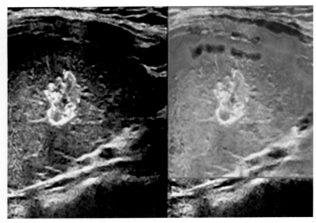

图 7-170　斑纹型乳头状癌弹性超声图像

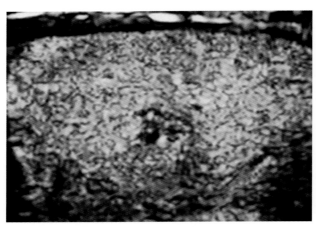

图 7-171　斑纹型乳头状癌超声造影图像

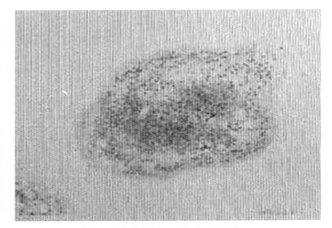

图 7-172　斑纹型乳头状癌细胞病理图像

图像与特征

常规超声　左叶实性结节，高回声，纵横比 >1，边缘呈花瓣状，无包膜边界清，边缘密集强回声斑点呈花瓣状，血流 1~2 级。

弹性超声　弹性评分 2~3 级。

超声造影　结节呈不均匀性低增强，慢进快退，境界不清。

分析与诊断

常规超声　实性结节（2 分），高回声（1 分），边缘分叶（2 分），纵横比 >1（3 分），微钙化（3 分），ACR TI-RADS 5 类（11 分），考虑恶性结节，建议 FNAC。

弹性超声　轻度可疑恶性结节。

超声造影　符合恶性结节。

细胞病理及基因检测　左叶甲状腺乳头状癌，BRAF V600E 基因突变。

术后组织病理　左叶甲状腺乳头状癌。

病例 3 | **斑纹型乳头状癌**

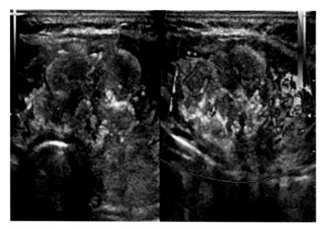

图 7-173 斑纹型乳头状癌常规超声图像

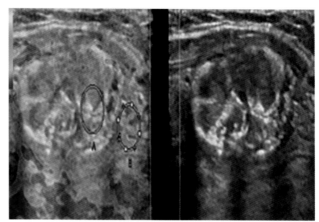

图 7-174 斑纹型乳头状癌弹性超声图像

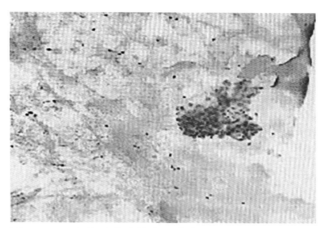

图 7-175 斑纹型乳头状癌细胞病理图像

图像与特征

常规超声 左叶实性结节，等回声，纵横比 <1，边缘分叶状，边界清，边缘密集，连续呈豹纹状强回声斑块向内伸展，血流 3 级，分布不规则。

弹性超声 弹性评分 2~3 级。

分析与诊断

常规超声 实性结节（2 分），等回声（1 分），边缘分叶（2 分），纵横比 <1（0 分），微钙化（3 分），ACR TI-RADS 5 类（8 分），考虑恶性结节，建议 FNAC。

弹性超声 良恶性难以评估。

细胞病理及基因检测 左叶甲状腺乳头状癌，BRAF V600E 基因突变。

术后组织病理 左叶甲状腺乳头状癌。

病例 4 　斑纹型乳头状癌

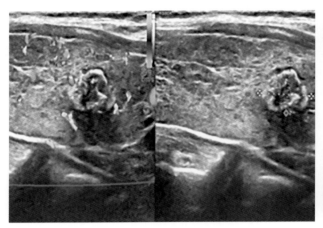

图 7-176　斑纹型乳头状癌常规超声图像

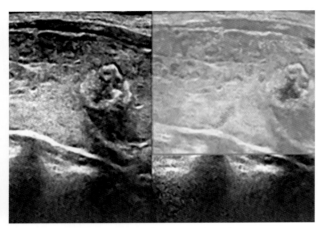

图 7-177　斑纹型乳头状癌弹性超声图像

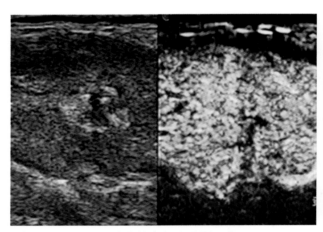

图 7-178　斑纹型乳头状癌超声造影图像

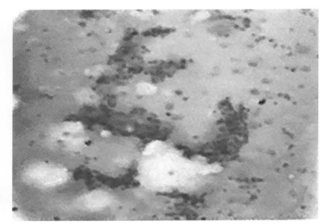

图 7-179　斑纹型乳头状癌细胞病理图像

图像与特征

常规超声　右叶实性结节，等回声，纵横比 <1，边缘分叶状，边界清，边缘密集，连续点状强回声呈豹纹状分布，血流 1 级。

弹性超声　弹性评分 3 级。

超声造影　结节呈不均匀等增强，边界不清，内部见少许低增强区，早于腺体消退。

分析与诊断

常规超声　实性结节（2 分），等回声（1 分），边缘不规则（2 分），纵横比 <1（0 分），边缘微钙化（3 分），ACR TI-RADS 5 类（8 分），考虑恶性结节，建议 FNAC。

弹性超声　轻度可疑恶性结节。

超声造影　不符合典型良性结节表现。

细胞病理及基因检测　右叶甲状腺乳头状癌，BRAF V600E 基因突变。

术后组织病理　右叶甲状腺乳头状癌。

病例 5　**斑纹型乳头状癌**

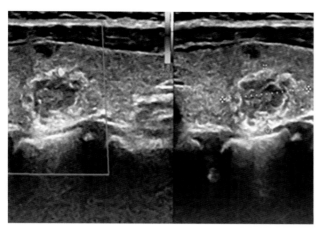

图 7-180　斑纹型乳头状癌常规超声图像

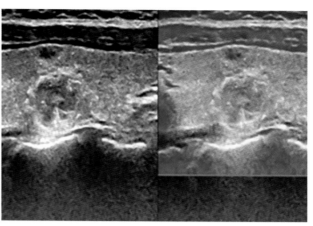

图 7-181　斑纹型乳头状癌弹性超声图像

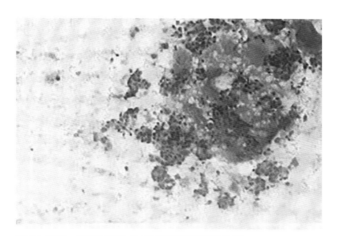

图 7-182　斑纹型乳头状癌细胞病理图像

图像与特征

常规超声　左叶实性结节，等回声，纵横比 <1，边缘分叶状，边界清，边缘密集连续强回声呈斑纹状分布，血流 1 级。

弹性超声　弹性评分 1~2 级。

分析与诊断

常规超声　实性结节（2分），等回声（1分），边缘不规则（2分），边缘微钙化（3分），ACR TI-RADS 5 类（8分），考虑恶性结节，建议 FNAC。

弹性超声　符合良性结节表现。

细胞病理及基因检测　右叶意义不明确的非典型病变；BRAF V600E 基因突变。

术后组织病理　右叶甲状腺乳头状癌。

病例 6 **斑纹型乳头状癌**

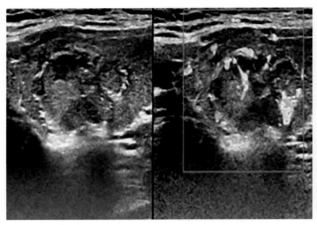

图 7-183　斑纹型乳头状癌常规超声图像

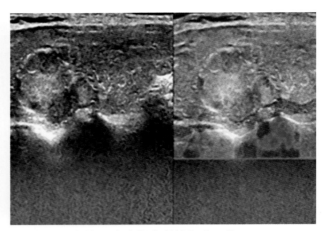

图 7-184　斑纹型乳头状癌弹性超声图像

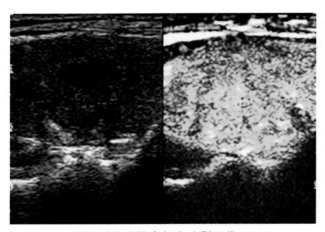

图 7-185　斑纹型乳头状癌超声造影图像

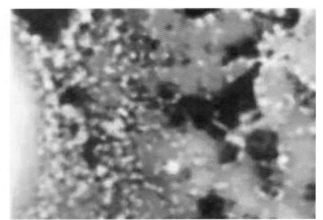

图 7-186　斑纹型乳头状癌细胞病理图像

图像与特征

常规超声　右叶实性结节，等回声，纵横比 <1，边缘分叶状，边缘密集连续强回声呈豹纹状分布，血流 2 级，
　　　　　　分布不规则。

弹性超声　弹性评分1~2级。

超声造影　结节呈不均匀高增强，边界不清，快进快退。

分析与诊断

常规超声　实性结节（2 分），等回声（1 分），边缘不规则（2 分），边缘微钙化（3 分），ACR TI-RADS 5 类（8
　　　　　　分），考虑恶性结节，建议 FNAC。

弹性超声　符合良性结节。

超声造影　不符合典型良恶性结节，轻度可疑。

细胞病理及基因检测　右叶甲状腺乳头状癌，BRAF V600E 基因突变。

术后组织病理　右叶甲状腺乳头状癌。

病例 7　　**斑纹型乳头状癌**

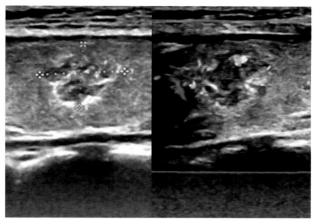

图 7-187　斑纹型乳头状癌常规超声图像

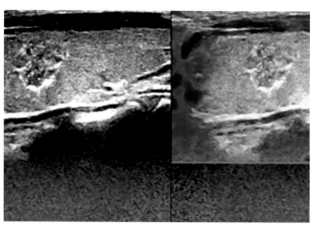

图 7-188　斑纹型乳头状癌弹性超声图像

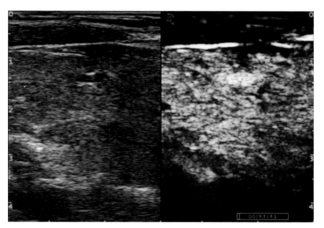

图 7-189　斑纹型乳头状癌超声造影图像

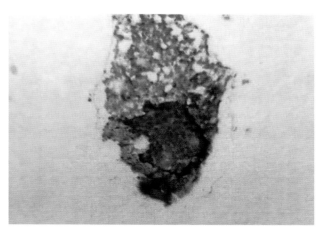

图 7-190　斑纹型乳头状癌细胞病理图像

图像与特征

常规超声　右叶实性结节，等回声，纵横比<1，边缘分叶状，边缘密集连续强回声呈豹纹状分布，血流 2 级，分布不规则。

弹性超声　弹性评分 3 级。

超声造影　结节不均匀高增强，边缘无环状增强，边界不清。

分析与诊断

常规超声　实性结节（2 分），等回声（1 分），边缘不规则（2 分），边缘微钙化（3 分），ACR TI-RADS 5 类（8 分），考虑恶性结节，建议 FNAC。

弹性超声　轻度可疑恶性结节。

超声造影　不符合典型良恶性结节，轻度可疑恶性。

细胞病理及基因检测　右叶甲状腺乳头状癌，BRAF V600E 基因突变。

术后组织病理　右叶甲状腺乳头状癌。

病例 8　斑纹型乳头状癌

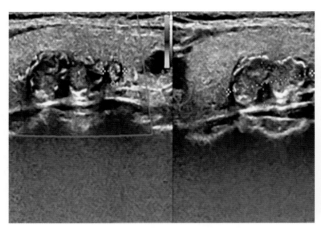

图 7-191　斑纹型乳头状癌常规超声图像

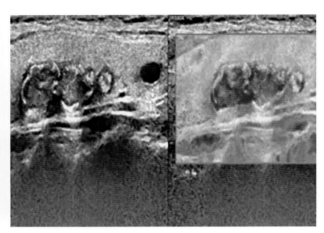

图 7-192　斑纹型乳头状癌弹性超声图像

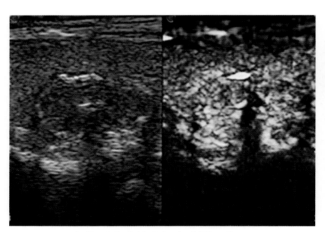

图 7-193　斑纹型乳头状癌超声造影图像

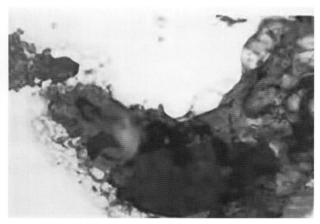

图 7-194　斑纹型乳头状癌细胞病理图像

图像与特征

常规超声　右叶实性结节，低回声，纵横比 <1，边缘分叶状，边缘密集连续强回声呈斑纹状分布，中央 1 枚粗大强回声伴声影，边缘血流 2 级，分布不规则。

弹性超声　弹性评分 4 级。

超声造影　结节较均匀高增强，粗大钙化区无增强，边界清，快进快退。

分析与诊断

常规超声　实性结节（2 分），低回声（2 分），边缘不规则（2 分），边缘微钙化（3 分），中央粗大钙化（1 分），ACR TI-RADS 5 类（10 分），考虑恶性结节，建议 FNAC。

弹性超声　符合恶性结节表现。

超声造影　不符合典型良恶性结节改变，轻度可疑。

细胞病理及基因检测　右叶甲状腺乳头状癌；BRAF V600E 基因突变。

术后组织病理　甲状腺乳头状癌。

病例 9 **斑纹型乳头状癌**

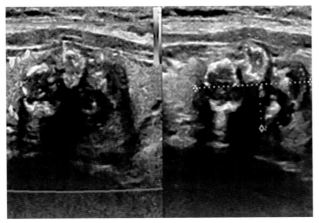

图 7-195 斑纹型乳头状癌常规超声图像

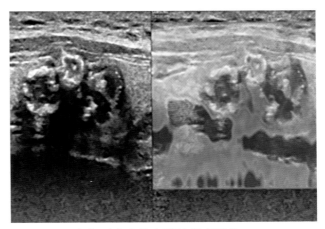

图 7-196 斑纹型乳头状癌弹性超声图像

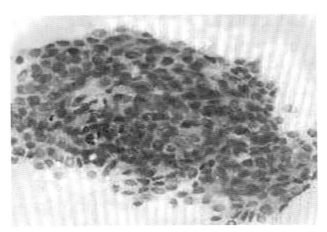

图 7-197 斑纹型乳头状癌细胞病理图像

图像与特征

常规超声 左叶实性结节（2.52cm×1.53cm），低回声，纵横比 <1，边缘分叶状，边缘密集连续强回声呈斑纹状分布，边缘血流 2 级，分布不规则。

弹性超声 弹性评分 4 级为主。

分析与诊断

常规超声 实性结节（2 分），低回声（2 分），边缘不规则（2 分），边缘微钙化（3 分），ACR TI-RADS 5 类（9 分），考虑恶性结节，建议 FNAC。

弹性超声 可疑恶性结节。

细胞病理及基因检测 左叶甲状腺乳头状癌；BRAF V600E 基因突变。

【结甲型乳头状癌】

1. 常规超声

（1）结节结构：囊实性结构，可呈海绵样结构或多个囊腔，体积大，直径多
＞2cm。

（2）结节回声：实性区多为等回声，局部可见低回声。

（3）结节形态：纵横比均＜1。

（4）结节边缘：边缘多规则，近圆形或椭圆形，多有包膜，边界清，也可见分叶状。

（5）结节强回声：可见粗大钙化或混合性钙化。

（6）结节血流：较丰富，多见边缘包绕血流。

（7）颈部淋巴结转移：多见单侧或双侧异常淋巴结，淋巴门均消失，内部可呈等
或高回声，也可出现蜂窝状或不规则液性暗区及多发性微钙化。

2. 弹性超声 弹性评分多为 0~2 级，钙化区为 3~4 级。

3. 超声造影 结节大多与结甲表现相似，增强和消退与腺体基本同步，包膜环状
增强，实性区均匀等或高增强，囊性区不增强，若有低回声和混合性钙化区，则呈不
均匀低增强或无增强。

4. 鉴别诊断 此型甲状腺结节声像图表现与结节性甲状腺肿十分相似，鉴别困难，
但若伴有颈部淋巴结转移性改变，则有助于良恶性结节的鉴别诊断，FNAC 或粗针
穿刺活检是可靠确诊方法。

病例 1 　**结甲型乳头状癌**

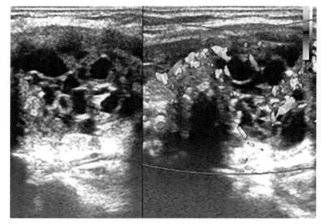

图 7-198　结甲型乳头状癌常规超声图像

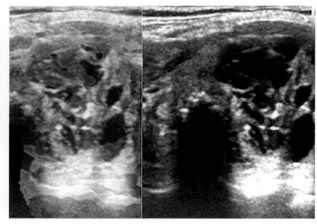

图 7-199　结甲型乳头状癌弹性超声图像

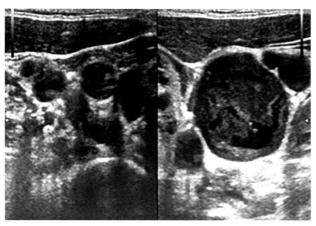

图 7-200　颈侧区多发性淋巴结转移超声图像

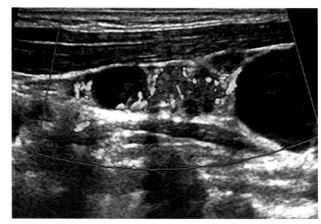

图 7-201　颈侧区多发性淋巴结转移超声图像

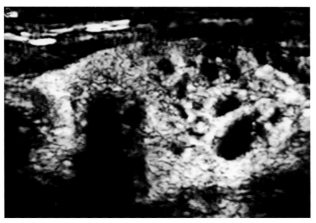

图 7-202　结甲型乳头状癌超声造影图像

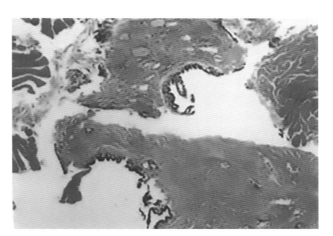

图 7-203　结甲型乳头状癌组织活检病理图像

图像与特征

常规超声　左叶囊实性结节，纵横比 <1，有包膜，边缘规则，大部分区域见海绵样结构，上缘可见不规则实性低回声区，多发点状强回声聚集伴声影，血流 3 级，分布不规则；左颈侧区多发淋巴结肿大，淋巴门消失，均可见液性暗区、等回声或低回声团、点状强回声，血流 2~3 级，包膜有包绕血流。

弹性超声　海绵样结构区弹性评分 0~1 级，低回声区 4 级。

超声造影　结节呈网格状高增强，低回声区为不均匀低增强，包膜部分环状高增强。

分析与诊断

常规超声　囊实性结节（1分），纵横比 <1（0分），边缘规则（0分），部分实性结构呈低回声（2分），微钙化（3分），ACR TI-RADS 4 类（6分），难以鉴别良恶性，结合左侧颈部多发性淋巴结典型乳头状癌转移改变，考虑可疑恶性结节，建议结节组织活检，淋巴结 FNAC。

弹性超声　良恶性难以评估。

超声造影　良恶性难以鉴别，倾向于良性结节表现。

粗针穿刺组织活检病理及基因检测　左叶胶原纤维组织中见腺体异常浸润型生长，局部囊性扩张，核梭形重叠，呈毛玻璃样，伴核沟及包涵体，诊断为甲状腺乳头状癌；颈侧区淋巴结为转移性乳头状癌；BRAF V600E 基因均突变。

　　本例依据常规超声、弹性超声及超声造影的改变较难进行定性评估，其颈部淋巴结转移性改变有助于乳头状癌诊断。

病例 2 **结甲型乳头状癌**

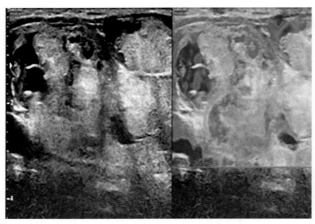

图 7-204　结甲型乳头状癌常规超声及弹性超声图像

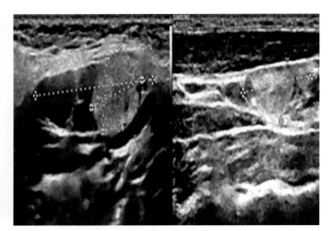

图 7-205　结甲型乳头状癌颈区淋巴结转移超声图像

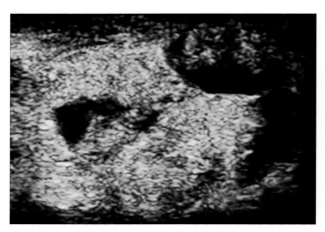

图 7-206　结甲型乳头状癌超声造影图像

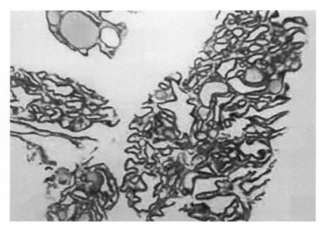

图 7-207　结甲型乳头状癌组织活检病理图像

图像与特征

常规超声　左侧实性为主结节，纵横比 <1，边缘规则，包膜完整，边界清，内见多个囊腔，囊内多个乳头状等回声，血流 2 级，包膜环绕血流；左侧颈部Ⅲ、Ⅳ区多个淋巴结肿大，淋巴门消失，可见等回声团和液性暗区。

弹性超声　等回声区弹性评分 1~2 级，暗区 0 级。

超声造影　实性区呈较均匀高增强，暗区无增强，部分包膜环状高增强，快进慢退。

分析与诊断

常规超声　实性为主结节（1 分），等回声（1 分），纵横比 <1（0 分），边缘规则（0 分），ACR TI-RADS 2 类（2 分），符合良性结节伴囊性变，结合颈部淋巴结表现符合转移性改变，考虑恶性结节可能，建议结节组织活检，淋巴结 FNAC。

弹性超声　符合良性结节表现。

超声造影　符合良性结节表现。

粗针穿刺组织活检病理及基因检测　左叶甲状腺乳头状癌，左侧颈部淋巴结乳头状癌转移，BRAF V600E 均突变。

　　本例常规超声、弹性超声及超声造影均无明显恶性改变，颈部淋巴结异常改变是鉴别诊断的关键。

结甲型乳头状癌

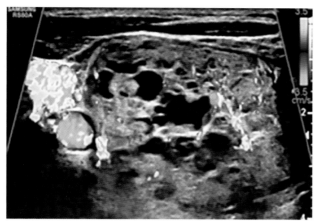

图 7-208 结甲型乳头状癌常规超声图像

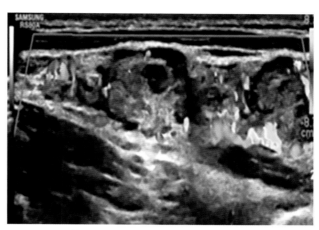

图 7-209 结甲型乳头状癌颈部淋巴结常规超声图像

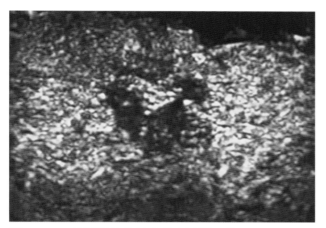

图 7-210 结甲型乳头状癌超声造影图像

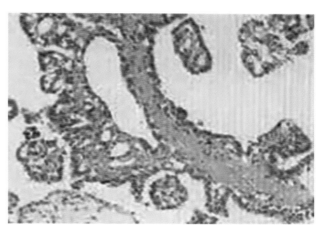

图 7-211 结甲型乳头状癌组织活检病理图像

图像与特征

常规超声 右叶囊实性、实性为主结节，等回声，纵横比 <1，边缘规则，内有蜂窝状液性暗区；两侧颈部多个异常淋巴结，淋巴门消失，见不均匀等回声和不规则液性暗区，血流 3 级，周边部分血流环绕。

超声造影 实性部分等增强，暗区无增强，包膜无环状高增强，边界不清，快进慢退。

分析与诊断

常规超声 囊实性结节（1 分），等回声（1 分），纵横比 <1（0 分），边缘规则（0 分），ACR TI-RADS 2 类（2 分），符合良性结节改变，结合颈部淋巴结异常改变，可疑结甲型乳头状癌，建议结节组织活检，淋巴结 FNAC。

超声造影 倾向于良性结节。

粗针穿刺组织活检病理 右叶甲状腺乳头状癌伴胶原纤维增生、囊性变，颈部淋巴结转移性乳头状癌。

结甲型乳头状癌

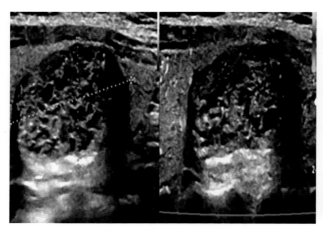

图 7-212　结甲型乳头状癌常规超声图像

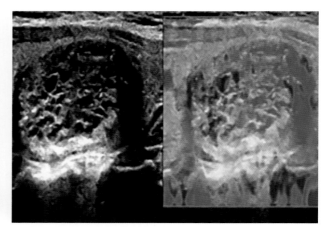

图 7-213　结甲型乳头状癌弹性超声图像

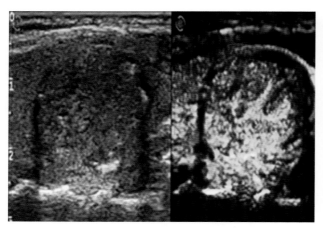

图 7-214　结甲型乳头状癌超声造影图像

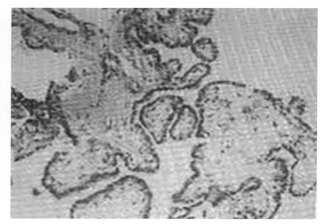

图 7-215　结甲型乳头状癌组织活检病理图像

图像与特征

常规超声　左叶囊实性结节，等回声，纵横比<1，边缘规则，包膜完整，内见弥散分布的小片无回声区，似海绵样结构，内见弥散点状强回声，少数伴"彗尾"征，血流稀少。

弹性超声　弹性评分1~2级。

超声造影　整体呈不均匀等增强，内见少许小片状低增强区，与腺体同步灌注与消退。

分析与诊断

常规超声　囊实性结节（1分），等回声（1分），纵横比<1（0分），边缘规则（0分），可疑微钙化（3分），ACR TI-RADS 4类（5分），良性可能性大，建议组织活检。

弹性超声　符合良性结节表现。

超声造影　整体不均匀等增强，无明显囊性变，但不符合恶性结节表现。

粗针穿刺组织活检病理　左叶甲状腺乳头状癌。

　　本例常规超声、弹性超声及超声造影均不符合典型恶性结节，常规超声将海绵样结构误判为囊性变，组织活检是可靠确诊方法。

【类炎型乳头状癌】

1.**常规超声**

(1) 结节结构：实性结构。

(2) 结节回声：无明显结节声像，均表现为斑片状低回声区，回声强弱不等。

(3) 结节形态：纵横比 <1。

(4) 结节边缘：不规则，无包膜，边界不清，呈斑片状、岛状分布，占位感不明显。

(5) 结节强回声：多伴有弥散点状强回声，少部分可伴"彗尾"征。

(6) 结节血流：分布不规则。

(7) 可伴有颈部淋巴结转移性改变。

(8) ACR TI-RADS：因无典型结节表现，较难评估，若伴有微钙化则多为 5 类。

2.**弹性超声**　弹性评分 2~3 级。

3.**超声造影**　病变区不均匀低增强，边界不清。

4.**鉴别诊断**　主要与局灶性桥本甲状腺炎鉴别，共性：片状或不规则形低回声区，边缘不规则。鉴别要点：

(1) 常规超声：前者片状或岛状低回声区，强弱不等，边缘较多分叶、布满毛刺，可伴散在微钙化；后者低回声强度一致，边缘不规则程度稍低，边界清楚，无钙化。

(2) 超声造影：前者为不均匀低增强，边缘不规则，边界多可见；局灶性桥本甲状腺炎则为与腺体同步同等增强，无明显结节影像。

病例 1　　**类炎型乳头状癌**

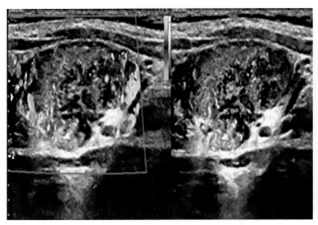

图 7-216　类炎型乳头状癌常规超声图像

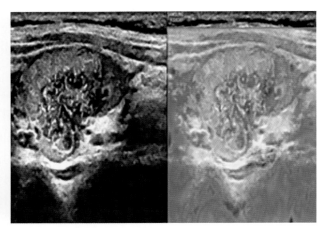

图 7-217　类炎型乳头状癌弹性超声图像

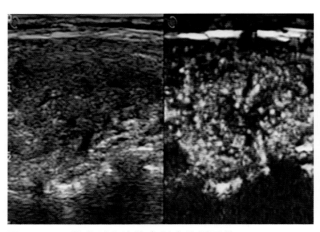

图 7-218　类炎型乳头状癌超声造影图像

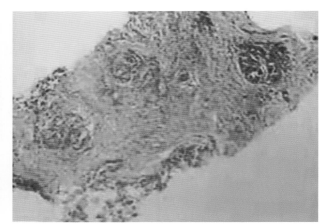

图 7-219　类炎型乳头状癌组织活检病理图像

图像与特征

常规超声　右叶斑片状低回声，纵横比 <1，无包膜，边缘布满毛刺，回声强弱不等，似呈蜂窝状结构，弥散沙砾样强回声，边缘血流略丰富，后回声增强。

弹性超声　弹性评分 2 级。

超声造影　与腺体同步开始灌注，呈不均匀低增强，早于腺体消退，无明显结节感，边界不清。

分析与诊断

常规超声　片状实性（2 分），低回声区（2 分），边缘不规则（2 分），微钙化（3 分），ACR TI-RADS 5 类（9 分），可疑恶性病变，建议组织活检。

弹性超声　符合良性病变改变。

超声造影　可疑恶性病变。

粗针穿刺组织活检病理及基因检测　右叶甲状腺乳头状癌伴广泛纤维增生，BRAF V600E 基因突变。

病例 2　类炎型乳头状癌

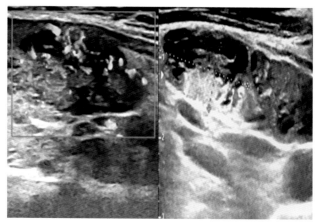

图 7-220　类炎型乳头状癌及颈部淋巴结常规超声图像

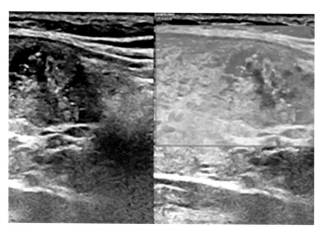

图 7-221　类炎型乳头状癌弹性超声图像

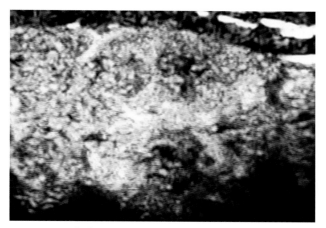

图 7-222　类炎型乳头状癌超声造影图像

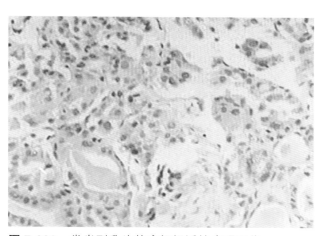

图 7-223　类炎型乳头状癌组织活检病理图像

图像与特征

常规超声　左叶片状低回声，回声强弱不等，纵横比 <1，无包膜，边缘分叶，弥散沙砾样强回声，血流丰富，分布不规则；左侧颈部Ⅳ区 2 个淋巴结肿大，淋巴门消失，见暗区及点状强回声。

弹性超声　大部分区域弹性评分 4 级。

超声造影　低回声区与腺体同步灌注，呈不均匀低增强，边缘高增强，早于腺体消退。

分析与诊断

常规超声　片状实性（2 分），低回声区（2 分），边缘不规则（2 分），微钙化（3 分），ACR TI-RADS 5 类（9 分），左侧颈部淋巴结异常改变，符合乳头状癌转移表现，可疑恶性病变，建议低回声组织活检，淋巴结 FNAC。

弹性超声　可疑恶性病变。

超声造影　可疑恶性病变。

粗针穿刺组织活检病理及基因检测　左叶甲状腺乳头状癌伴沙砾体，BRAF V600E 基因突变，颈部淋巴结为转移性乳头状癌。

病例 3 **类炎型乳头状癌**

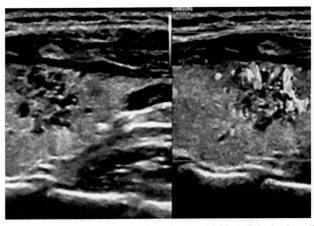

图 7-224 类炎型乳头状癌颈部淋巴结转移常规超声图像

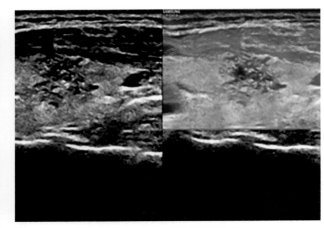

图 7-225 类炎型乳头状癌弹性超声图像

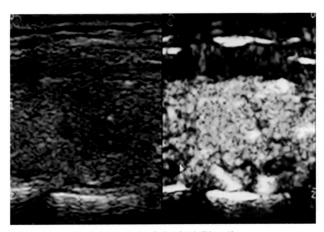

图 7-226 类炎型乳头状癌超声造影图像

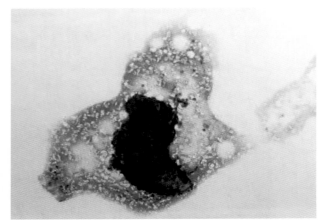

图 7-227 类炎型乳头状癌术后组织病理图像

图像与特征

常规超声 左叶片状低回声，强弱不等，纵横比 >1，无包膜，边缘多发毛刺，多个沙砾样强回声，血流丰富，分布不规则。

弹性超声 弹性评分 4 级。

超声造影 与腺体同步开始灌注，呈不均匀高增强，早于腺体消退，边界不清。

分析与诊断

常规超声 片状实性（2 分）低回声区（2 分），边缘不规则（2 分），纵横比 >1（3 分），微钙化（3 分），ACR TI-RADS 5 类（12 分），可疑恶性结节，建议 FNAC。

弹性超声 符合恶性病变。

超声造影 不符合典型良恶性结节表现，轻度可疑。

粗针穿刺组织活检病理及基因检测 左叶甲状腺乳头状癌伴沙砾体，BRAF V600E 基因突变。

术后组织病理 左叶甲状腺乳头状癌。

【局灶型乳头状癌】

1. 常规超声

（1）结节结构：实性结构。

（2）结节回声：低回声或等回声，大部分区域回声均匀，某个区域与整体结节回声有异。

（3）结节形态：纵横比＜1。

（4）结节边缘：大部分边缘规则，有包膜、边界清晰，仅见局部边缘不规则或隆起。

（5）结节强回声：部分结节局部可见沙砾样强回声。

（6）结节血流：大部分边缘有环状血流，局部回声异常区血流增多和分布异常。

（7）ACR TI-RADS：4～5 类。

2. 弹性超声 大部分区域弹性评分 1～2 级，局部回声异常区 2～4 级。

3. 超声造影 大部分区域与腺瘤增强方式类似，局灶异常区可显示不均匀低增强，局部边界不清、早消退。

4. 鉴别诊断 主要与腺瘤样结节局灶出血机化鉴别。

（1）常规超声：后者结节整体形态规则，包膜光整，结节多为等回声，局部机化呈低回声区，多位于中央，也可位于上下缘，局部多无血流；前者结节局部形态边缘不规则，包膜不完整，低回声区血流杂乱。

（2）弹性超声：两者弹性评分多为 4 级，无明显差异。

（3）超声造影：前者多为不均匀低增强，慢进快退，后者低回声区多为无增强。

病例 1　**局灶型乳头状癌**

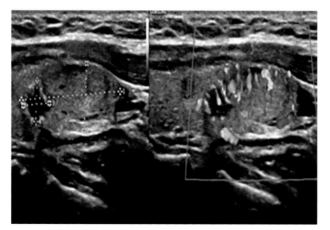

图 7-228　局灶型乳头状癌常规超声图像

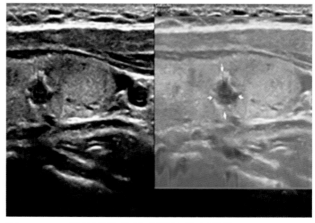

图 7-229　局灶型乳头状癌弹性超声图像

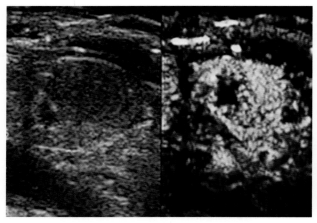

图 7-230　局灶型乳头状癌超声造影图像

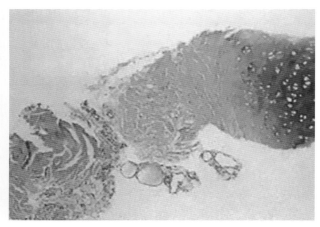

图 7-231　局灶型乳头状癌组织病理图像

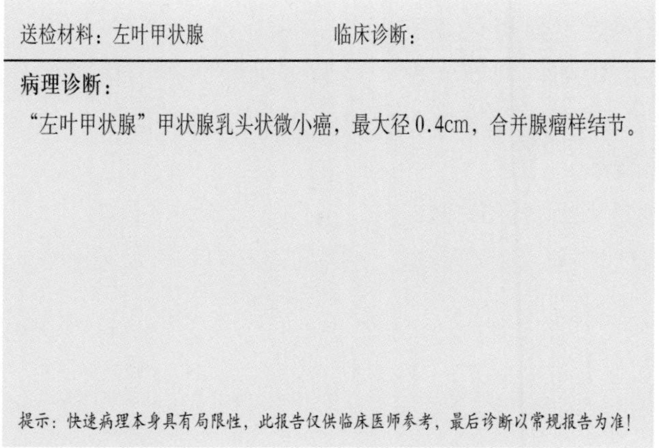

送检材料：左叶甲状腺　　　　临床诊断：

病理诊断：

"左叶甲状腺"甲状腺乳头状微小癌，最大径 0.4cm，合并腺瘤样结节。

提示：快速病理本身具有局限性，此报告仅供临床医师参考，最后诊断以常规报告为准！

图 7-232　局灶性乳头状癌术中快速病理报告

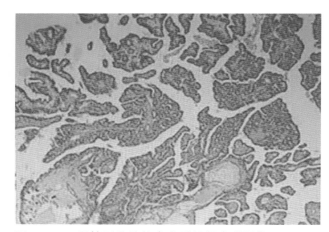

图 7-233　局灶型乳头状癌术后组织病理图像

图像与特征

常规超声　左叶等回声结节，纵横比 <1，有包膜，边界清，大部分边缘规则，回声均匀，上缘见 1 个低回声分叶，有毛刺，局灶边缘密集强回声分布，局部血流 1 级，其他结节区域血流 3 级。

弹性超声　大部分区域弹性评分 2 级，上缘密集强回声区域 4 级。

超声造影　局灶性低回声呈不均匀低增强，结节大部分区域为均匀高回声，快进慢退。

分析与诊断

常规超声　实性结节（2 分），等回声为主（1 分），纵横比 <1（0 分），上缘不规则（2 分），上缘密集微钙化（3 分），ACR TI-RADS 5 类（8 分），不排除良性结节上缘局灶性恶性病变，建议分区组织活检。

弹性超声　上缘局部硬度增加，不排除局部恶性病变。

超声造影　上缘低回声区可疑恶性病变。

粗针穿刺组织活检病理及基因检测　左叶纤维增生组织中少量腺体，BRAF V600E 基因突变。

术中快速及术后组织病理　左叶微小乳头状癌（0.40cm），合并腺瘤样结节，中央区淋巴结（1/12）见癌转移。

病例 2　局灶型乳头状癌

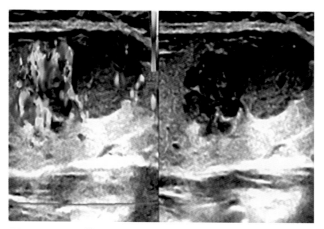

图 7-234　局灶型乳头状癌常规超声图像

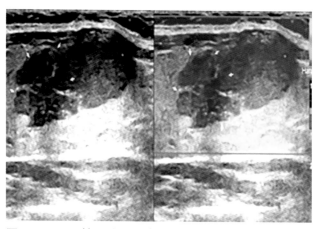

图 7-235　局灶型乳头状癌弹性超声图像

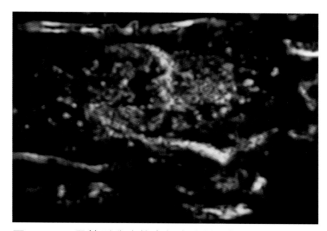

图 7-236　局灶型乳头状癌超声造影早期图像

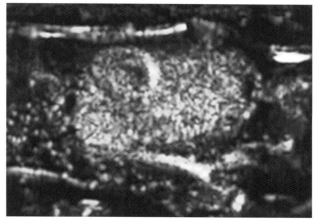

图 7-237　局灶型乳头状癌超声造影峰值图像

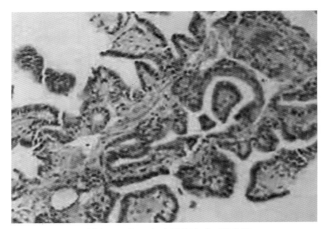

图 7-238　局灶低回声区组织活检病理图像

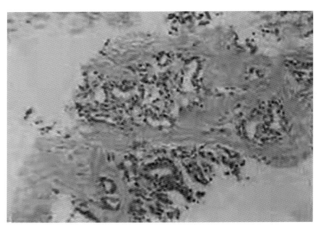

图 7-239　结节其他区域组织活检病理图像

图像与特征

常规超声　左叶低回声结节，纵横比 <1，有包膜，边界清，大部分边缘规则，上缘呈分叶状隆起，内为极低回声，局部血流丰富呈不规则环状血流向内分支，结节大部分区域血流 2 级，边缘部分包绕。

弹性超声　大部分区域弹性评分 2 级，上缘分叶状极低回声区 3 级。

超声造影　结节整体呈快进慢退高增强，上缘极低回声区早于结节其他区域增强，呈不均匀等增强。

分析与诊断

常规超声　实性结节（2 分），低回声为主（2 分），上缘不规则（2 分），纵横比 <1（0 分），ACR TI-RADS 4 类（6 分），可疑局部恶性病变，建议分区组织活检。

弹性超声　轻度可疑恶性结节。

超声造影　上缘极低回声区轻度可疑恶性。

粗针穿刺组织活检病理及基因检测　左叶（上缘极低回声）乳头状癌，BRAF V600E 基因突变；（结节中下部）提示良性甲状腺滤泡结构伴显著纤维增生，BRAF V600E 基因未见突变。

术后组织病理　左叶微小乳头状癌合并腺瘤样变。

病例 3   **局灶型乳头状癌**

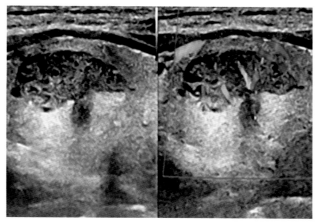

图 7-240   局灶型乳头状癌常规超声图像

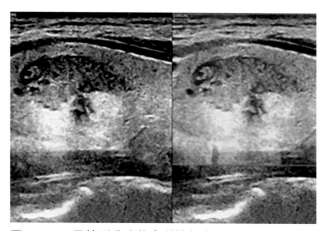

图 7-241   局灶型乳头状癌弹性超声图像

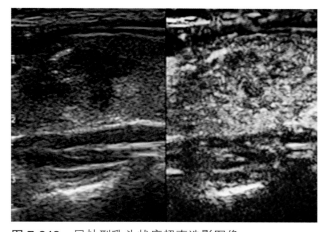

图 7-242   局灶型乳头状癌超声造影图像

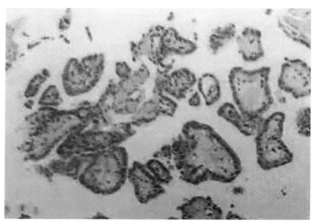

图 7-243　结节后缘异常区（标本 1）组织活检病理图像

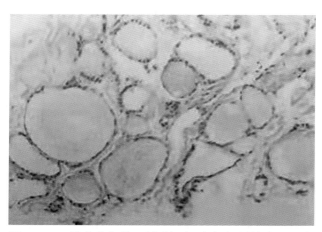

图 7-244　结节大部分区域（标本 2）组织活检病理图像

图像与特征

常规超声　左叶低回声结节，纵横比 <1，大部分有包膜，边缘规则，后缘分叶状低回声隆起，有少许毛刺，结节血流 3 级，部分边缘环绕，后缘隆起处血流 1 级。

弹性超声　结节大部分区域弹性评分 1～2 级，后缘分叶状区域 3 级。

超声造影　结节整体呈不均匀低 - 等增强，分叶隆起区低增强，分叶边界清，慢进快出。

分析与诊断

常规超声　实性结节（2 分），低回声（2 分），纵横比 <1（0 分），边缘不规则（2 分），ACR TI-RADS 4 类（6 分），后缘隆起处不排除局灶性恶性病变，建议分区穿刺活检。

弹性超声　轻度可疑恶性结节。

超声造影　可疑恶性病变。

粗针穿刺组织活检病理及基因检测　左叶标本 1（后缘分叶隆起区）甲状腺乳头状癌，BRAF V600E 基因突变；标本 2（结节其他区域）大量良性甲状腺滤泡结构，未见恶性改变，BRAF V600E 基因未突变。

术后组织病理　左叶微小乳头状癌合并结节性甲状腺肿。

　　本例常规超声、弹性超声和超声造影三者均反映结节后缘分叶状隆起区与结节大部分区域有异，局灶恶变不能排除，组织活检是可靠确诊的方法。

【粗大钙化型乳头状癌】

1. **常规超声**　缺乏特征性改变。

（1）结节结构：实性结构。

（2）结节回声：内部多发粗大强回声或边缘粗大强回声，其结构显示不全或不清，部分钙化边缘或间隙可见等回声或低回声。

（3）结节形态：纵横比 <1 或 >1。

（4）结节边缘：可规则或不规则，可显示毛刺或成角。

（5）结节强回声：结节可为整块粗大强回声占据，多发强回声充填结节或边缘完整、不完整或不规则蛋壳样强回声。

（6）结节血流：显示边缘规则条状、不规则点状血流，内部血流多显示不清。

2. **弹性超声**　结节弹性评分多为 3～4 级。

3. **超声造影**

（1）部分结节内部无明显增强，边缘不均匀低增强。

（2）部分结节为不均匀低增强。

4. **鉴别诊断**　与良性结节粗大钙化鉴别诊断。

（1）常规超声：声像图改变极为相似，若两者均可见内部粗大或边缘较粗大钙化，鉴别十分困难；若边缘不完整的蛋壳样钙化，间隙有低回声突出钙化外，则应高度怀疑恶性结节，建议 FNAC 明确诊断。

（2）弹性超声：两者弹性评分多为 4 级。

（3）超声造影：有助于两者诊断，若良性结节伴多发粗大钙化，结节边缘和钙化间隙呈较均匀高增强；而乳头状癌结节多为边缘不均匀低增强而钙化区无增强；若良性结节边缘完整蛋壳样钙化，造影结节内部多为无增强，而恶性结节伴蛋壳样钙化，结节内壁仍可显示不均匀低增强，有助于鉴别诊断。

病例 1　粗大钙化型乳头状癌

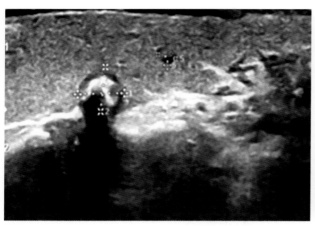

图 7-245　粗大钙化型乳头状癌常规超声图像

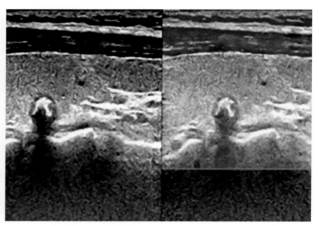

图 7-246　粗大钙化型乳头状癌弹性超声图像

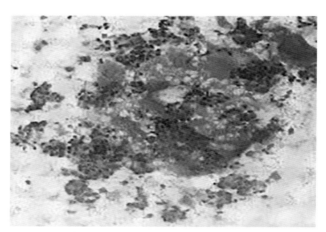

图 7-247　粗大钙化型乳头状癌细胞病理图像

图像与特征

常规超声　左叶背侧实性结节，边缘可见等回声，纵横比 <1，形态规则，边界清，内见不规则粗大强回声团伴声影，边缘血流 1 级。

弹性超声　弹性评分 3 级。

分析与诊断

常规超声　实性结节（2 分），等回声（1 分），纵横比 <1（0 分），边缘规则（0 分），粗大强回声团（1 分），ACR TI-RADS 4 类（4 分），考虑良性合并钙化可能性大，建议 FNAC。

弹性超声　轻度可疑恶性结节。

细胞病理及基因检测　左叶甲状腺乳头状癌，BRAF V600E 基因突变。

　　常规超声倾向良性结节，弹性超声难以鉴别，细针穿刺细胞学检查是可靠确诊方法。

病例 2 **粗大钙化型乳头状癌**

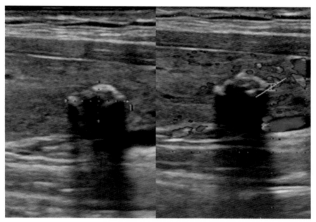

图 7-248　粗大钙化型乳头状癌常规超声图像

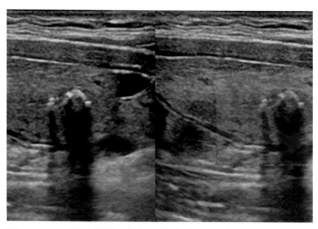

图 7-249　粗大钙化型乳头状癌弹性超声图像

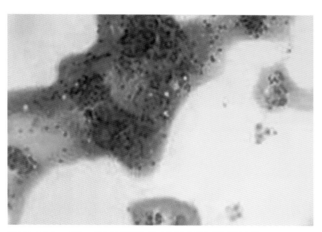

图 7-250　粗大钙化型乳头状癌细胞病理图像

图像与特征

常规超声　右叶背侧实性结节，边缘少许等回声，纵横比 <1，边缘较规则，边界尚清，内为粗大不规则强回声团占据，后伴声影，边缘血流 2 级。

弹性超声　弹性评分 4 级。

分析与诊断

常规超声　实性结节（2 分），等回声（1 分），纵横比 <1（0 分），边缘规则（0 分），边缘及内部粗大钙化（2+1 分），ACR TI-RADS 4 类（6 分），倾向良性结节并钙化，建议 FNAC。

弹性超声　可疑恶性结节。

细胞病理及基因检测　右叶甲状腺乳头状癌，BRAF V600E 基因突变。

病例 3 粗大钙化型乳头状癌

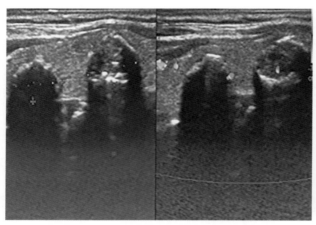

图 7-251 粗大钙化型乳头状癌常规超声图像

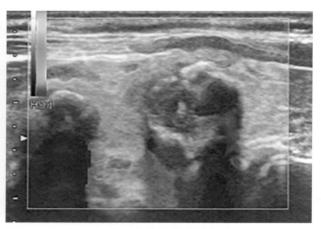

图 7-252 粗大钙化型乳头状癌弹性超声图像

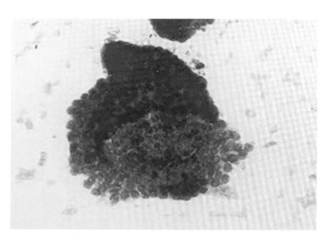

图 7-253 粗大钙化型乳头状癌细胞病理图像

图像与特征

常规超声 左叶中极 2 个实性结节，内部回声显示不清，纵横比 <1，边缘不规则（前缘成角），较小结节充满强回声，较大结节边缘不完整蛋壳样强回声，内部低回声并见数个点状强回声，后方均伴有声影，血流稀少。

弹性超声 弹性评分均为 4 级。

分析与诊断

常规超声 左叶较小结节实性（2 分），内部回声不清（1 分），纵横比 <1（0 分），边缘不规则（2 分），边缘钙化（2 分），ACR TI-RADS 5 类（7 分）；较大结节实性（2 分），低回声（2 分），纵横比 <1（0 分），边缘及点状强回声（2+3 分），ACR TI-RADS 5 类（9 分）；两个结节可疑恶性结节，建议 FNAC。

弹性超声 可疑恶性病变。

细胞病理及基因检测 均为甲状腺乳头状癌，BRAF V600E 基因均突变。

病例 4　　**粗大钙化型乳头状癌**

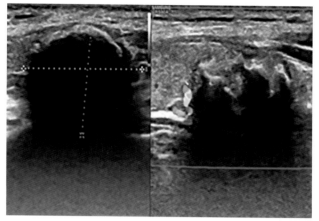

图 7-254　粗大钙化型乳头状癌常规超声图像

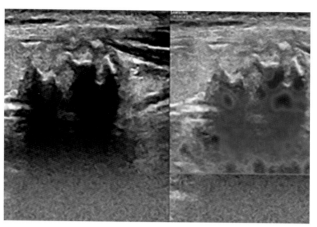

图 7-255　粗大钙化型乳头状癌弹性超声图像

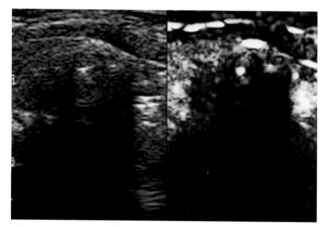

图 7-256　粗大钙化型乳头状癌超声造影图像

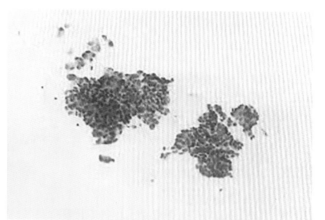

图 7-257　粗大钙化型乳头状癌细胞病理图像

图像与特征

常规超声　右叶 2 个实性结节，纵横比 <1，边缘少许毛刺，见稀少血流，结节 1 粗大强回声占据伴声影，内部回声不清，结节 2 多发粗大强回声伴声影，间隙可见等回声。

弹性超声　弹性评分均为 3~4 级。

超声造影　结节均为不均匀低增强，快进快退。

分析与诊断

常规超声　实性结节（2 分），纵横比 <1（0 分），边缘不规则（2 分），结节 1 内部回声不清（1 分），结节 2 等回声（1 分），结节 1 边缘钙化（2 分），结节 2 内部粗大钙化（1 分），ACR TI-RADS 4~5 类（6~7 分）；均轻度可疑恶性结节，建议 FNAC。

弹性超声　可疑恶性病变。

超声造影　符合恶性病变表现。

细胞病理及基因检测　右叶 2 个结节均为乳头状癌，BRAF V600E 基因均突变。

病例 5　　**粗大钙化型乳头状癌**

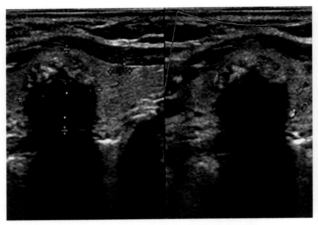

图 7-258　粗大钙化型乳头状癌常规超声图像

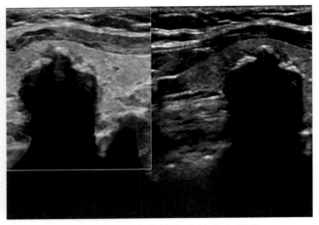

图 7-259　粗大钙化型乳头状癌弹性超声图像

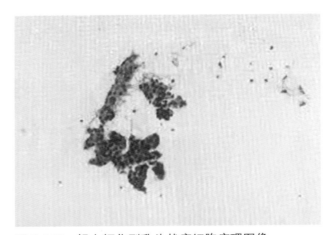

图 7-260　粗大钙化型乳头状癌细胞病理图像

图像与特征

常规超声　左叶实性结节，边缘见等回声，多个粗大及点状强回声伴声影，几乎充满结节，纵横比 >1，边缘
　　　　　有毛刺，边缘血流稀少。

弹性超声　弹性评分 4 级。

分析与诊断

常规超声　实性结节（2 分），边缘等回声（1 分），纵横比 >1（3 分），边缘不规则（2 分），混合钙化（4 分），
　　　　　ACR TI-RADS 5 类（12 分），可疑恶性结节，建议 FNAC。

弹性超声　可疑恶性结节。

细胞病理及基因检测　左叶甲状腺乳头状癌，BRAF V600E 基因突变。

病例 6 **充满钙化型乳头状癌**

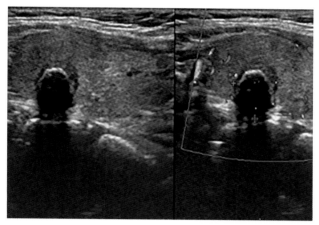

图 7-261 粗大钙化型乳头状癌常规超声图像

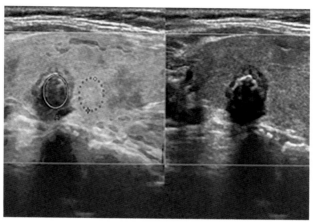

图 7-262 粗大钙化型乳头状癌弹性超声图像

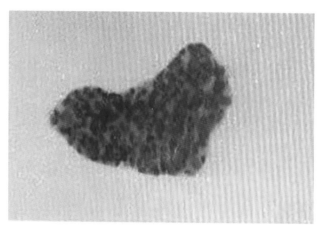

图 7-263 粗大钙化型乳头状癌细胞病理图像

图像与特征

常规超声 左叶实性结节，边缘见等回声，纵横比 >1，边缘规则，边界清，内见规则粗大强回声团，后伴宽
大声影，边缘稀少血流。

弹性超声 弹性评分 4 级。

分析与诊断

常规超声 实性结节（2 分），等回声（1 分），纵横比 >1（3 分），边缘规则（0 分），粗大钙化（1 分），
ACR TI-RADS 5 类（7 分），可疑恶性结节，建议 FNAC。

弹性超声 可疑恶性病变。

细胞病理及基因检测 左叶甲状腺乳头状癌，BRAF V600E 基因突变。

病例 7 **粗大钙化型乳头状癌**

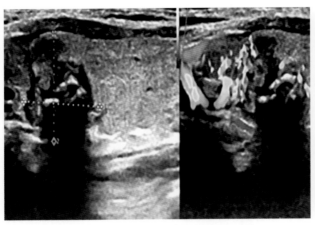

图 7-264 粗大钙化型乳头状癌常规超声图像

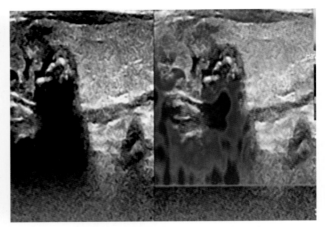

图 7-265 粗大钙化型乳头状癌弹性超声图像

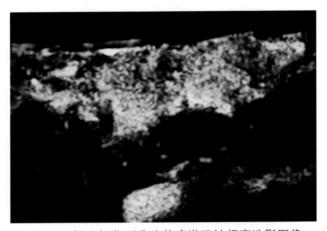

图 7-266 粗大钙化型乳头状癌淋巴结超声造影图像

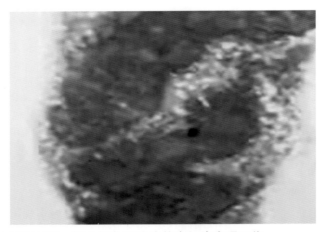

图 7-267 粗大钙化型乳头状癌细胞病理图像

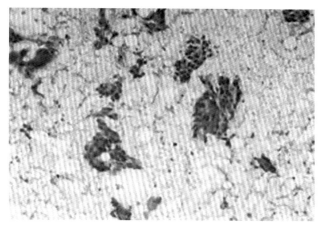

图 7-268　粗大钙化型乳头状癌Ⅲ区淋巴结细胞病理图像

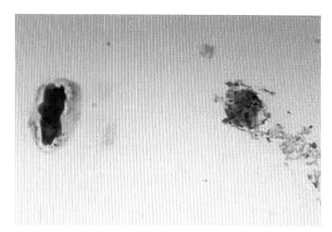

图 7-269　粗大钙化型乳头状癌Ⅳ区淋巴结细胞病理图像

图像与特征

常规超声　右叶实性结节，低回声，纵横比＞1，前缘分叶状伴毛刺，内见多个粗大强回声团伴声影，边缘血流 3 级，分布不规则；右侧颈部Ⅲ区、Ⅳ区见数个异常淋巴结，淋巴门结构消失，内均见数个中高回声团，间隙为不规则低回声区，少许沙砾样强回声，血流丰富，包膜有环绕血流。

弹性超声　结节弹性评分 4 级为主，颈部淋巴结弹性评分 1～2 级。

超声造影　甲状腺结节表现为不均匀低增强，粗大钙化区无增强，快进快退；颈部淋巴结边缘高增强，内部不均匀高增强。

分析与诊断

常规超声　实性结节（2 分），低回声（2 分），纵横比＞1（3 分），边缘不规则（2 分），粗大钙化（1 分），ACR TI-RADS 5 类（10 分），提示恶性结节；颈部多个淋巴结提示转移性改变，FNAC。

弹性超声　符合恶性结节。

超声造影　甲状腺结节和颈部淋巴结造影表现均符合恶性改变。

细胞病理及基因检测　右叶甲状腺乳头状癌，BRAF V600E 基因突变；右侧Ⅲ区和Ⅳ区淋巴结考虑乳头状癌转移灶，BRAF V600E 基因均突变，洗脱液 TG 均＞500ng/ml。

【怪异型乳头状癌】

1. 常规超声

（1）结节结构：实性结构。

（2）结节回声：低回声或极低回声，回声均或不均。

（3）结节形态：纵横比 <1 或 >1。

（4）结节边缘：边缘怪异，可呈花瓣形、多角形、不规则形，结节周边回声增强。

（5）强回声灶：无强回声灶。

（6）结节血流：多显示边缘规则血流。

2. 弹性超声　弹性评分多为 1~2 级。

3. 超声造影　为不均匀低增强，边界不清，慢进快退。

4. 鉴别诊断　主要与良性滤泡性结节鉴别。

（1）常规超声：两者均可表现为不规则低回声或极低回声，边缘不规则，鉴别困难。

（2）弹性超声：两者弹性评分均为 1~2 级，鉴别困难。

（3）超声造影：可帮助鉴别。前者结节表现为不均匀低增强或等增强，后者多与结节同步等或高增强，无明显结节影像，两者有明显差异。

病例 1 　**怪异型乳头状癌**

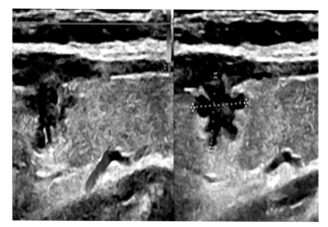

图 7-270　怪异型乳头状癌常规超声图像

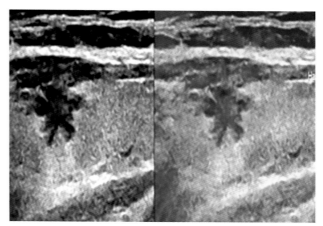

图 7-271　怪异型乳头状癌弹性超声图像

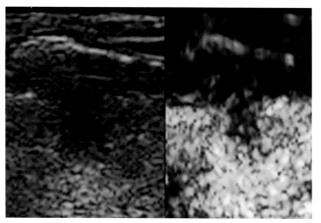

图 7-272　怪异型乳头状癌超声造影图像

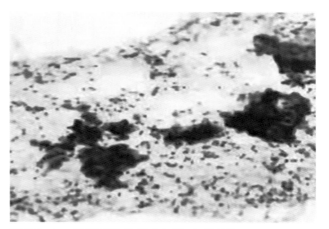

图 7-273　怪异型乳头状癌细胞病理图像

图像与特征

常规超声　左叶实性结节，低回声，纵横比 >1，边缘呈花瓣样，边缘回声略增强，血流 2 级，分布不规则，
后回声增强。

弹性超声　弹性评分 2 级。

超声造影　不均匀低增强，边界不清，慢进快退。

分析与诊断

常规超声　实性结节（2 分），低回声（2 分），纵横比 >1（3 分），边缘不规则（2 分），ACR TI-RADS 5 类（9
分），可疑恶性病变。

弹性超声　符合良性结节表现。

超声造影　符合恶性结节表现。

细胞病理及基因检测　左叶甲状腺乳头状癌，BRAF V600E 基因突变。

病例 2 **怪异型乳头状癌**

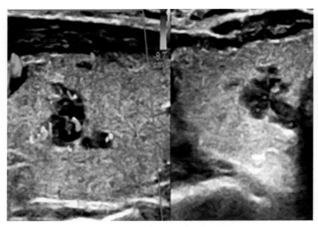

图 7-274　怪异型乳头状癌常规超声图像

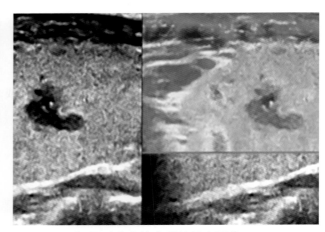

图 7-275　怪异型乳头状癌弹性超声图像

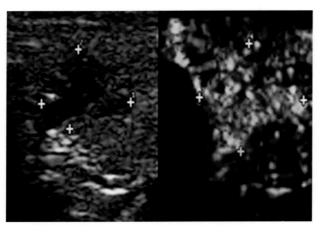

图 7-276　怪异型乳头状癌超声造影图像

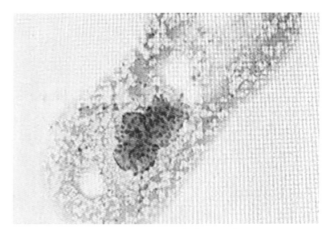

图 7-277　怪异型乳头状癌细胞病理图像

图像与特征

常规超声　右叶实性结节,低回声,纵横比<1,无包膜,边缘怪异不规则,边缘回声增强,血流丰富,分布不规则。

弹性超声　弹性评分 2 级。

超声造影　与腺体同步呈不均匀等增强,晚于腺体消退。

分析与诊断

常规超声　实性结节(2 分),低回声(2 分),纵横比<1(0 分),边缘不规则(2 分),ACR TI-RADS 4 类(6 分),轻度可疑恶性,建议 FNAC。

弹性超声　符合良性结节表现。

超声造影　不符合恶性表现。

细胞病理及基因检测　右叶甲状腺乳头状癌,BRAF V600E 基因未见突变。

　　常规超声、弹性超声和超声造影均难以确诊,FNAC 是可靠确诊方法。

【隐性乳头状癌】

1. **常规超声**

（1）甲状腺：腺体内未见明显结节回声，或直径 <2mm 的结节难以识别，或显示典型的良性结节声像改变。

（2）颈部淋巴结：显示单个或多个肿大淋巴结，可出现淋巴门消失、内部中高回声团、不规则液性暗区以及粗大或微钙化；淋巴结血流增多，分布不规则，部分显示包膜血流。

2. **弹性超声** 甲状腺腺体弹性评分 1～2 级；淋巴结 0～4 级。

3. **超声造影** 甲状腺腺体均匀高增强，颈部淋巴结呈不均匀高增强，暗区无增强，包膜环状高增强。

隐性乳头状癌

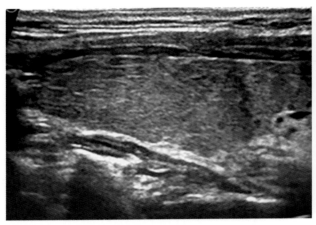

图 7-278　右侧甲状腺常规超声图像

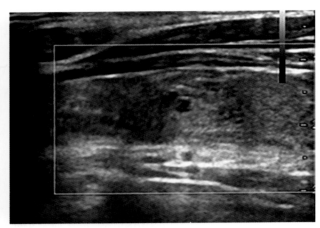

图 7-279　左侧甲状腺常规超声图像

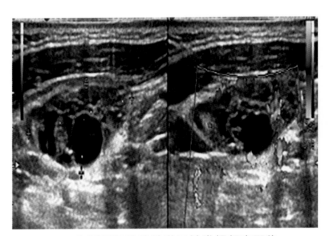

图 7-280　右侧颈部转移性淋巴结常规超声图像

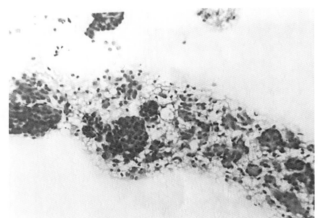

图 7-281　右侧颈部淋巴结细胞病理图像

图像与特征

常规超声　两叶甲状腺内部未见结节图像；右侧颈部Ⅳ区见 1 个异常淋巴结，长短径比 <2，淋巴门消失，内以囊性结构为主，呈海绵样改变，见点状强回声，血流分布不规则。

分析与诊断

常规超声　两侧甲状腺未见结节图像，右侧Ⅳ区淋巴结异常改变符合典型乳头状癌转移性表现，故不排除隐性甲状腺癌，建议 FNAC。

细胞病理及基因检测　右侧Ⅳ区淋巴结符合乳头状癌转移性改变；BRAF V600E 基因未见突变，穿刺洗脱液 TG234ng/ml。

本例甲状腺内无明显结节显示，右侧颈部异常淋巴结 FNAC 是可靠确诊方法。

病例 2 **隐性乳头状癌**

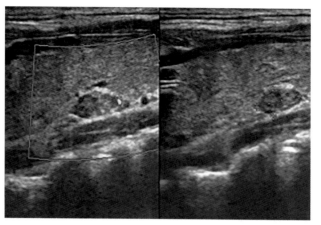

图 7-282　左侧甲状腺腺体及后方淋巴结常规超声图像

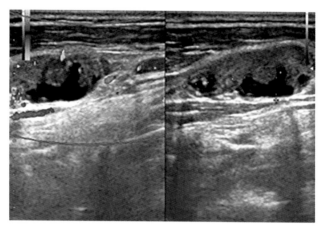

图 7-283　隐性乳头状癌颈部转移性淋巴结常规超声图像

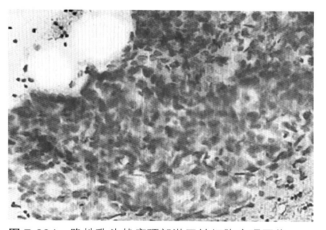

图 7-284　隐性乳头状癌颈部淋巴结细胞病理图像

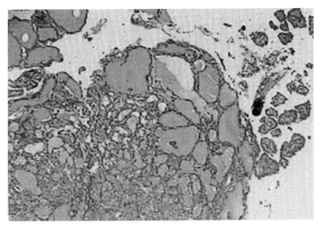

图 7-285 隐性乳头状癌术后组织病理图像

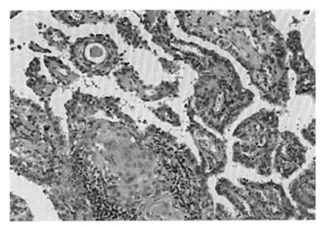

图 7-286 隐性乳头状癌颈部淋巴结术后组织病理图像

常规超声 甲状腺两叶未见明显结节图像；左侧Ⅵ区（中极后方）见 1 个淋巴结（0.80cm×0.40cm），淋巴门消失不清；左侧Ⅵ区（甲状腺下方）另见 1 个肿大淋巴结（2.70cm×0.81cm），淋巴门消失，内见 3 个等回声团，边缘为不规则液性暗区，并见数个沙砾样强回声，边缘血流 2 级。

常规超声 甲状腺两叶未见明显结节，左侧Ⅵ区 2 个淋巴结淋巴门消失，内见等回声、液性暗区和微钙化，符合典型甲状腺乳头状癌转移性改变，可疑甲状腺隐性乳头状癌，建议淋巴结 FNAC。

细胞病理及基因检测 左侧Ⅵ区显示淋巴细胞背景伴异型上皮细胞，BRAF V600E 基因突变，淋巴结洗脱液 TG>500ng/ml。

术后组织病理 左侧甲状腺乳头状癌，4 个病灶，最大为 0.13cm×0.24cm；左侧颈部淋巴结转移性乳头状癌。

　　本例手术左侧甲状腺乳头状癌病灶较小，常规超声难以发现和鉴别，左侧颈部淋巴结转移性乳头状癌与超声所见一致，综合诊断本例符合甲状腺隐性乳头状癌。

病例3 隐性乳头状癌

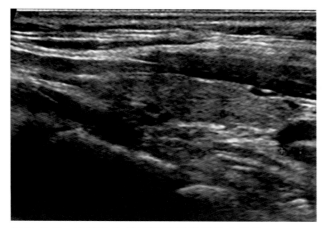

图 7-287 隐性乳头状癌甲状腺常规超声图像

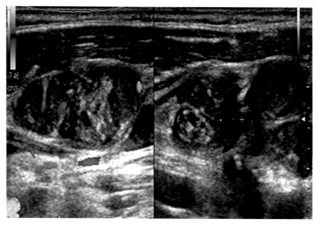

图 7-288 隐性乳头状癌颈部转移性淋巴结常规超声图像（1）

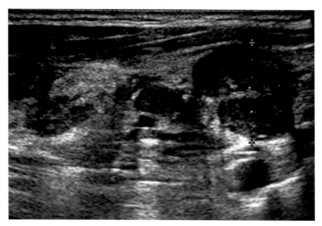

图 7-289 隐性乳头状癌颈部转移性淋巴结常规超声图像（2）

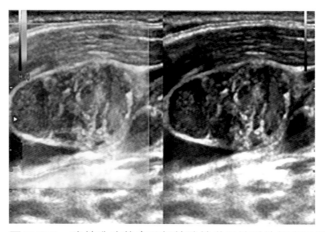

图 7-290 隐性乳头状癌颈部转移性淋巴结弹性超声图像

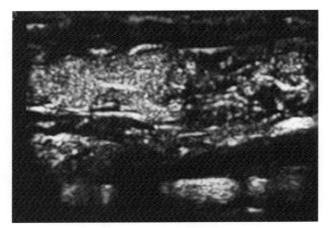

图 7-291　隐性乳头状癌颈部转移性淋巴结超声造影图像

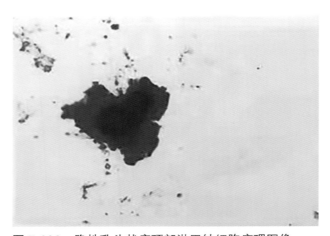

图 7-292　隐性乳头状癌颈部淋巴结细胞病理图像

图像与特征

常规超声　甲状腺两叶未见明显结节图像；左侧颈部中央区及侧区见多个异常淋巴结图像，淋巴门结构消失，内见等回声团，可见不规则液性暗区，并见数个沙砾样强回声，边缘血流 2 级。

弹性超声　腺体弹性评分 2 级，颈部淋巴结弹性评分 0～4 级。

超声造影　颈部淋巴结自边缘向内部增强，呈不均匀增强。

分析与诊断

常规超声　甲状腺两叶未见明显结节；左侧颈部淋巴结符合典型乳头状癌转移性淋巴结，可疑甲状腺隐性乳头状癌。

弹性超声　颈部淋巴结符合囊实性病变，可疑转移性改变。

超声造影　颈部淋巴结符合恶性改变。

细胞病理及基因检测　左侧颈侧区淋巴结甲状腺乳头状癌转移灶，BRAF V600E 基因突变，淋巴结洗脱液 TG>500ng/ml。

术后组织病理　左侧甲状腺多灶乳头状癌，最大直径 0.22cm；左侧颈部淋巴结转移性乳头状癌。

病例 4　隐性乳头状癌

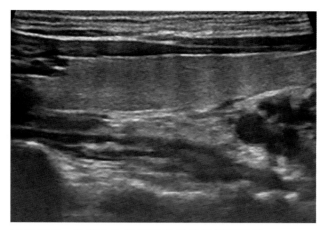

图 7-293　隐性乳头状癌甲状腺常规超声图像

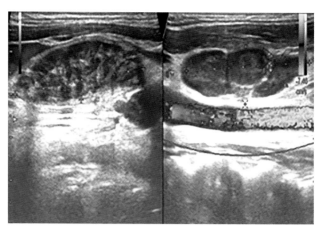

图 7-294　隐性乳头状癌颈部转移性淋巴结常规超声图像

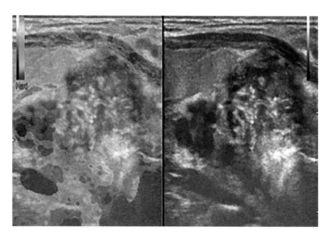

图 7-295　隐性乳头状癌转移性淋巴结弹性超声图像

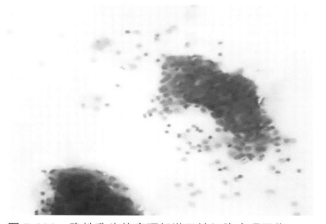

图 7-296　隐性乳头状癌颈部淋巴结细胞病理图像

图像与特征

常规超声　甲状腺两叶未见结节影像；左侧颈部Ⅵ区见 1 个淋巴结（2.84cm×1.03cm），淋巴门消失，为不均匀低回声，见多个沙砾样强回声，血流不规则，边缘有包绕血流。

弹性超声　淋巴结弹性评分 3～4 级。

分析与诊断

常规超声　左侧Ⅵ区淋巴结符合乳头状癌转移性改变，可疑甲状腺隐性乳头状癌，建议淋巴结 FNAC。

弹性超声　可疑恶性改变。

细胞病理及基因检测　左侧淋巴细胞背景伴异型上皮细胞，BRAF V600E 基因突变，洗脱液 TG＞500ng/ml。

本例淋巴结异常回声，是可疑隐性乳头状癌的主要依据，FNAC 是确诊的关键。

【两种不同超声表现的乳头状癌】

1. **常规超声**　一侧或两侧出现声像图表现为不同类型的乳头状癌结节：

（1）典型乳头状癌和囊内型乳头状癌并存。

（2）低回声乳头状癌和等回声乳头状癌并存。

（3）经典型乳头状癌和斑纹型乳头状癌并存等。

2. **弹性超声**　弹性评分不一。

3. **超声造影**　各种类型的乳头状癌其超声造影表现具有原有类型的特征。

病例 1　**两侧不同超声表现的乳头状癌**

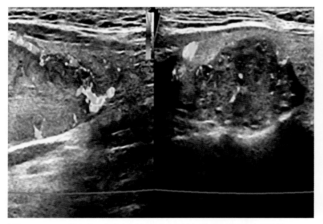

图 7-297　混合型乳头状癌两侧结节常规超声图像

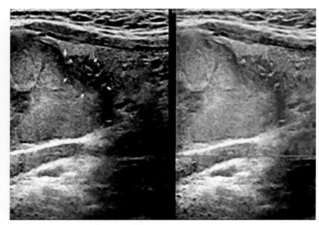

图 7-298　右侧乳头状癌弹性超声图像

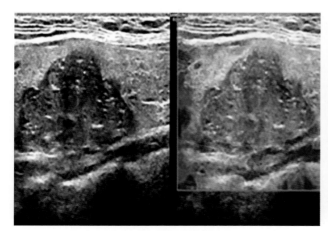

图 7-299　左侧乳头状癌弹性超声图像

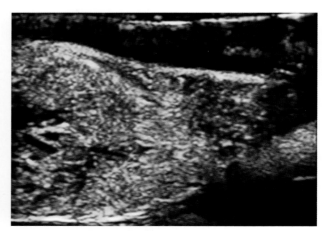

图 7-300　右侧乳头状癌超声造影图像

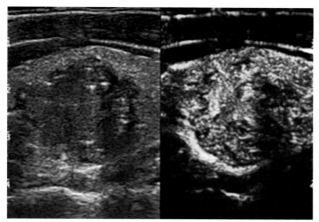

图 7-301　左侧乳头状癌超声造影图像

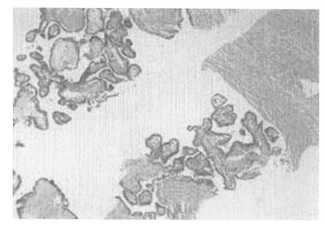

图 7-302　左侧乳头状癌组织病理图像

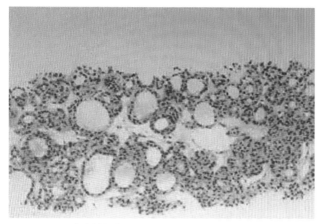

图 7-303　右侧结节钙化区组织活检病理图像

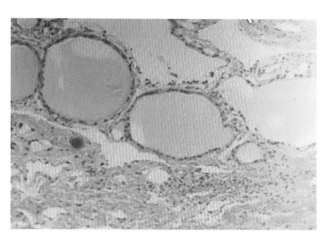

图 7-304　右侧未钙化区组织病理图像

图像与特征

常规超声　①右叶实性结节，等回声，纵横比＜1，下缘局部低回声，边缘毛刺，多个点状强回声，结节中心不规则低回声暗区，结节血流 3 级，部分环绕，下缘血流分布不规则；②左叶实性结节，低回声，纵横比＜1，无包膜，边缘不规则，弥散点状强回声，血流 2 级，分布不规则。

弹性超声　右叶结节弹性评分 1～2 级，左叶结节弹性评分 3 级。

超声造影　右叶结节大部分与腺体同步呈高增强，中心少许无增强区，下缘低回声区不均匀低增强，结节整体快速消退；左叶结节呈不均匀低增强，慢进快退。

分析与诊断

常规超声　右叶实性结节（2 分），等回声（1 分），纵横比＜1（0 分），下缘不规则（2 分），下缘微钙化（3 分），ACR TI-RADS 5 类（8 分），轻度可疑恶性，建议分区组织穿刺活检；左叶实性结节（2 分），低回声（2 分），纵横比＜1（0 分），边缘不规则（2 分），多发微钙化（3 分），ACR TI-RADS 5 类（9 分），提示恶性结节。

弹性超声　右叶结节难以鉴别，左叶可疑恶性结节。

超声造影　右叶整体倾向于良性病变，下缘低回声轻度可疑；左叶符合恶性结节改变。

粗针穿刺组织活检病理及基因检测　右叶结节性甲状腺肿，部分见沙砾样体，BRAF V600E 基因突变；左叶甲状腺乳头状癌，BRAF V600E 基因突变。

术后组织病理　左侧乳头状癌，右侧微小乳头状癌伴结节性甲状腺肿。

病例 2　两侧不同超声表现的乳头状癌

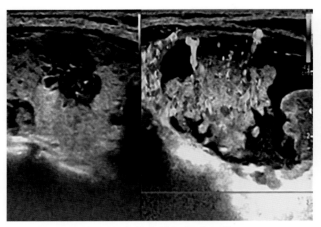

图 7-305　混合型乳头状癌常规超声图像

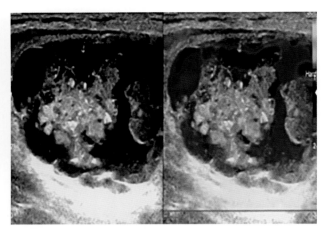

图 7-306　左侧乳头状癌弹性超声图像

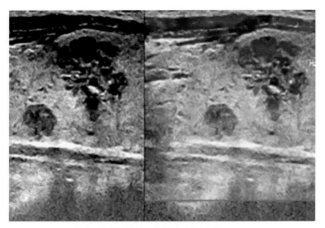

图 7-307　右侧乳头状癌弹性超声图像

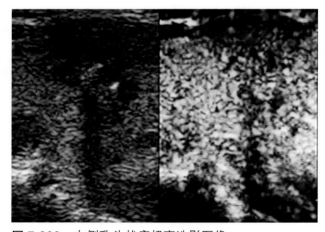

图 7-308　右侧乳头状癌超声造影图像

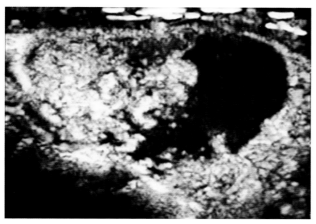

图 7-309　左侧乳头状癌超声造影图像

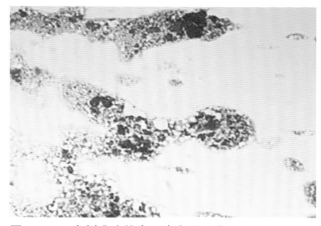

图 7-310　右侧乳头状癌细胞病理图像

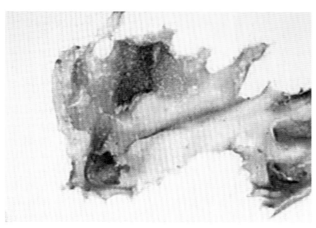

图 7-311　左侧乳头状癌细胞病理图像

图像与特征

常规超声　右叶实性结节，低回声，纵横比 <1，无包膜，边缘分叶和毛刺，1 枚粗大强回声团伴声影，数个点状强回声，血流稀少，分布不规则，后回声增强；左叶囊实性结节，纵横比 <1，边缘规则，内见 2 处不规则实性等回声隆起，内见多发性点状强回声，血流丰富，分布不规则。

弹性超声　右侧弹性评分 3 级；左侧结节实性区弹性评分 3 级，暗区 0 级。

超声造影　右侧结节呈不均匀低增强，边界欠清，慢进快退；左侧实性区不均匀高增强，边缘环状增强，与腺体同步增强，慢于腺体消退。

分析与诊断

常规超声　右侧实性结节（2 分），低回声（2 分），纵横比 <1（0 分），边缘不规则（2 分），粗大及点状强回声（4 分），ACR TI-RADS 5 类（10 分），考虑恶性结节；左侧囊实性结节（1 分），等回声（1 分），微钙化（3 分），边缘规则（0 分），ACR TI-RADS 4 类（5 分），不排除囊内型乳头状癌，建议 FNAC。

弹性超声　两侧可疑恶性结节。

超声造影　右侧符合恶性结节表现；左侧倾向于良性结节。

细胞病理及基因检测　右侧甲状腺乳头状癌，BRAF V600E 基因突变；左侧涂片仅见胶质成分及少量滤泡上皮细胞，BRAF V600E 基因突变。

术后组织病理　双侧均为甲状腺乳头状癌。

病例 3　同侧不同超声表现的乳头状癌

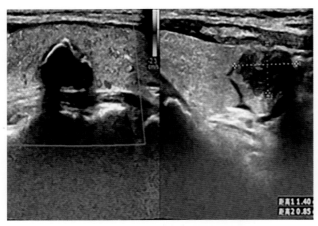

图 7-312　左侧不同类型乳头状癌常规超声图像

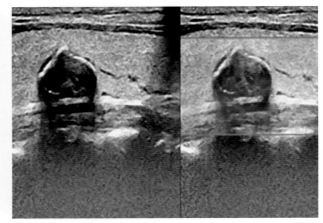

图 7-313　左侧（1）乳头状癌弹性超声图像

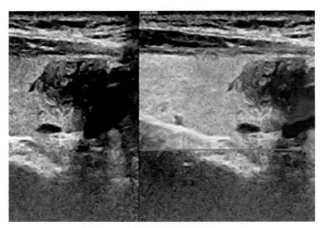

图 7-314　左侧（2）乳头状癌弹性超声图像

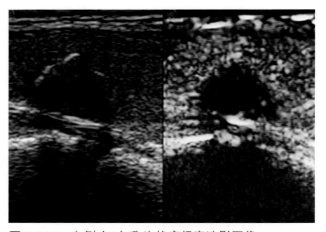

图 7-315　左侧（1）乳头状癌超声造影图像

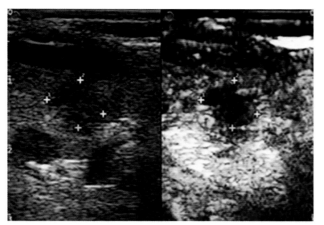

图 7-316　左侧（2）乳头状癌超声造影图像

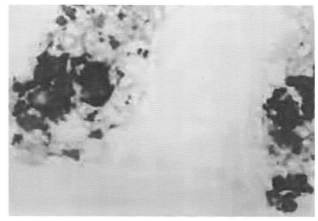

图 7-317　左侧（1）结节细胞病理图像

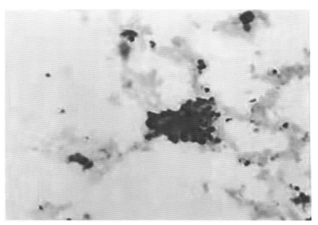

图 7-318　左侧（2）结节细胞病理图像

常规超声　左叶 2 个实性结节，结节（1）低回声，纵横比 <1，边界清，前缘成角，边缘见不完整蛋壳样强回声，伴声影，边缘血流稀少；结节（2）低回声，纵横比 <1，边缘见毛刺，血流稀少。

弹性超声　弹性评分均为 4 级。

超声造影　结节均显示低增强，慢进快退。

分析与诊断

常规超声　实性结节（2 分），低回声（2 分），边缘不规则（2 分），纵横比 <1（0 分），右侧边缘粗大钙化（2 分）；结节（1）ACR TI-RADS 5 类（8 分），结节（2）ACR TI-RADS 4 类（6 分），均可疑恶性结节，建议 FNAC。

弹性超声　符合恶性结节。

超声造影　符合恶性结节。

细胞病理及基因检测　左侧甲状腺 2 个结节均为乳头状癌，BRAF V600E 基因突变。

术后组织病理　左侧甲状腺乳头状癌。

　　本例结节（1）为粗大钙化型，结节（2）为经典型，常规超声、弹性超声及超声造影均提示恶性结节，与病理一致。

病例 4　同侧不同超声表现的乳头状癌

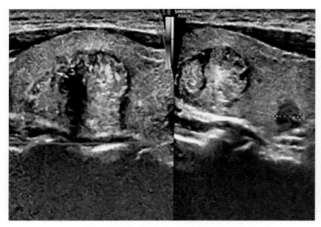

图 7-319　右侧不同类型乳头状癌常规超声图像

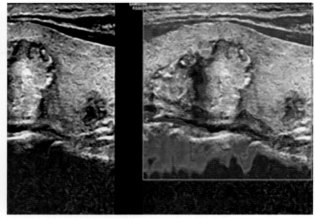

图 7-320　右侧不同类型乳头状癌弹性超声图像

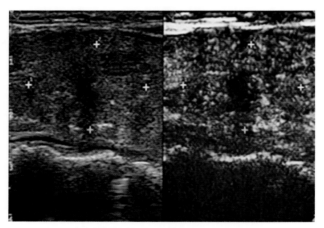

图 7-321　右侧等回声乳头状癌超声造影图像

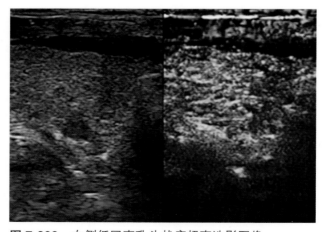

图 7-322　右侧低回声乳头状癌超声造影图像

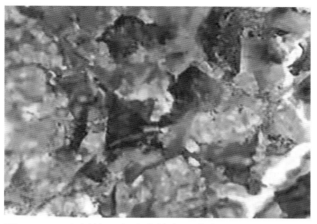

图 7-323　右侧等回声乳头状癌细胞病理图像

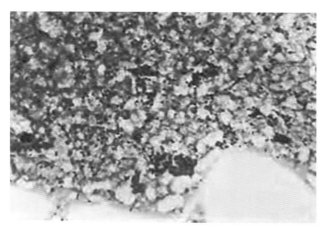

图 7-324　右侧低回声乳头状癌细胞病理图像

图像与特征

常规超声　右叶 2 个实性结节，结节（1）等回声，纵横比 <1，边界清，边缘多个毛刺，边缘散在沙砾样强回声，中央聚集伴声影，血流 2~3 级；结节（2）低回声，边缘毛刺，纵横比 >1，血流 1 级。

弹性超声　弹性评分均以 3 级为主。

超声造影　均为不均匀稍低增强，边界不清，慢进快退，等回声结节沙砾样聚集区无增强。

分析与诊断

常规超声　右侧结节 1：实性（2 分），等回声（1 分），纵横比 <1（0 分），边缘不规则（2 分），多发微钙化（3 分），ACR TI-RADS 5 类（8 分）；结节 2：实性（2 分），低回声（2 分），边缘不规则（2 分），纵横比 >1（3 分），ACR TI-RADS 5 类（9 分）；均可疑恶性结节，建议 FNAC。

弹性超声　可疑恶性结节。

超声造影　可疑恶性结节。

细胞病理及基因检测　右叶甲状腺 2 个均为乳头状癌，BRAF V600E 基因突变。

　　本例较大结节为等回声型乳头状癌，较小结节为典型乳头状癌，常规超声、弹性超声及超声造影均可疑恶性结节，与病理一致。

二、乳头状癌病理亚型

常见弥漫硬化型乳头状癌和滤泡亚型乳头状癌两种。

（一）弥漫硬化型乳头状癌

弥漫硬化型是甲状腺乳头状癌的一种罕见变型，约占甲状腺乳头状癌的 1.8%。组织学特征性的表现为甲状腺弥漫性受累，出现广泛纤维化，鳞状上皮化生，严重淋巴细胞浸润，多发沙砾样体，易出现颈部淋巴结转移。

1. 常规超声

（1）腺体回声：一侧或两侧可见弥漫性病变，回声增粗分布不均，见弥散回声减弱区。

（2）强回声灶：一侧或两侧腺体内见弥漫性不均匀分布的沙砾样强回声，部分聚集。

（3）结节形态：部分可见边界模糊，边缘不规则的低回声区，大多无明显结节影像。

（4）结节回声：可疑结节多为低回声区，少见等回声区。

（5）腺体血流：腺体血流明显增多，分布不规则，可疑结节处边缘可见不规则血流。

2. 弹性超声　腺体整体弹性评分多为 2~3 级，可疑结节处弹性评分 3~4 级。

3. 超声造影　腺体整体为不均匀等增强，可疑结节区可呈不均匀低增强。

4. BRAF 基因　几乎均为野生型。

5. ACR TI-RADS 分类　因结节感不明显较难评估。

6. 鉴别诊断　主要与桥本甲状腺炎合并弥漫性微钙化鉴别。

（1）常规超声：两者腺体内均可见弥漫性病变和弥漫性微钙化，但前者分布不均，多见聚集区，部分可疑低回声结节；后者弥漫性微钙化为均匀性分布，无可疑结节。

（2）弹性超声：两者腺体弹性图像无明显差异，评分均为 2~3 级。

（3）超声造影：前者造影腺体常为不均匀中等增强，可疑结节区为不均匀低增强；后者造影腺体整体呈不均匀等增强或高增强，无明显不均匀低增强区。

（4）组织活检：两者鉴别诊断的唯一方法。

弥漫硬化型乳头状癌

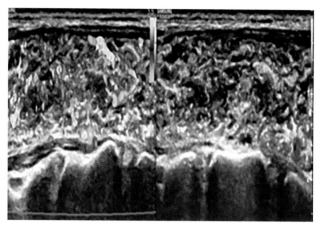 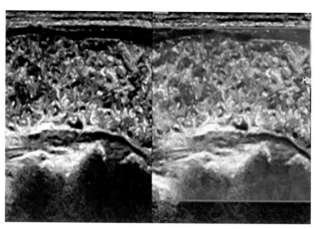

图 7-325　右侧弥漫硬化型乳头状癌常规超声图像　　　图 7-326　右侧弥漫硬化型乳头状癌弹性超声图像

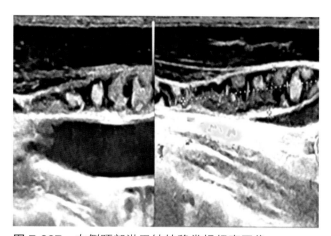

图 7-327　右侧颈部淋巴结转移常规超声图像

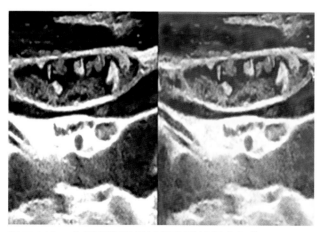

图 7-328　右侧颈部淋巴结转移弹性超声图像

237

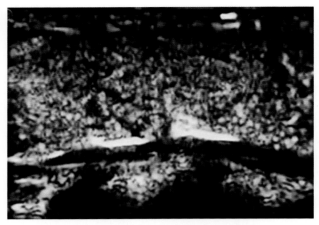

图 7-329　弥漫硬化型乳头状癌超声造影图像

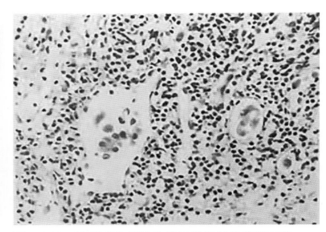

图 7-330　弥漫硬化型乳头状癌组织活检病理图像

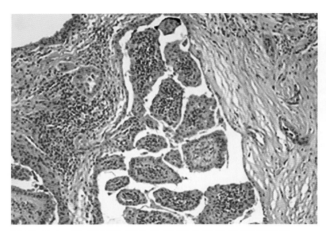

图 7-331　弥漫硬化型乳头状癌术后组织病理图像

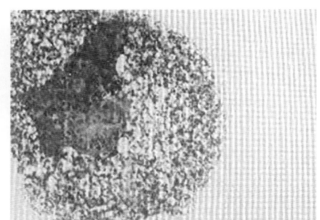

图 7-332　弥漫硬化型乳头状癌颈部淋巴结细胞病理图像

图像与特征

常规超声　右叶弥漫性病变，弥漫分布的沙砾样强回声，未见明显结节图像，腺体血流丰富，分布不规则；左颈侧区多发性淋巴结肿大，淋巴门消失，多个中高回声团，夹杂不规则低回声区，血流丰富不规则。

弹性超声　腺体弹性评分 2～3 级。

超声造影　不均匀低 - 等增强，未见结节影像显示。

分析与诊断

常规超声　右叶弥漫性病变，弥漫性微钙化，未见结节图像，结合颈部多个淋巴结改变符合乳头状癌转移改变，可疑弥漫硬化型乳头状癌，建议甲状腺组织活检、淋巴结 FNAC 明确诊断。

弹性超声　难以鉴别良恶性。

超声造影　难以鉴别良恶性。

粗针穿刺组织活检病理　右叶弥漫硬化型乳头状癌，BRAF 基因未见突变；右叶淋巴结显示淋巴细胞背景伴异型上皮细胞，淋巴结穿刺液 TG>500ng/ml。

术后组织病理　右叶弥漫硬化型乳头状癌，伴右侧多发性颈部淋巴结转移。

病例 2　弥漫硬化型乳头状癌

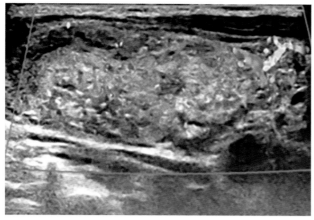

图 7-333　弥漫硬化型乳头状癌常规超声图像

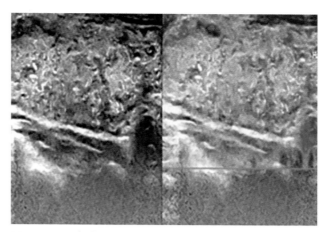

图 7-334　弥漫硬化型乳头状癌弹性超声图像

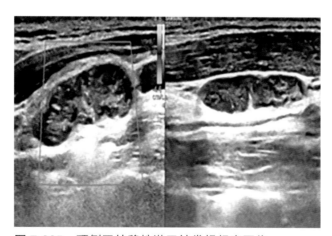

图 7-335　颈侧区转移性淋巴结常规超声图像

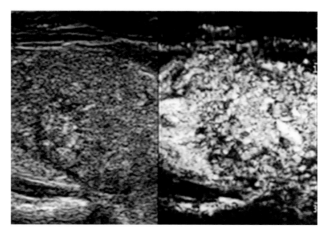

图 7-336　弥漫硬化型乳头状癌超声造影图像

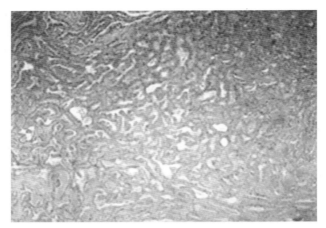

图 7-337　弥漫硬化型乳头状癌组织活检病理图像

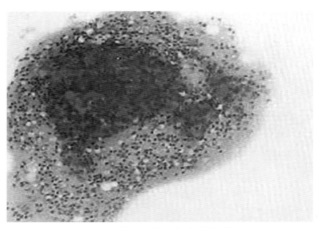

图 7-338　右颈Ⅲ区淋巴结细胞病理图像

图像与特征

常规超声　右叶弥漫性病变，弥漫性不均匀分布的沙砾样强回声，有 2 处聚集，无明显结节，腺体血流 2 级，分布不规则；右侧颈部 2 个异常淋巴结，淋巴门消失，为不均匀低回声，多个沙砾样强回声。

弹性超声　腺体弹性评分 2～3 级。

超声造影　腺体呈不均匀增强，沙砾样强回声聚集区呈不均匀等 - 高增强，无结节影像。

分析与诊断

常规超声　右叶弥漫性病变，弥漫性微钙化，无结节征象，但颈部多发淋巴结呈典型乳头状癌转移改变，不排除弥漫硬化型乳头状癌，建议右叶组织活检，淋巴结 FNAC。

弹性超声　良恶性难以鉴别。

超声造影　良恶性难以鉴别。

粗针穿刺组织活检病理　右叶弥漫硬化型乳头状癌，右侧淋巴结细胞学淋巴细胞背景伴异型上皮细胞，BRAF 基因均未见突变。

术后组织病理　右叶弥漫硬化型乳头状癌，右侧颈部多发乳头状癌转移性淋巴结。

病例 3　**弥漫硬化型乳头状癌**

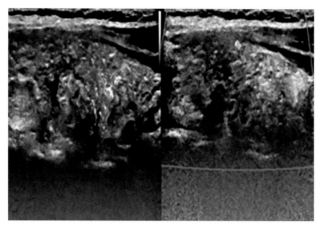

图 7-339　右侧弥漫硬化型乳头状癌常规超声图像

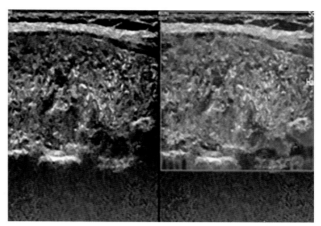

图 7-340　右侧弥漫硬化型乳头状癌弹性超声图像

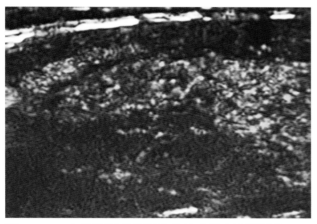

图 7-341　右侧弥漫硬化型乳头状癌超声造影图像

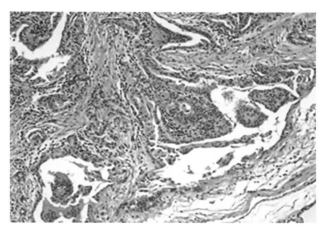

图 7-342　右侧弥漫硬化型乳头状癌组织活检病理图像

图像与特征

常规超声　右叶弥漫性病变，见弥漫不均匀分布的沙砾样强回声，中极似见斑片状低回声区，未见明显结节图像。

弹性超声　腺体弹性评分 2～3 级。

超声造影　腺体不均匀低 - 等增强，似见斑片状不均匀低增强区。

分析与诊断

常规超声　右叶弥漫性病变，弥漫性微钙化，无明显结节征象，不排除弥漫硬化型乳头状癌，建议穿刺活检。

弹性超声　难以鉴别良恶性。

超声造影　不能排除恶性病变。

粗针穿刺组织活检病理　右叶弥漫硬化型乳头状癌，BRAF V600E 基因未见突变。

术后组织病理　右叶弥漫硬化型乳头状癌。

病例 4 **弥漫硬化型乳头状癌**

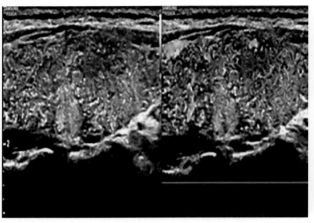

图 7-343 弥漫硬化型乳头状癌常规超声图像

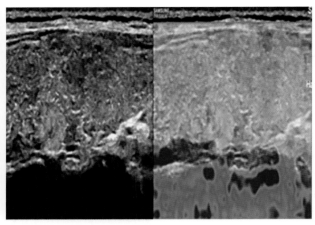

图 7-344 弥漫硬化型乳头状癌弹性超声图像

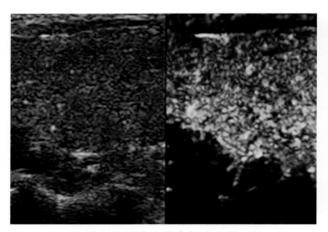

图 7-345 弥漫硬化型乳头状癌超声造影图像

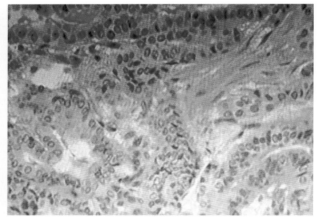

图 7-346 弥漫硬化型乳头状癌组织活检病理图像

图像与特征

常规超声 右叶弥漫性病变，可见弥漫不均匀分布的沙砾样强回声，部分聚集，血流分布不规则。
弹性超声 腺体弹性评分 2 级。
超声造影 腺体不均匀低 - 等增强，未见结节影像。

分析与诊断

常规超声 右叶弥漫性病变，弥漫微钙化，无明显结节征象，不能排除弥漫硬化型乳头状癌，建议穿刺活检。
弹性超声 难以鉴别良恶性。
超声造影 难以鉴别良恶性。
粗针穿刺组织活检病理 右叶弥漫硬化型乳头状癌，BRAF V600E 基因未见突变。
术后组织病理 右叶弥漫硬化型乳头状癌。

病例 5   **弥漫硬化型乳头状癌**

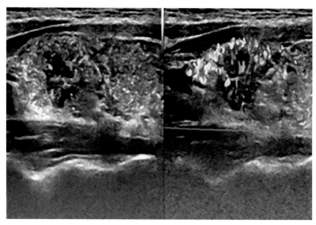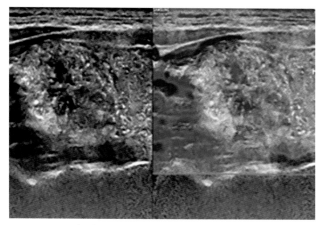

图 7-347　弥漫硬化型乳头状癌常规超声图像　　　　图 7-348　弥漫硬化型乳头状癌弹性超声图像

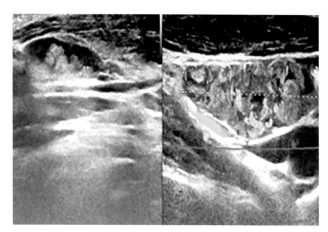

图 7-349　颈部转移性淋巴结常规超声图像

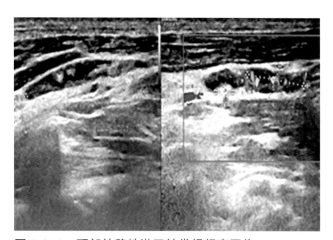

图 7-350　颈部转移性淋巴结常规超声图像

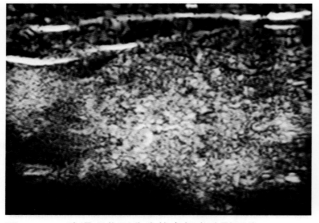

图 7-351　弥漫硬化型乳头状癌超声造影图像

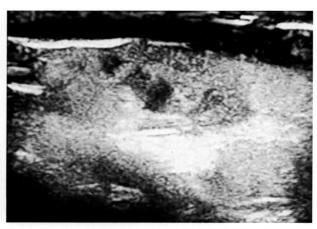

图 7-352　右侧颈部转移性淋巴结超声造影图像

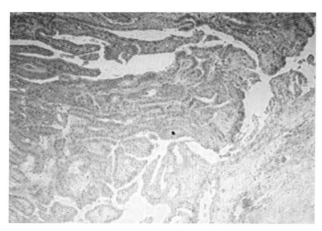

图 7-353　弥漫硬化型乳头状癌组织活检病理图像

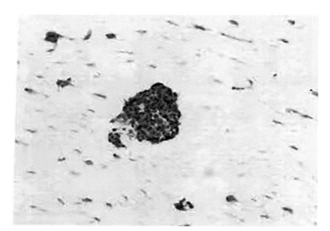

图 7-354　颈部淋巴结细胞病理图像

图像与特征

常规超声　两侧弥漫性改变，右叶弥漫性点状强回声不均匀分布，内部见 1 个低回声结节，边缘不规则，纵横比 >1，多发点状强回声，血流 3 级，分布不规则；右侧颈部Ⅲ区见 2 个异常淋巴结，Ⅳ区见 2 个异常淋巴结，淋巴门移位，内均见高回声团，局部血流丰富；周围蜂窝状暗区，伴有数个点状强回声，血流丰富，分布不规则。

弹性超声　右叶结节弹性评分 3 级。

超声造影　腺体不均匀低 - 高增强，无明显结节影像；淋巴结内高增强团及无增强区。

分析与诊断

常规超声　两侧弥漫性病变，右侧结节（2 分），低回声（2 分），纵横比 >1（3 分），边缘不规则（2 分），微钙化（3 分），ACR TI-RADS 5 类（12 分），结合弥漫性病变及微钙化，可疑右叶弥漫硬化型乳头状癌，建议组织活检；两侧淋巴结异常改变提示转移灶，建议 FNAC。

弹性超声　可疑恶性病变。

超声造影　右侧颈部淋巴结符合转移性改变，右侧结节良恶性难以评估。

粗针穿刺组织活检病理及基因检测　右叶甲状腺弥漫硬化型乳头状癌，BRAF 基因未见突变；FNAC 病理：右侧颈部淋巴结符合乳头状癌转移改变，，BRAF V600E 基因未见突变。

术后组织病理　右侧弥漫硬化型甲状腺乳头状癌，右侧颈部淋巴结乳头状癌转移。

（二）滤泡亚型乳头状癌

滤泡亚型乳头状癌占乳头状癌的 15%～20%。其病理特点是肿瘤完全没有乳头状结构，全部为滤泡结构或以滤泡结构为主，但具有典型的乳头状癌细胞核的特征。大体标本边界一般清楚，多有包膜，极少见到显著囊性变，常见散在的纤维化，可见单个沙砾体、粗大强回声。根据其生长方式，可分为包膜内型、非包膜内型及侵袭性包膜内型，声像图表现与病理类型相关。

1. 常规超声

（1）共性表现：实性结节，直径多 >1cm，边界较清，纵横比 <1，可出现微小钙化，结节多为等回声或低回声，多伴有声晕，内部回声强弱不等，可见斑片状或条索状低回声区。弹性评分 2～4 级。

（2）包膜内型：边界清晰，有完整包膜，声晕较厚或厚薄不均，形态规则，多呈椭圆形，边缘环状血流为主，本型与滤泡性腺瘤较难鉴别。

（3）非包膜内型：结节生长方式与单纯乳头状癌一样呈浸润性生长，声像图表现无包膜，边界不清，形态不规则，边缘不规则血流，与一般乳头状癌声像图类似。

（4）侵袭性包膜内型：病灶有包膜，但存在多处包膜侵犯，声晕厚薄不一，结节边缘不光整，边缘成角或分叶，边缘出现穿入型血流。

2. 弹性超声 等回声结节弹性评分多为 2～3 级，低回声结节弹性评分多为 4 级。

3. 超声造影

（1）部分与腺瘤相似，增强回声欠均匀。

（2）部分呈典型恶性结节改变，呈不均匀低增强。

4. 鉴别诊断 滤泡亚型乳头状癌超声表现无明显特异性，无法较准确的与乳头状癌和滤泡状癌鉴别，FNAC 和组织活检是可靠诊断方法。

病例 1　**滤泡亚型乳头状癌**

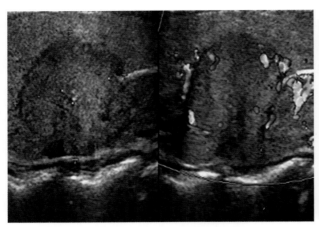

图 7-355　滤泡亚型乳头状癌常规超声图像

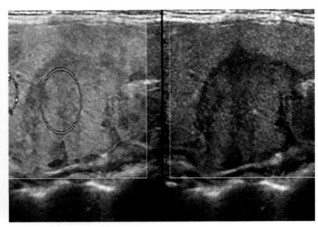

图 7-356　滤泡亚型乳头状癌弹性超声图像

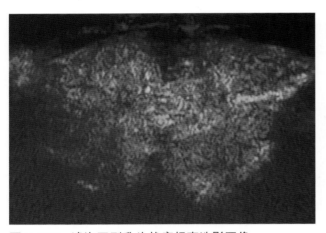

图 7-357　滤泡亚型乳头状癌超声造影图像

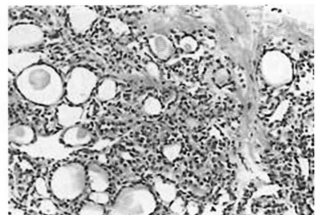

图 7-358　滤泡亚型乳头状癌组织活检病理图像

图像与特征

常规超声　右叶实性结节，等回声，边缘不规则多处伪足，纵横比 <1，中央点状强回声，血流边缘为主，部分穿入，部分包绕。

弹性超声　弹性评分 2 级。

超声造影　结节呈欠均匀高增强，边界不清，快进慢退。

分析与诊断

常规超声　实性结节（2 分），等回声（1 分），边缘不规则（2 分），微钙化（3 分），ACR TI-RADS 5 类（8 分），可疑恶性结节，建议组织活检。

弹性超声　符合良性病变。

超声造影　不符合典型良恶性结节，轻度可疑。

粗针穿刺组织活检及术后组织病理　滤泡亚型乳头状癌，BRAF V600E 基因未见突变。

　　本例弹性超声和超声造影均无恶性表现，常规超声 ACR TI-RADS 5 类，突显其优势。

病例 2 **滤泡亚型乳头状癌**

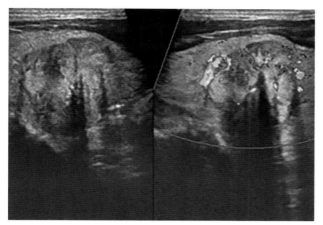

图 7-359 滤泡亚型乳头状癌常规超声图像

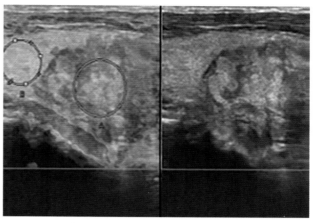

图 7-360 滤泡亚型乳头状癌弹性超声图像

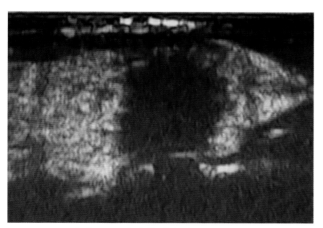

图 7-361 滤泡亚型乳头状癌超声造影图像

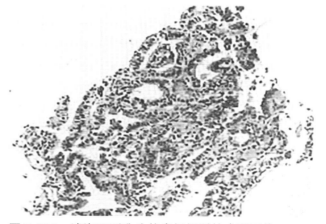

图 7-362 滤泡亚型乳头状癌组织活检病理图像

图像与特征

常规超声 右侧实性结节，等回声，边缘隐约分叶和多处毛刺，纵横比 <1，中央数个点状强回声伴声影，血流 3 级，边缘为主，部分包绕。

弹性超声 弹性评分 4 级。

超声造影 结节内部近乎无增强，边缘低增强。

分析与诊断

常规超声 实性结节（2 分），等回声（1 分），边缘不规则（2 分），微钙化（3 分），ACR TI-RADS 5 类（8 分），可疑恶性结节，建议组织活检。

弹性超声 符合恶性结节。

超声造影 符合恶性结节。

粗针穿刺组织活检及术后组织病理 右叶滤泡亚型乳头状癌，BRAF V600E 基因未见突变。

　滤泡亚型乳头状癌

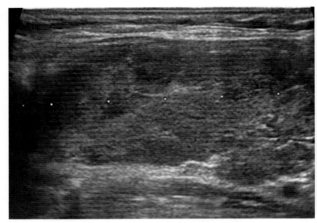

图 7-363　滤泡亚型乳头状癌常规超声图像

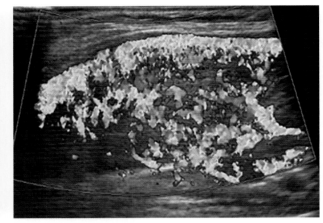

图 7-364　滤泡亚型乳头状癌彩色多普勒图像

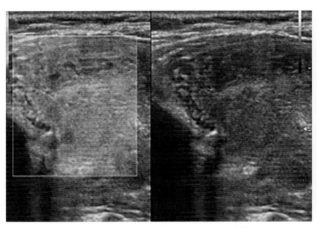

图 7-365　滤泡亚型乳头状癌弹性超声图像

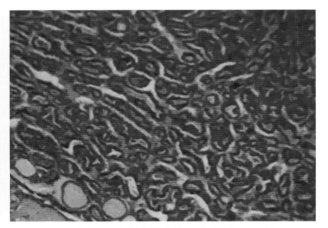

图 7-366　滤泡亚型乳头状癌术后组织病理图像

图像与特征

常规超声　右叶实性结节，等回声，几乎占据整侧腺体，大部分边缘规则，上缘少许毛刺，纵横比＜1，血流丰富，边缘部分环绕。

弹性超声　弹性评分 1 级。

分析与诊断

常规超声　实性结节（2 分），等回声（1 分），边缘不规则（2 分），ACR TI-RADS 4 类（5 分），轻度可疑恶性病变，建议组织活检。

弹性超声　符合良性结节。

术后组织病理　右叶滤泡亚型乳头状癌。

病例 4   **滤泡亚型乳头状微小癌**

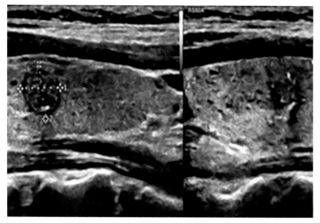

图 7-367　滤泡亚型乳头状微小癌常规超声图像

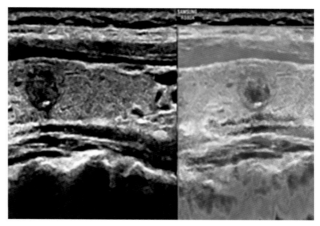

图 7-368　滤泡亚型乳头状微小癌弹性超声图像

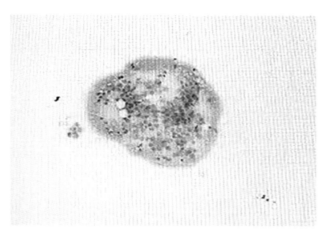

图 7-369　滤泡亚型乳头状微小癌细胞病理图像

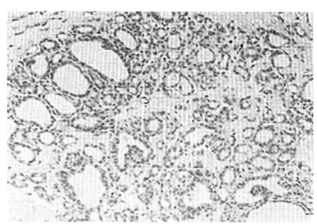

图 7-370　滤泡亚型乳头状微小癌术后组织病理图像

图像与特征

常规超声　右叶实性结节，低回声，纵横比＞1，边界清晰，边缘光整，后缘粗大强回声伴淡声影，边缘血流 2 级，分布不规则。

弹性超声　弹性评分 4 级。

分析与诊断

常规超声　实性结节（2 分），低回声（2 分），纵横比＞1（3 分），边缘规则（0 分），粗大强回声（1 分），ACR TI-RADS 5 类（8 分），可疑恶性结节，建议 FNAC。

弹性超声　符合恶性病变。

细胞病理　右叶甲状腺乳头状癌，BRAF V600E 基因未见突变。

术后组织病理　右叶滤泡亚型乳头状癌。

病例 5　**滤泡亚型乳头状癌**

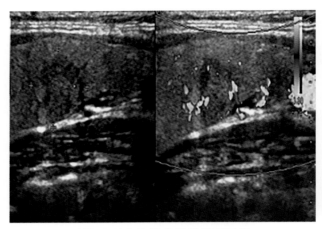

图 7-371　滤泡亚型乳头状癌常规超声图像

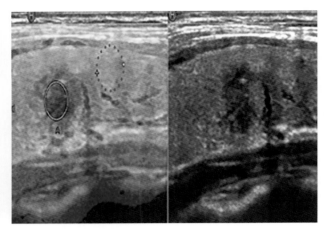

图 7-372　滤泡亚型乳头状癌弹性超声图像

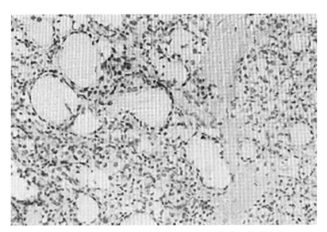

图 7-373　滤泡亚型乳头状癌术后组织病理图像

图像与特征

常规超声　左叶实性结节，等回声，纵横比 >1，边缘多个伪足，边缘血流 2 级，分布不规则。
弹性超声　弹性评分 4 级。

分析与诊断

常规超声　实性结节（2 分），低回声（2 分），纵横比 >1（3 分），边缘不规则（2 分），ACR TI-RADS 5 类（9 分），可疑乳头状癌，建议 FNAC。
弹性超声　符合恶性病变。
细胞病理及基因检测　左叶少量淋巴细胞和滤泡上皮细胞，BRAF V600E 基因突变。
术后组织病理　左叶滤泡亚型乳头状癌。

第 8 章

甲状腺滤泡状癌

目前研究认为，甲状腺滤泡状癌缺乏特异性超声表现，滤泡状癌与滤泡性腺瘤超声特征基本相似，漏诊率较高，多数滤泡状癌易被误认为滤泡性腺瘤，生长方式、包膜厚薄、细胞学特征等并不能区别滤泡性腺瘤与滤泡状癌。滤泡状癌唯一的诊断标准是包膜或血管受侵犯，FNAC 和组织活检也无法做出鉴别。文献报道滤泡状癌具有以下超声表现：

1. 常规超声

（1）结节结构：大多呈实性，少部分为囊实混合性。

（2）结节回声：多呈等回声或低回声，少数为高回声。

（3）结节纵横比：多 <1，少部分 >1。

（4）结节边缘：多呈扁椭圆形，部分边缘可呈微小分叶或不规则。

（5）边界声晕：边界较清，有包膜，偶见局部包膜缺失，大多伴有完整薄或厚声晕。

（6）强回声灶：一般无点状强回声，少部分可出现粗大强回声（这是由于滤泡状癌无沙砾体，与乳头状癌有显著差异）。

（7）彩色多普勒：滤泡性肿瘤的血供无特异性表现，有学者认为肿瘤穿入型血管可作为滤泡性癌的一个诊断指标。

（8）频谱多普勒：有报道滤泡性腺瘤和滤泡状癌的 PI 和 RI 两者有显著差异。PI ≥1.35，RI ≥0.78，PSV/EDV>3.79 是提示滤泡状癌的指标。

2. 弹性超声　结节弹性评分 1~3 级。

3. 超声造影　滤泡状癌二维超声、血流参数和弹性超声鉴别诊断特异性和敏感性不高，鉴别困难。有研究者认为，超声造影可对滤泡状癌鉴别诊断提供帮助，滤泡状癌肿瘤结节早于腺体自中央向周边增强，呈均匀或非均匀性高增强，消退明显迟于腺体，局部有明显滞留现象，一般消退在 60 秒以后，而且造影剂滞留时间多长达 90 秒之后。

4. 鉴别诊断　与多种良恶性病变鉴别困难，组织活检有助于诊断。

（1）与腺瘤鉴别：两者声像图鉴别困难。后者边缘规则，包膜完整；而前者部分可见边缘不规则改变。

（2）与滤泡亚型乳头状癌鉴别：两者均可表现边界清晰，局部边缘不规则，声晕非均匀性增厚，鉴别困难。

（3）与等回声髓样癌鉴别：鉴别困难。

病例 1　**低回声滤泡状癌**

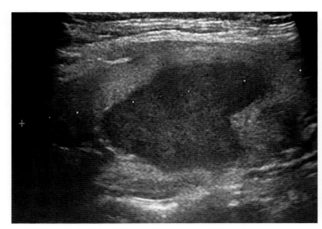

图 8-1　滤泡状癌常规超声图像

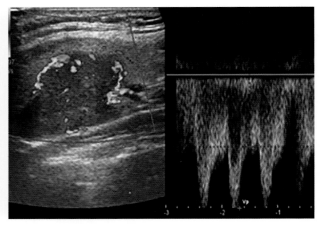

图 8-2　滤泡状癌彩色多普勒图像

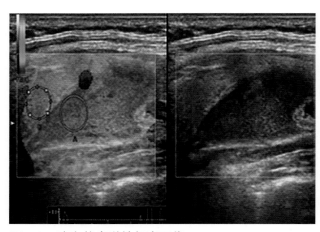

图 8-3　滤泡状癌弹性超声图像

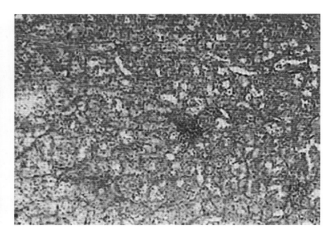

图 8-4　滤泡状癌术后组织病理图像

图像与特征

常规超声　左叶实性结节（3.13cm×1.72cm），低回声，纵横比<1，边界清，下缘分叶成角，血流3级，部分环绕。

弹性超声　弹性评分2级。

分析与诊断

常规超声　实性结节（2分），低回声（2分），纵横比<1（0分），边缘不规则（2分），ACR TI-RADS 4类（6分），可疑滤泡性肿瘤恶变，建议手术。

弹性超声　符合良性病变。

术后组织病理　左叶甲状腺滤泡状癌。

病例 2 **滤泡状癌**

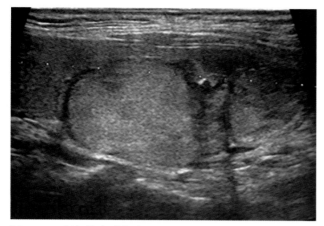

图 8-9 滤泡状癌常规超声图像

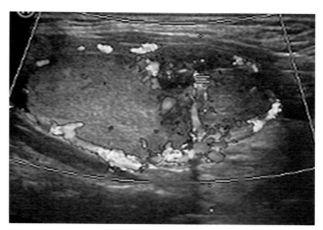

图 8-10 滤泡状癌彩色多普勒图像

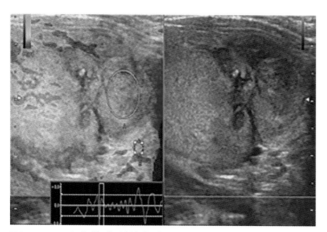

图 8-11 滤泡状癌弹性超声图像

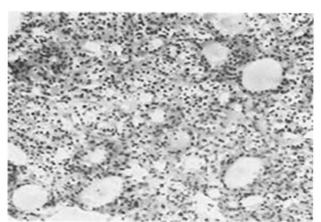

图 8-12 滤泡状癌术后组织病理图像

图像与特征

常规超声 右叶实性结节（4.81cm×2.53cm），等回声，纵横比 <1，有声晕，前缘声晕局部增厚并隆起，包膜不连续，局部显示不规则低回声区，伴粗大强回声伴声影，结节边缘大部分区域环绕血流，前缘包绕中断，局部低回声血流不规则。

弹性超声 结节弹性评分 1～2 级，低回声区 3 级。

分析与诊断

常规超声 实性结节（2 分），等回声（1 分），纵横比 <1（0 分），前缘不规则（2 分），粗大钙化（1 分），ACR TI-RADS 4 类（6 分），不能排除恶性病变，建议手术。

弹性超声 良恶性难以评估。

术后组织病理 右叶甲状腺滤泡状癌。

病例 3 **滤泡状癌**

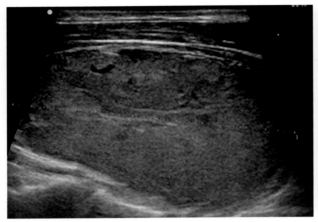

图 8-13 滤泡状癌常规超声图像

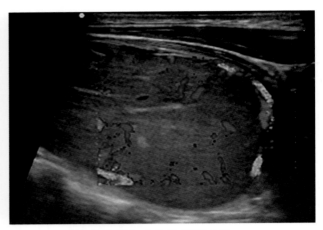

图 8-14 滤泡状癌彩色多普勒超声图像

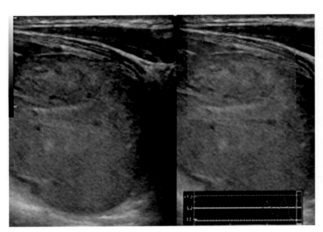

图 8-15 滤泡状癌弹性超声图像

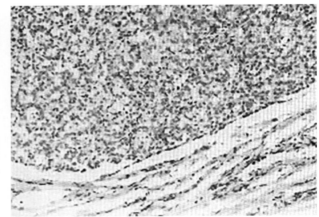

图 8-16 滤泡状癌术后组织病理图像

图像与特征

常规超声 左叶实性结节（7.02cm×4.54cm），等回声，纵横比<1，有包膜，边界清，边缘较规则，内部少许液性暗区，结节血流3级，边缘环绕。

弹性超声 弹性评分0~1级。

分析与诊断

常规超声 实性结节（2分），等回声（1分），纵横比<1（0分），边缘规则（0分），ACR TI-RADS 3类（3分），考虑腺瘤可能性大，因结节体积大建议手术。

弹性超声 符合良性结节改变。

术后组织病理 左叶甲状腺滤泡状癌，局部侵犯包膜。

本例常规超声及弹性超声无明显恶性征象，手术是唯一能确诊的方法。

滤泡状癌

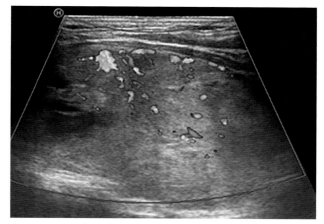

图 8-17　滤泡状癌常规超声图像

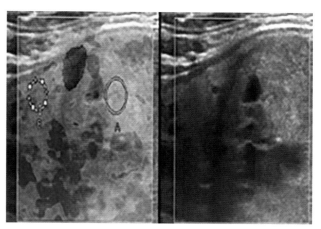

图 8-18　滤泡状癌弹性超声图像

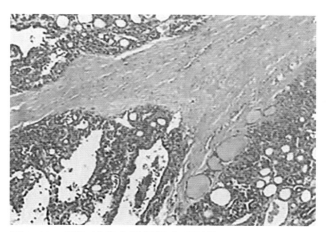

图 8-19　滤泡状癌术后组织病理图像

图像与特征

常规超声　右叶实性结节（7.14cm×4.12cm），等回声，纵横比 <1，上缘似见毛刺，见不规则液性暗区，结节血流 3 级，部分边缘有环绕。

弹性超声　结节弹性评分 1～2 级。

分析与诊断

常规超声　实性结节（2 分），等回声（1 分），纵横比 <1（0 分），上缘不规则（2 分），ACR TI-RADS 4 类（5 分），考虑滤泡性肿瘤可能性大，因结节巨大建议手术。

弹性超声　符合良性结节改变。

术后组织病理　右叶嗜酸性滤泡状癌。

本例常规超声和弹性超声均符合良性结节改变，手术是唯一确诊方法。

病例 5 **滤泡状癌**

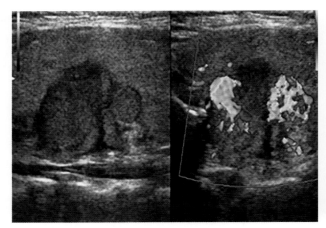

图 8-20 滤泡状癌常规超声图像

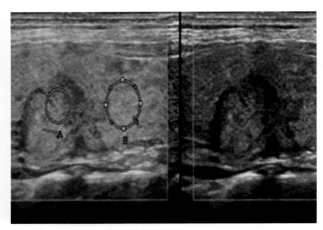

图 8-21 滤泡状癌弹性超声图像

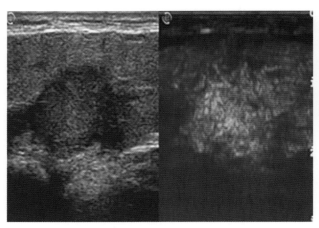

图 8-22 滤泡状癌超声造影图像

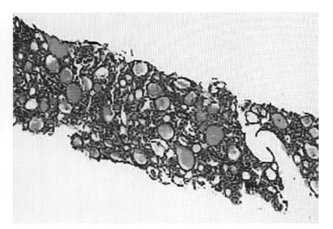

图 8-23 滤泡状癌组织活检病理图像

图像与特征

常规超声　左叶实性结节，等回声，纵横比 <1，有包膜，边界清，边缘有分叶，结节血流 3 级，分布不规则。

弹性超声　弹性评分 2 级。

超声造影　结节呈不均匀高增强，边缘无环状增强，边缘不规则，边界不清。

分析与诊断

常规超声　实性结节（2 分），等回声（1 分），纵横比 <1（0 分），边缘不规则（2 分），ACR TI-RADS 4 类（5 分），可疑滤泡状癌，建议组织活检或手术。

弹性超声　符合良性结节改变。

超声造影　不符合典型良恶性结节表现，轻度可疑。

粗针穿刺组织活检病理　左叶滤泡性肿瘤，BRAF V600E 基因未见突变。

术后组织病理　左叶甲状腺滤泡状癌。

　　本例弹性超声和超声造影无典型恶性征象，活检为滤泡性肿瘤，但常规超声仍不能排除恶性结节，建议手术，术后病理诊断为滤泡状癌。

病例 6　**具恶性潜能的滤泡性肿瘤**

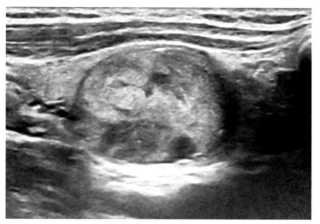

图 8-5　具恶性潜能的滤泡性肿瘤常规超声图像

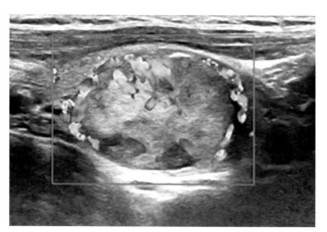

图 8-6　具恶性潜能的滤泡性肿瘤彩色多普勒图像

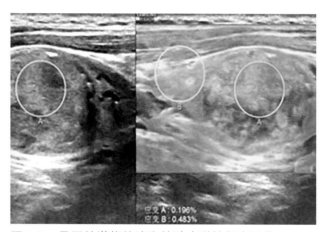

图 8-7　具恶性潜能的滤泡性肿瘤弹性超声图像

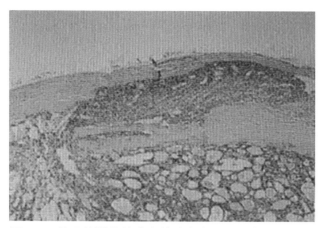

图 8-8　具恶性潜能的滤泡性肿瘤术后组织病理图像

图像与特征

常规超声　左叶实性结节，等回声，纵横比 <1，有包膜，边界清，边缘见 1 处粗大弧形强回声，上缘声晕局部增厚成角，结节边缘大部分区域环绕血流，前缘粗大血管穿入。

弹性超声　弹性评分 3 级。

分析与诊断

常规超声　实性结节（2 分），等回声（1 分），纵横比 <1（0 分），边缘不规则（2 分），边缘强回声灶（2 分），ACR TI-RADS 5 类（7 分），考虑良性结节可能性大。

弹性超声　良恶性难以评估。

术后组织病理　左叶滤泡性肿瘤，1 处肿瘤侵犯部分包膜但未穿透包膜，考虑具恶性潜能的滤泡性肿瘤。

病例 7　**具恶性潜能的滤泡状肿瘤**

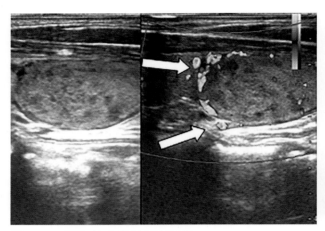

图 8-24　滤泡状癌常规超声图像

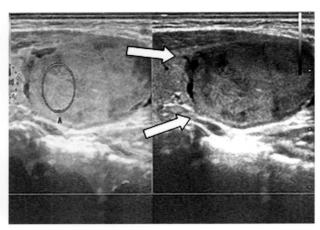

图 8-25　滤泡状癌弹性超声图像

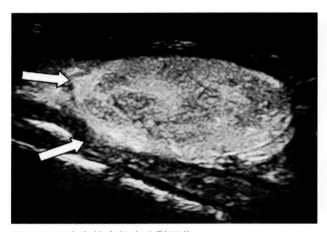

图 8-26　滤泡状癌超声造影图像

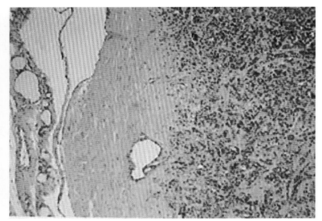

图 8-27　滤泡状癌术后组织病理图像

图像与特征

常规超声　右叶实性结节（5.03cm×3.02cm），等回声，纵横比<1，有包膜，边界清，上缘声晕局灶性增厚并成角，内见蜂窝状低回声区，结节血流 3 级，边缘大部分血流环绕。

弹性超声　弹性评分 2 级。

超声造影　结节呈不均匀高 - 低增强，边缘不完整环状增强，上缘成角，快进慢退。

分析与诊断

常规超声　实性结节（2 分），等回声（1 分），纵横比<1（0 分），上缘不规则（2 分），ACR TI-RADS 4 类（5 分），不排除滤泡性肿瘤恶变，建议手术。

弹性超声　符合良性病变。

超声造影　轻度可疑恶性。

术后组织病理　右叶具恶性潜能的滤泡状肿瘤（肿瘤局部侵犯未穿透包膜）。

　　本例常规超声和超声造影均不能排除恶性，与病理一致。

第 9 章

甲状腺髓样癌

甲状腺髓样癌是源于滤泡旁 C 细胞的恶性肿瘤，临床上较为少见，其多位于甲状腺中上部，多为单发，也可多发。

1. 常规超声

（1）结节大小：较小病变可为隐性灶，超声难以辨认，较大病变直径可达 8cm以上（等回声体积较大）。

（2）结节结构：基本为实性结构。

（3）结节回声：报道多为低回声或极低回声，作者所见等回声也较为常见。

（4）结节形态：纵横比多 <1，低回声髓样癌少数纵横比 >1。

（5）结节边缘：多形态规则，呈圆形、椭圆形，也可不规则，少数成角或梭形。

（6）结节声晕包膜：多有包膜样结构，边界清晰，部分声晕局灶性增厚。

（7）强回声灶：钙化可为中央聚集性的点状强回声灶，也可为粗大强回声灶。

（8）彩色多普勒：多为结节内部富血供，部分为边缘血供。

（9）颈部淋巴结：易出现颈部淋巴结转移，呈实性低回声病灶，可见点状强回声。

（10）血降钙素、癌胚抗原：血降钙素升高是髓样癌特异性改变，癌胚抗原也常升高，有助于与其他恶性结节鉴别诊断。

2. 弹性超声　弹性评分 2~4 级。

3. 超声造影

（1）大多结节表现为不均匀低增强，快进快退，少数为均匀高增强，快进快退。

（2）少数表现与腺瘤相似，鉴别困难。

4. 鉴别诊断

（1）与乳头状癌鉴别：不规则低回声，合并微钙化，鉴别困难，降钙素检查有助鉴别。

（2）与滤泡状癌鉴别：声像图相似，鉴别困难。前者多见微钙化，降钙素升高，后者则无此表现。

（3）与腺瘤鉴别：前者多见钙化灶，降钙素升高也是鉴别诊断指标之一。

　极低回声髓样癌

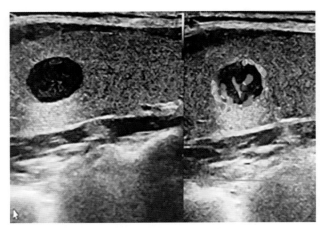

图 9-1　极低回声髓样癌常规超声图像

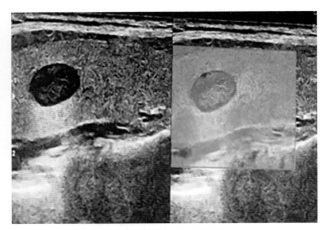

图 9-2　极低回声髓样癌弹性超声图像

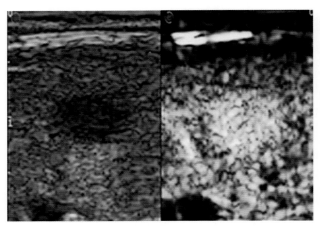

图 9-3　极低回声髓样癌超声造影图像

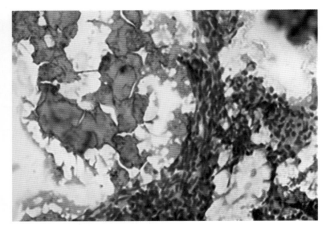

图 9-4　极低回声髓样癌细胞病理图像

图像与特征

常规超声　左叶实性结节（0.93cm×0.55cm），极低回声，纵横比<1，边缘规则，有包膜边界清，结节血流3级，边缘部分包绕。

弹性超声　弹性评分1级。

超声造影　结节呈均匀高增强，边界清，边缘无高增强环，快进慢退。

分析与诊断

常规超声　实性结节（2分），极低回声（3分），纵横比<1（0分），边缘规则（0分），ACR TI-RADS 4类（5分），不能排除低回声滤泡性肿瘤或髓样癌，建议FNAC。

弹性超声　符合良性病变。

超声造影　无恶性征象。

细胞病理及基因检测　左叶甲状腺髓样癌，BRAF基因未见突变；血清降钙素121pg/ml。

术后组织病理　左叶甲状腺髓样癌。

　　本例弹性超声和超声造影均符合良性结节表现，常规超声不排除恶性，降钙素检测和FNAC是确诊的主要方法。

低回声髓样癌

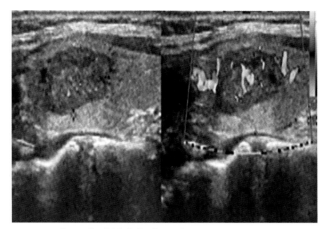

图 9-5　低回声髓样癌超声图像

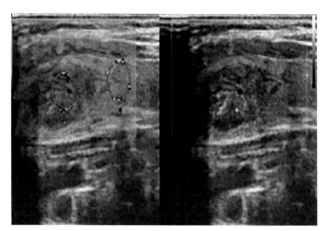

图 9-6　低回声髓样癌弹性超声图像

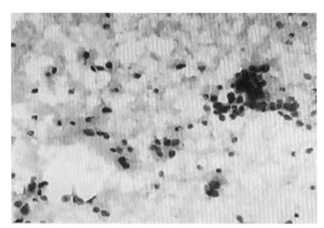

图 9-7　低回声髓样癌细胞病理图像

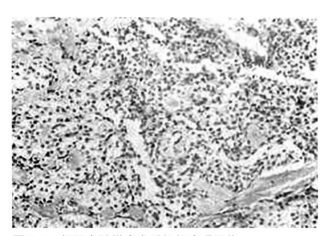

图 9-8　低回声髓样癌术后组织病理图像

图像与特征

常规超声　左叶实性结节（1.72cm×0.95cm），低回声，纵横比 <1，边界清，上下边缘分叶，局部边界不清，数个点状强回声，结节血流 3 级，分布不规则。

弹性超声　弹性评分 4 级。

分析与诊断

常规超声　实性结节（2 分），低回声（2 分），纵横比 <1（0 分），边缘不规则（2 分），微钙化（3 分），ACR TI-RADS 5 类（9 分），可疑恶性结节，建议 FNAC。

弹性超声　符合恶性结节改变。

细胞病理及基因检测　左叶甲状腺髓样癌，BRAF V600E 基因未见突变。

术后组织病理　左叶甲状腺髓样癌。

低回声髓样癌

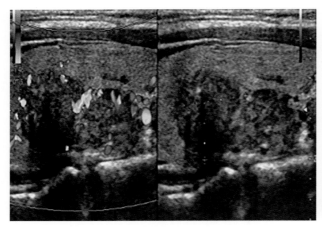 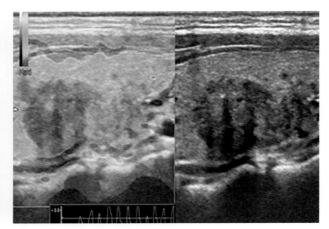

图 9-9　低回声髓样癌常规超声图像　　　　　　图 9-10　低回声髓样癌弹性超声图像

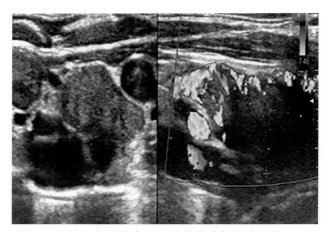

图 9-11　低回声髓样癌淋巴结转移常规超声图像

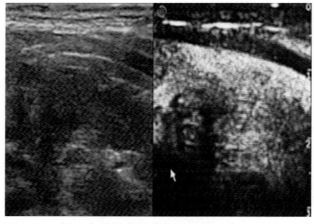

图 9-12　低回声髓样癌结节超声造影图像

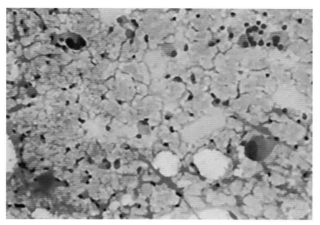

图 9-13　低回声髓样癌细胞病理图像

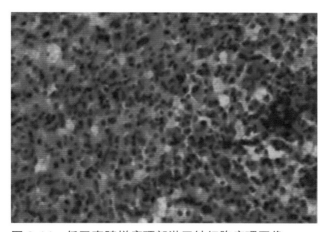

图 9-14　低回声髓样癌颈部淋巴结细胞病理图像

图像与特征

常规超声　左叶 2 个相邻实性结节（最大 1.53cm×1.22cm），低回声，纵横比 <1，边界清，边缘多处毛刺，均见数个点状强回声，结节血流 3 级，分布不规则；左侧颈部Ⅳ区多个肿大淋巴结，纵横比异常，不均匀低回声，淋巴门结构不清，包膜血流丰富。

弹性超声　较大结节弹性评分 4 级，较小结节弹性评分 2 级。

超声造影　结节均为不均匀低增强，边缘不规则，边界不清。

分析与诊断

常规超声　实性结节（2 分），低回声（2 分），纵横比 <1（0 分），边缘不规则（2 分），微钙化（3 分），ACR TI-RADS 5 类（9 分），考虑恶性结节，左侧颈部Ⅳ区淋巴结异常改变不符合乳头状癌转移，可疑特殊类型甲状腺癌转移，建议结节和淋巴结 FNAC、血清降钙素检测。

弹性超声　较大结节符合恶性病变，较小结节符合良性改变。

超声造影　符合恶性结节改变。

细胞病理及基因检测　左叶可疑恶性肿瘤，BRAF V600E 基因未见突变；颈部淋巴结提示可疑恶性肿瘤；血清降钙素 567pg/ml。

术后组织病理　左叶甲状腺髓样癌伴颈部多发淋巴结转移。

　等回声髓样癌

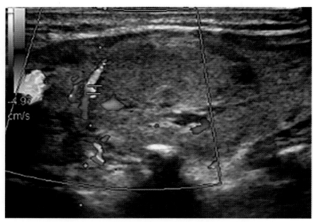

图 9-15　等回声髓样癌常规超声图像

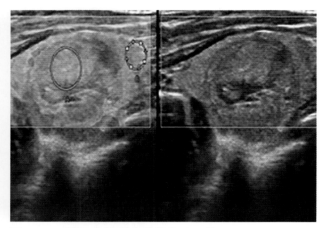

图 9-16　等回声髓样癌弹性超声图像

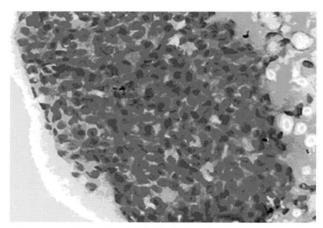

图 9-17　等回声髓样癌细胞病理图像

图像与特征

常规超声　左叶实性结节（1.72cm×0.95cm），等回声，纵横比<1，有包膜边界清，边缘规则，后缘粗大强回声伴声影，中央条状暗区，结节血流 2 级，部分边缘环绕。

弹性超声　弹性评分 2~4 级。

分析与诊断

常规超声　实性结节（2 分），等回声（1 分），纵横比<1（0 分），边缘规则（0 分），粗大钙化（1 分），ACR TI-RADS 4 类（4 分），考虑良性结节可能性大，建议 FNAC。

弹性超声　考虑良性可能性大。

细胞病理及基因检测　左叶甲状腺髓样癌，BRAF V600E 基因未见突变。

术后组织病理　左叶甲状腺髓样癌。

病例5 **低回声髓样癌**

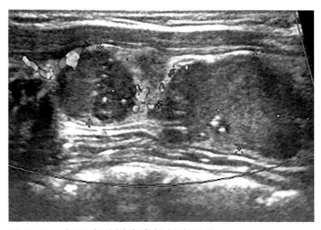

图 9-18　低回声髓样癌常规超声图像

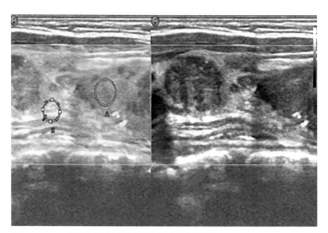

图 9-19　低回声髓样癌弹性超声图像

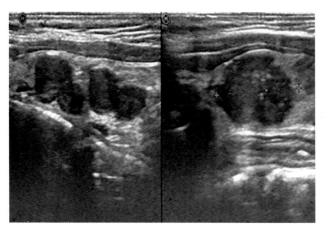

图 9-20　颈部转移性淋巴结常规超声图像

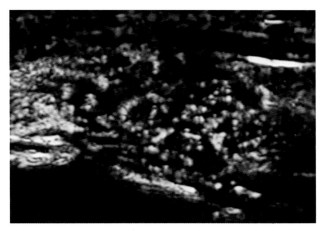

图 9-21　低回声髓样癌超声造影图像

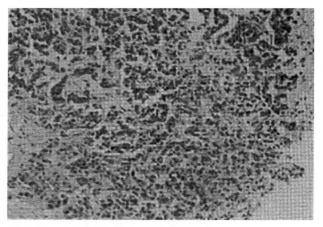

图 9-22　低回声髓样癌组织病理图像

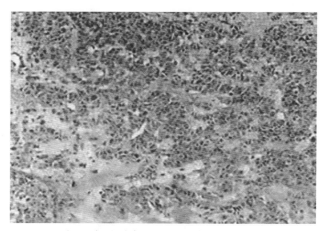

图 9-23　低回声髓样癌术后组织病理图像

图像与特征

常规超声　左叶 2 个实性结节，低回声，纵横比 <1，内部均见数个点状强回声，较小结节边缘规则，较大结节边缘分叶伴毛刺，血流 2 级，分布不规则；左侧颈部Ⅲ区和Ⅳ区数个肿大淋巴结，纵横比异常，淋巴门消失，为不均匀低回声，最大淋巴结见数个点状强回声，血流 3 级，包膜有包绕血流。

弹性超声　弹性评分 2 级。

超声造影　结节呈不均匀低增强，边界不清，快进快退。

分析与诊断

常规超声　实性结节（2），低回声（2分），微钙化（3分），较小结节边缘规则（0分），较大结节不规则（2分），ACR TI-RADS 均为 5 类（较小 7 分，较大 9 分），均考虑恶性结节；淋巴结回声异常不符合乳头状癌转移性改变，可疑髓样癌，建议结节组织活检，淋巴结 FNAC 明确诊断，并检测血清降钙素。

弹性超声　符合良性病变表现。

超声造影　符合恶性结节表现。

粗针穿刺组织活检病理及细胞病理　左叶甲状腺髓样癌；左侧颈部淋巴结甲状腺转移癌，BRAF V600E 基因未见突变。

血清降钙素　219pg/ml。

术后组织病理　左叶甲状腺髓样癌伴多发性颈部淋巴结转移。

病例6 **等回声髓样癌**

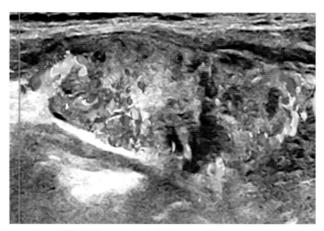

图 9-24 等回声髓样癌常规超声图像

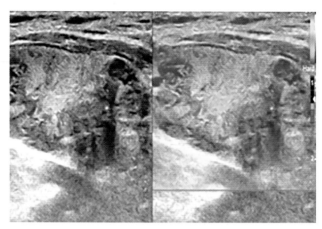

图 9-25 等回声髓样癌弹性超声图像

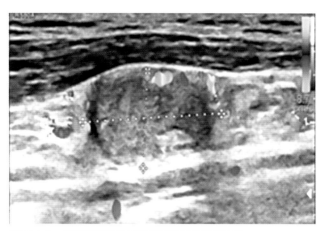

图 9-26 颈部转移性淋巴结常规超声图像

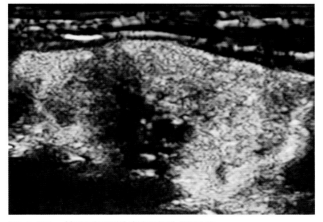

图 9-27 等回声髓样癌超声造影图像

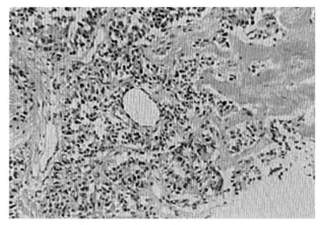

图 9-28　等回声髓样癌组织病理图像

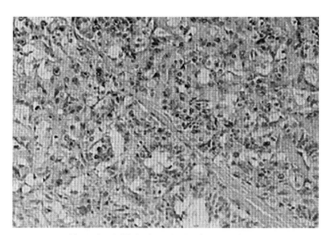

图 9-29　等回声髓样癌术后组织病理图像

图像与特征

常规超声　左叶实性结节（4.71cm×2.04cm），等回声，纵横比 <1，边缘少许毛刺，边缘蜂窝状低回声区，多个点状强回声，血流丰富；左侧颈部Ⅲ区 1 个异常淋巴结，纵横比异常，呈不均匀低回声，淋巴门结构消失，包膜血流 2 级。

弹性超声　弹性评分 2~3 级。

超声造影　结节边缘区域均匀高增强，中央不均匀低增强，中央快进快退。

分析与诊断

常规超声　实性结节（2 分），等回声（1 分），边缘不规则（2 分），微钙化（3 分），ACR TI-RADS 5 类（8分），可疑恶性结节，左侧颈部Ⅲ区淋巴结回声异常，可疑转移性改变，建议穿刺活检。

弹性超声　良恶性难以评估。

超声造影　可疑恶性病变。

粗针穿刺组织活检病理及基因检测　左侧甲状腺髓样癌，BRAF V600E 基因未见突变；淋巴结 FNAC：淋巴细胞伴异形上皮细胞，洗脱液 TG>500ng/ml。

术后组织病理　左侧甲状腺髓样癌，左侧颈部淋巴结转移。

病例7 低回声髓样癌

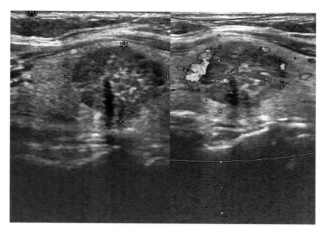

图 9-30 低回声髓样癌常规超声图像

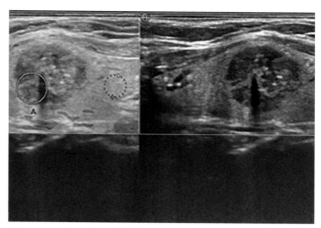

图 9-31 低回声髓样癌弹性超声图像

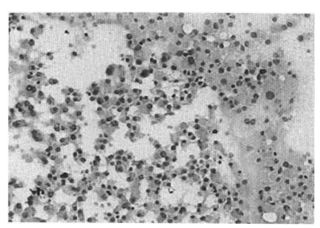

图 9-32 低回声髓样癌细胞病理图像

图像与特征

常规超声 右叶实性结节（1.72cm×1.55cm），低回声，纵横比<1，边缘少许毛刺，中央多个点状强回声聚集，血流2级。

弹性超声 弹性评分3级。

分析与诊断

常规超声 实性结节（2分），低回声（2分），边缘不规则（2分），微钙化（3分），ACR TI-RADS 5类（9分），可疑恶性结节，建议 FNAC。

弹性超声 可疑恶性病变。

细胞病理及基因检测 右叶甲状腺髓样癌，BRAF V600E 基因未见突变。

术后组织病理 右叶甲状腺髓样癌。

等回声髓样癌

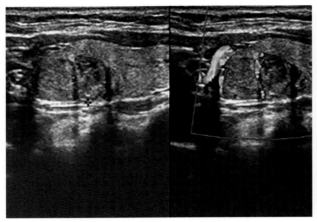

图 9-33　等回声髓样癌常规超声图像

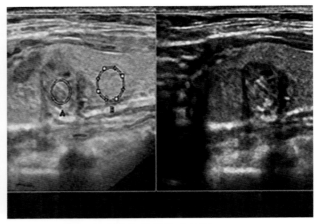

图 9-34　等回声髓样癌弹性超声图像

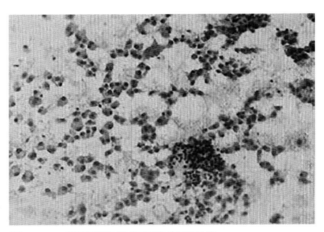

图 9-35　等回声髓样癌细胞病理图像

图像与特征

常规超声　右叶实性结节（1.91cm×0.97cm），等回声，纵横比<1，边缘分叶状及少许毛刺，中央数个点状强回声，血流 2 级，部分边缘有环绕血流。

弹性超声　结节弹性评分 2 级。

分析与诊断

常规超声　实性结节（2 分），等回声（1 分），边缘不规则（2 分），微钙化（3 分），ACR TI-RADS 5 类（8 分），可疑恶性结节，建议 FNAC。

弹性超声　符合良性结节改变。

细胞病理及基因检测　右叶甲状腺髓样癌，BRAF V600E 基因未见突变。

术后组织病理　右叶甲状腺髓样癌。

病例 9　等回声髓样癌

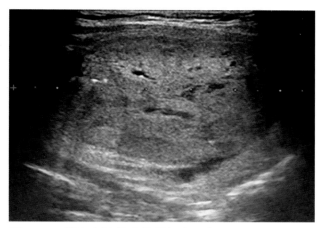

图 9-36　等回声髓样癌常规超声图像

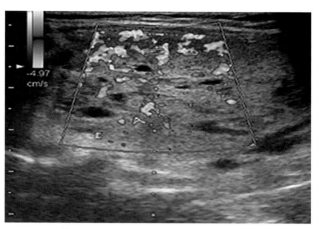

图 9-37　等回声髓样癌彩色多普勒图像

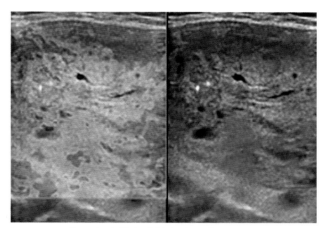

图 9-38　等回声髓样癌弹性超声图像

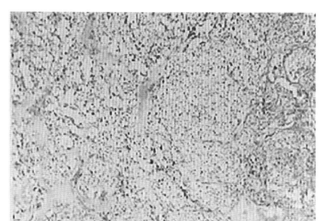

图 9-39　等回声髓样癌术后组织病理图像

图像与特征

常规超声　右叶实性结节（7.14cm×3.60cm），等回声，纵横比<1，边缘规则，内部多处条状液性暗区，2个点状强回声似伴"彗尾"征，血流丰富，部分包绕血流。

弹性超声　弹性评分 1~2 级，液性暗区 0 级。

分析与诊断

常规超声　实性结节（2 分），等回声（1 分），纵横比<1（0 分），边缘较规则（0 分），点状强回声似有"彗尾"征（0 分），ACR TI-RADS 3 类（3 分），考虑良性结节可能，因结节巨大建议手术。

弹性超声　符合良性结节伴囊性变表现。

术后组织病理　右叶甲状腺髓样癌。

　　本例常规超声和弹性超声均误诊为良性结节伴囊性变。

低回声髓样癌

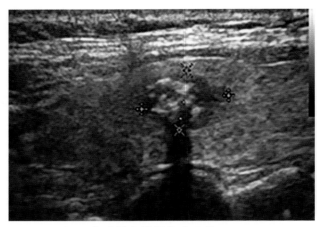

图 9-40 低回声髓样癌常规超声图像

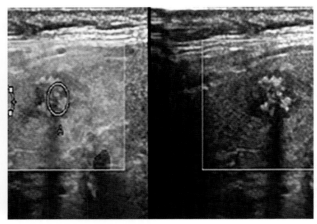

图 9-41 低回声髓样癌弹性超声图像

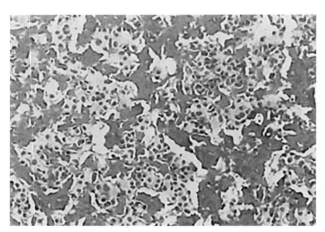

图 9-42 低回声髓样癌细胞病理图像

图像与特征

常规超声 左叶实性结节（1.02cm×0.61cm），低回声，纵横比<1，下缘有伪足，内部多个沙砾样强回声聚集，部分伴声影，边缘少许点状血流。

弹性超声 弹性评分 4 级。

分析与诊断

常规超声 实性结节（2分），低回声（2分），边缘不规则（2分），微钙化（3分），ACR TI-RADS 5 类（9分），考虑恶性结节，建议 FNAC 明确诊断。

弹性超声 符合恶性病变。

细胞病理 可疑甲状腺髓样癌；血清降钙素 142pg/ml，BRAF V600E 基因未见突变。

术后组织病理 左叶甲状腺髓样癌。

病例 11　**低回声髓样癌**

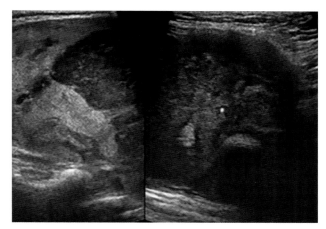

图 9-43　低回声髓样癌常规超声图像

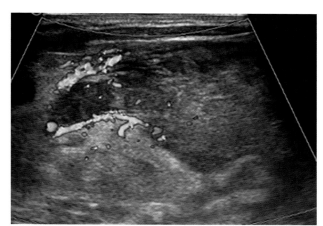

图 9-44　低回声髓样癌彩色多普勒图像

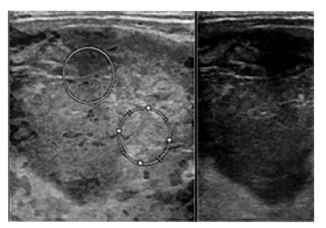

图 9-45　低回声髓样癌弹性超声图像

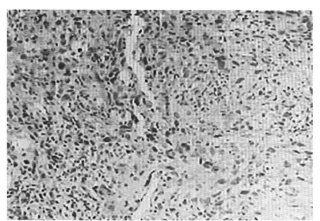

图 9-46　低回声髓样癌组织活检病理图像

图像与特征

常规超声　右叶实性结节（7.92cm×3.94cm）超过峡部水平，低回声，纵横比<1，后缘分叶，上缘成角，边界清，内部回声不均，见 1 枚点状强回声，局部边缘血流丰富。

弹性超声　弹性评分 1 级。

分析与诊断

常规超声　实性结节（2 分），低回声（2 分），边缘不规则（2 分），点状强回声（3 分），ACR TI-RADS 5 类（9分），可疑恶性肿瘤，不排除未分化癌，建议组织活检。

弹性超声　符合良性病变。

粗针穿刺组织活检病理　右叶恶性肿瘤，倾向于间叶源性肿瘤，BRAF V600E 基因未见突变。

术后组织病理　右叶甲状腺髓样癌；血清降钙素 289pg/ml。

髓样癌

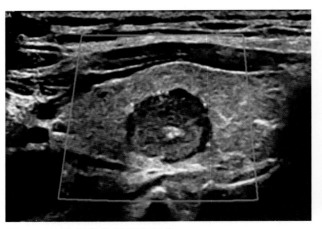

图 9-47 髓样癌常规超声图像

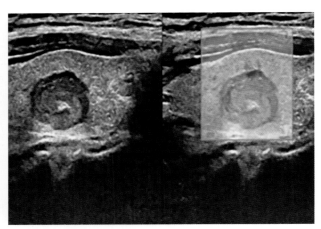

图 9-48 髓样癌弹性超声图像

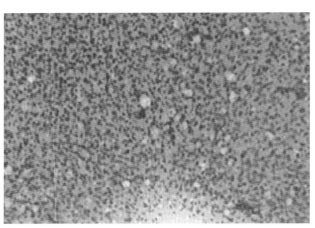

图 9-49 髓样癌细胞病理图像

图像与特征

常规超声　右叶实性结节（1.02cm×0.80cm），低回声，纵横比<1，前缘稍隆起，边界清，声晕非均匀性增厚，中央 1 枚粗大强回声团，边缘血流 2 级。

弹性超声　弹性评分 2 级。

分析与诊断

常规超声　实性结节（2 分），低回声（2 分），纵横比<1（0 分），边缘不规则（2 分），粗大强回声（1 分），ACR TI-RADS 5 类（7 分），轻度可疑，建议 FNAC。

弹性超声　符合良性结节。

细胞病理　右叶甲状腺髓样癌，BRAF V600E 基因未见突变。

第 10 章

甲状腺未分化癌

未分化癌又称间变性癌、肉瘤样癌。好发于老年人，占甲状腺癌的 1.6%，是罕见的甲状腺恶性肿瘤。临床以肿瘤生长迅速，声音嘶哑，疼痛，吞咽困难等为特征，易早期发生周围组织浸润及淋巴结转移。

1. 常规超声

（1）结节大小：肿瘤较大，直径 1~20cm，多 >5cm。

（2）结节结构：多为实性结节，也可出现坏死液化。

（3）结节形态：纵横比 <1。

（4）结节边缘：不规则，常累及整个腺叶或腺体，约 1/3 侵犯甲状腺以外组织和血管，与周围组织粘连，境界不清，无声晕，大多甲状腺活动度消失。

（5）结节回声：均为不均匀低回声肿块，回声紊乱，常出现条索状或不规则回声不均匀区，常发生坏死液化。

（6）强回声灶：多可见点状或粗大强回声灶。

（7）结节血流：肿块血供不丰富，多见边缘血管，分布不规则。

（8）淋巴结转移：80% 出现颈部淋巴结转移。

2. 弹性超声　结节弹性评分 2~3 级。

3. 超声造影　肿块边缘早期增强，延迟消退，内部表现低增强、星点状增强或接近无增强。

4. 鉴别诊断

（1）与急性甲状腺炎鉴别：两者病灶范围大，回声类似，但前者常累及周围和侵犯包裹血管，血供稀少，压迫症状明显，多伴淋巴结转移征象；而后者肿块疼痛明显，边界不清，周围腺体回声增强，血流丰富，淋巴结呈炎性改变。

（2）与亚急性甲状腺炎鉴别：前者病变多累及周围组织，颈部淋巴结表现转移灶征象。后者病灶仅局限于腺体内，不累及周围组织，甲状腺包膜完整，颈部淋巴结呈炎性改变。

（3）与侵袭性甲状腺炎鉴别：两者肿块巨大，均可侵犯周围组织和血管，血流稀少，鉴别困难，后者虽然肿块巨大，但淋巴结没有转移性改变。

未分化癌

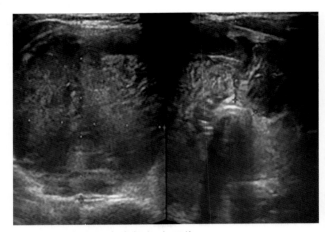

图 10-1 未分化癌常规超声图像

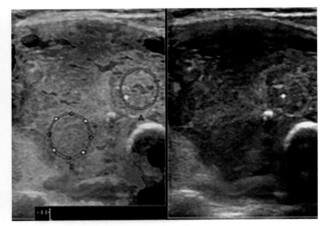

图 10-2 未分化癌弹性超声图像

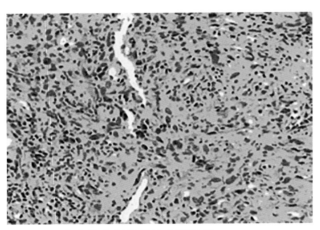

图 10-3 未分化癌组织活检病理图像

图像与特征

常规超声 左叶实性结节（5.11cm×4.52cm）超过峡部水平，低回声，纵横比<1，边缘不规则，边界尚清，1 枚粗大及点状强回声，血流稀少。

弹性超声 结节弹性评分 1 级。

分析与诊断

常规超声 实性结节（2 分），低回声（2 分），纵横比<1（0 分），边缘不规则（2 分），粗大及点状钙化（4 分），ACR TI-RADS 5 类（10 分），考虑恶性结节，不排除未分化癌，建议粗针组织活检。

弹性超声 符合良性病变。

粗针穿刺组织活检病理及基因检测 左叶未分化癌，BRAF V600E 基因未见突变。

术后组织病理 左叶未分化癌。

病例 2 **未分化癌**

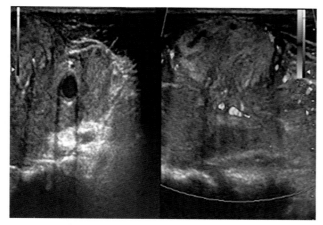

图 10-4 未分化癌常规超声图像

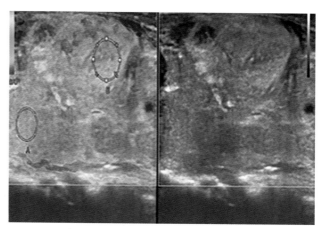

图 10-5 未分化癌弹性超声图像

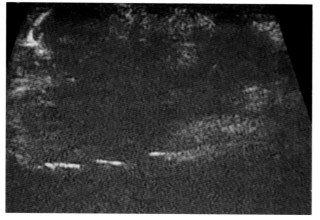

图 10-6 未分化癌超声造影图像

图 10-7 未分化癌术后组织病理图像

图像与特征

常规超声 左叶实性结节（8.30cm×3.98cm），等回声，纵横比 <1，边缘不规则，包绕左侧颈动脉，回声不均，见少许条状结构和数个点状强回声，部分区域边界不清，血流 2 级，分布不规则。

弹性超声 结节弹性评分 2~4 级。

超声造影 结节内部几乎无增强，边缘为不均匀等增强。

分析与诊断

常规超声 实性结节（2 分），低回声（2 分），纵横比 <1（0 分），边缘不规则，腺体外侵犯（3 分），点状强回声（3 分），ACR TI-RADS 5 类（10 分），考虑恶性结节，不排除未分化癌，建议组织活检。

弹性超声 可疑恶性。

超声造影 符合恶性结节改变。

粗针穿刺组织活检病理及基因检测 左叶未分化癌，BRAF V600E 基因未见突变。

术后组织病理 左叶未分化癌。

病例 3　　**未分化癌**

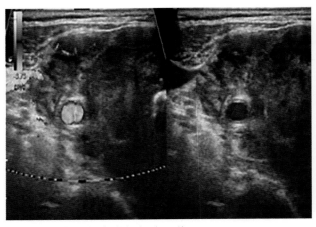

图 10-8　未分化癌常规超声图像

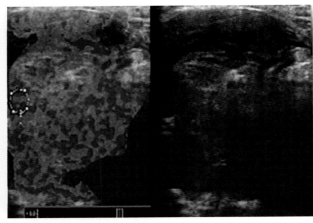

图 10-9　未分化癌弹性超声图像

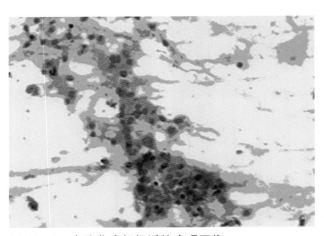

图 10-10　未分化癌组织活检病理图像

图像与特征

常规超声　右叶实性结节（6.12cm×4.71cm），低回声，纵横比 <1，边缘不规则，外缘完全包裹右侧颈动脉，血流 1~2 级。

弹性超声　结节弹性评分 2~4 级交错存在。

分析与诊断

常规超声　实性结节（2分），低回声（2分），纵横比 <1（0分），边缘不规则，腺体外侵犯包绕颈动脉（3分），ACR TI-RADS 5 类（7分），考虑恶性结节，可疑未分化癌，建议组织活检。

弹性超声　可疑恶性病变。

粗针穿刺组织活检病理及基因检测　右叶未分化癌，BRAF V600E 基因未见突变。

术后组织病理　右叶未分化癌。

病例 4　未分化癌

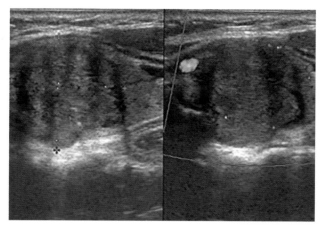

图 10-11　未分化癌常规超声图像

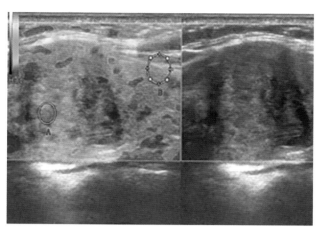

图 10-12　未分化癌弹性超声图像

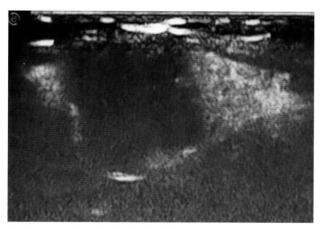

图 10-13　未分化癌超声造影图像

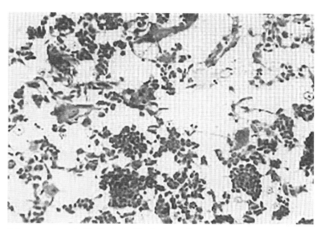

图 10-14　未分化癌细胞病理图像

图像与特征

常规超声　左叶实性结节，等回声，边缘不规则，包膜隆起，纵横比 <1，血流稀少（1 级）。

弹性超声　结节弹性评分 2 级。

超声造影　结节无明显增强，边缘少许低增强。

分析与诊断

常规超声　实性结节（2 分），等回声（1 分），边缘不规则（2 分），ACR TI-RADS 4 类（5 分），可疑恶性结节，建议 FNAC。

弹性超声　不符合恶性病变。

超声造影　符合恶性结节。

细胞病理及基因检测　左叶未分化癌，BRAF V600E 基因未见突变。

术后组织病理　左叶未分化癌。

病例 5   未分化癌

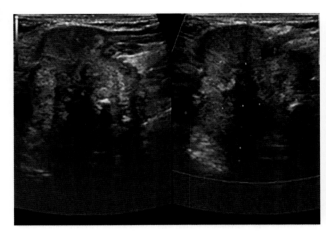

图 10-15   未分化癌常规超声图像

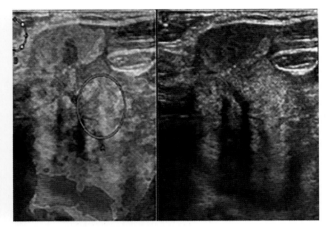

图 10-16   未分化癌弹性超声图像

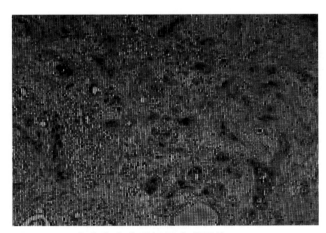

图 10-17   未分化癌术后组织病理图像

图像与特征

常规超声   右叶实性结节（3.93cm×3.32cm），等回声，边缘分叶和毛刺，包膜隆起，纵横比＜1，内见 2 枚粗大强回声伴声影，血流稀少（1 级）。

超声造影   结节无明显增强，边缘少许低增强。

分析与诊断

常规超声   实性结节（2 分），等回声（1 分），边缘不规则（2 分），粗大钙化（1 分），ACR TI-RADS 4 类（6 分），可疑恶性结节，建议 FNAC。

超声造影   符合恶性结节。

细胞病理及基因检测   右叶未分化癌，BRAF V600E 基因未见突变。

术后组织病理   右叶未分化癌。

第 11 章

甲状腺淋巴瘤

甲状腺淋巴瘤占甲状腺恶性肿瘤的 1%~5%，好发于女性，大多发生在 60~70 岁。有原发性和继发性之分，原发性甲状腺淋巴瘤较为罕见，常为继发性，90% 甲状腺淋巴瘤伴有桥本甲状腺炎。超声表现分为三种类型：结节型、弥漫型和混合型。

1. **常规超声**

共性表现：低回声，后方回声明显增强，结节多为富血供，也可为少或乏血供。

（1）结节型：淋巴瘤大多表现为结节型，多为单个结节，肿瘤大小相差很大，直径 0.5~20cm，可累及一叶或双叶。

1）结节结构：实性结节。

2）结节回声：为低或极低回声，内回声均匀或不均，可有条索状高回声带或网络状结构，结节后方回声显著增强。

3）结节纵横比：均 <1。

4）结节边缘：大多形态不规则，无声晕，边界清晰。

5）强回声灶：极少出现钙化灶。

（2）弥漫型：表现为两侧甲状腺肿大，回声极低，与周围组织分界不清无法辨认，后方回声显著增强，与严重慢性淋巴细胞性甲状腺炎难以鉴别。

（3）混合型：此型少见。表现为多个低回声结节，后方回声增强。

（4）常伴有颈部淋巴结转移灶：淋巴结肿大，表现为极低回声。

（5）血管情况：肿块血供多丰富，分布不规则。

2. **弹性超声**　结节弹性评分多为 2~3 级。

3. **超声造影**　多表现为不均匀低增强。

4. **鉴别诊断**

（1）结节型淋巴瘤与腺瘤样结节鉴别：前者多为极低回声，内见条状高回声，后方回声明显增强；后者为低回声，内部回声均匀，后方回声增强不明显。

（2）弥漫型淋巴瘤与严重桥本甲状腺炎鉴别：后者因滤泡破坏和纤维化，后方回声不出现明显增强。

（3）巨大淋巴瘤与未分化癌鉴别：声像图类似鉴别困难，对结节迅速增大，尤其女性，应高度怀疑淋巴瘤，组织活检早期诊断，避免不必要的手术。

（4）结节型淋巴瘤与甲状腺癌鉴别：两者均为低回声结节，前者大多形态较规则，边界清，后回声增强；后者形态不规则，边界不清，多伴有衰减及微钙化。

甲状腺淋巴瘤

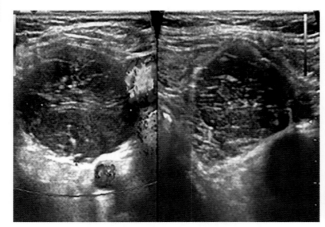

图 11-1　甲状腺淋巴瘤常规超声图像

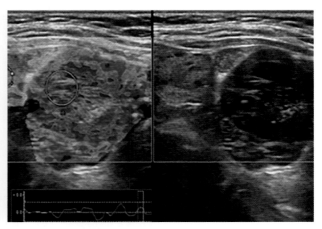

图 11-2　甲状腺淋巴瘤弹性超声图像

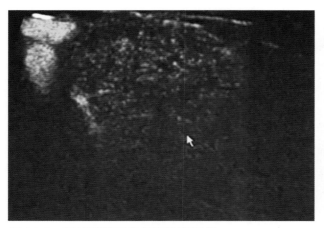

图 11-3　甲状腺淋巴瘤超声造影图像

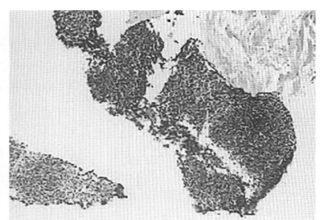

图 11-4　甲状腺淋巴瘤组织活检病理图像

图像与特征

常规超声　右叶实性结节（4.37cm×2.77cm），低回声，纵横比<1，边缘不规则，内见条索状高回声带，后回声明显增强，血流稀少。

弹性超声　弹性评分 2~4 级交错存在。

超声造影　结节不均匀低增强，边界不清，快进快退。

分析与诊断

常规超声　实性结节（2分），低回声（2分），纵横比<1（0分），边缘不规则（2分），ACR TI-RADS 4类（6分），可疑恶性，不排除淋巴瘤，建议组织活检。

弹性超声　良恶性病变难鉴别。

超声造影　符合恶性结节。

粗针穿刺组织活检病理及基因检测　右叶甲状腺淋巴瘤，BRAF V600E 基因未见突变。

病例 2　　甲状腺淋巴瘤

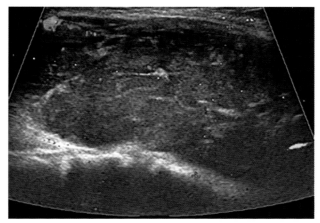

图 11-5　右叶甲状腺淋巴瘤常规超声图像

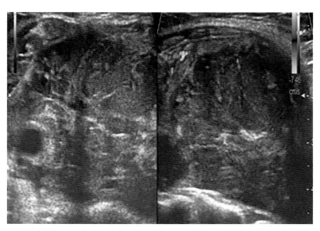

图 11-6　右叶甲状腺淋巴瘤弹性超声图像

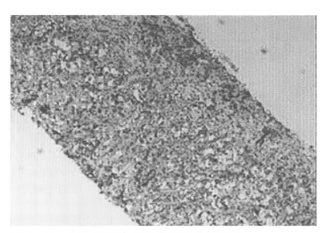

图 11-7　右叶甲状腺淋巴瘤组织病理图像

图像与特征

常规超声　右叶实性结节（8.57cm×4.07cm），低回声，纵横比<1，边缘不规则，右侧缘突破被膜包绕颈动脉，内见数个条索状高回声带，后回声明显增强，血流稀少。

弹性超声　结节整体弹性评分 2~3 级。

分析与诊断

常规超声　实性结节（2分），低回声（2分），纵横比<1（0分），边缘不规则，腺体外侵犯（3分），ACR TI-RADS 5 类（7 分），考虑恶性肿瘤，不排除未分化癌，建议组织活检。

弹性超声　良恶性难以鉴别。

粗针穿刺组织活检病理及基因检测　右叶甲状腺淋巴瘤，BRAF V600E 基因未见突变。

病例 3 　甲状腺淋巴瘤

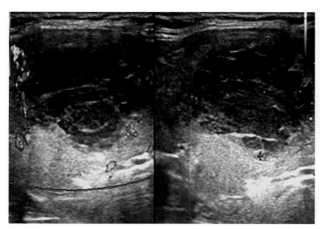

图 11-8　甲状腺淋巴瘤常规超声图像

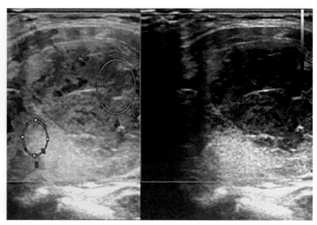

图 11-9　甲状腺淋巴瘤弹性超声图像

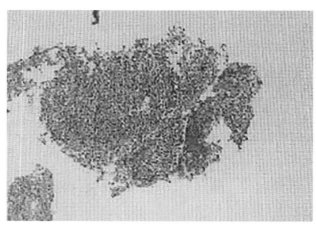

图 11-10　甲状腺淋巴瘤组织病理图像

图像与特征

常规超声　左叶实性结节（3.44cm×2.16cm），极低回声，纵横比 <1，边缘不规则，内见条网状结构，后方
　　　　　回声明显增强，血流稀少。

弹性超声　结节弹性评分 1 级。

分析与诊断

常规超声　实性结节（2 分），极低回声（3 分），纵横比 <1（0 分），边缘不规则（2 分），ACR TI-RADS 5 类（7
　　　　　分），可疑淋巴瘤，建议组织活检。

弹性超声　符合良性病变。

粗针穿刺组织活检病理及基因检测　左叶甲状腺淋巴瘤，BRAF V600E 基因未见突变。

病例 4　甲状腺淋巴瘤

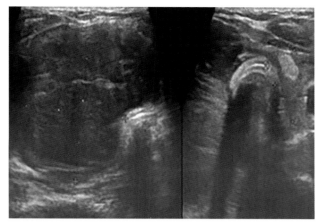

图 11-11　甲状腺淋巴瘤常规超声图像

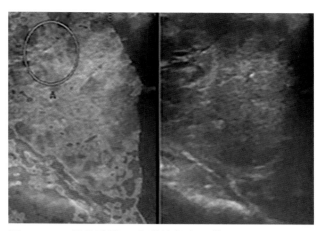

图 11-12　甲状腺淋巴瘤弹性超声图像

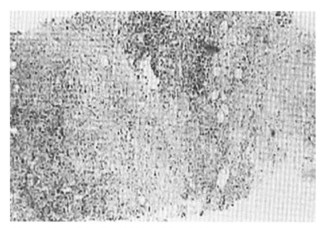

图 11-13　甲状腺淋巴瘤组织病理图像

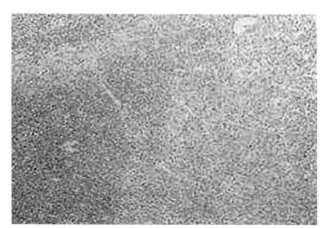

图 11-14　甲状腺淋巴瘤术后组织病理图像

图像与特征

常规超声　右侧实性结节（4.12cm×3.90cm）超过峡部水平，低回声，纵横比 <1，边缘不规则，内见少许条状高回声，后回声略增强，血流稀少。

弹性超声　结节弹性评分 2~4 级交错。

分析与诊断

常规超声　实性结节（2分），低回声（2分），纵横比 <1（0分），边缘不规则（2分），ACR TI-RADS 4 类（6分），考虑恶性结节，建议组织活检。

弹性超声　良恶性难以评估。

粗针穿刺组织活检病理及基因检测　右叶大片凝固坏死伴多量淋巴细胞浸润，增生组织伴轻度异形腺体；BRAF V600E 基因未见突变。

术后组织病理　右叶淋巴瘤。

病例 5　**甲状腺淋巴瘤**

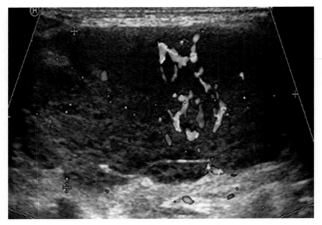

图 11-15　甲状腺淋巴瘤常规超声图像

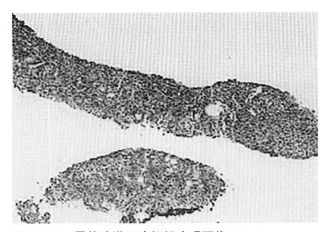

图 11-16　甲状腺淋巴瘤组织病理图像

图像与特征

常规超声　左侧实性结节（4.85cm×2.11cm），低回声，纵横比 <1，边缘不规则，内见少许条状高回声，后
回声略增强，血流稀少。

分析与诊断

常规超声　实性结节（2 分），低回声（2 分），纵横比 <1（0 分），边缘不规则（2 分），ACR TI-RADS 4 类（6
分），可疑恶性结节，建议组织活检。
粗针穿刺组织活检及术后组织病理　左侧淋巴瘤。

第 12 章

甲状腺低分化癌

甲状腺低分化癌是滤泡细胞起源的侵袭性恶性肿瘤，占甲状腺恶性肿瘤的 4%～7%，多发生于中老年患者，发病率约为 0.3%。影像学常表现为孤立性肿瘤短期内迅速增大，突破被膜浸润周围组织，多出现颈部淋巴结转移和纵隔淋巴结转移或发生远处肺、骨转移。

1. 常规超声

（1）结节结构：实性结构，结节体积较大，直径多 >2cm。

（2）结节回声：为低回声或极低回声，也可呈蜂窝状强弱相间回声。

（3）结节形态：纵横比不一，多 <1。

（4）结节边缘：边缘不规则，也可呈树枝状或蟹爪状结构，边界不清。

（5）结节血流：多为乏血供。

（6）强回声灶：可无强回声灶，也可见粗大或点状强回声。

（7）颈部淋巴结：多伴有颈部淋巴结转移，呈实性低回声改变。

2. 弹性超声　弹性评分多为 2～3 级。

3. 超声造影　多表现为不均匀低增强。

4. 鉴别诊断　低分化癌与未分化癌和转移癌声像图十分相似，多表现为较大结节，低回声为主，无包膜，边缘不规则，乏血供，弹性评分多为 4 级，组织活检是可靠鉴别诊断方法。

甲状腺低分化癌

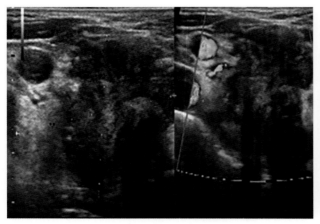

图 12-1　甲状腺低分化癌常规超声图像

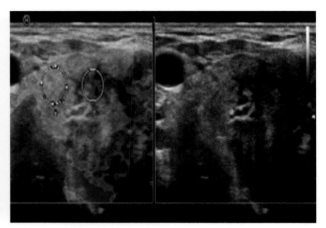

图 12-2　甲状腺低分化癌弹性超声图像

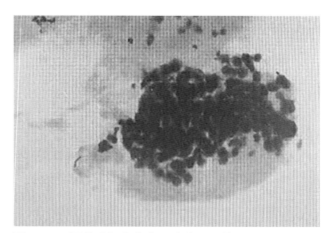

图 12-3　甲状腺低分化癌细胞病理图像

图像与特征

常规超声　右叶实性结节，超过峡部（3.02cm×3.20cm），低回声，纵横比 >1，边缘不规则，无包膜，部分甲状腺被膜缺损，腺体外侵犯，边界不清，后回声衰减，血流稀少。

弹性超声　结节大部分区域弹性评分 4 级。

分析与诊断

常规超声　实性结节（2 分），低回声（2 分），纵横比 >1（3 分），边缘不规则外侵（3 分），ACR TI-RADS 5 类（10 分），可疑未分化癌，建议 FNAC。

弹性超声　可疑恶性结节。

细胞病理　右叶甲状腺低分化癌，BRAF V600E 基因未见突变。

术后组织病理　右叶甲状腺低分化癌。

病例 2　**甲状腺低分化癌**

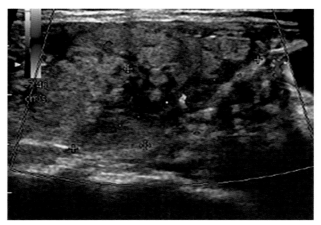

图 12-4　右叶甲状腺低分化癌常规超声图像

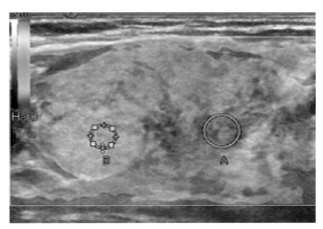

图 12-5　右叶甲状腺低分化癌弹性超声图像

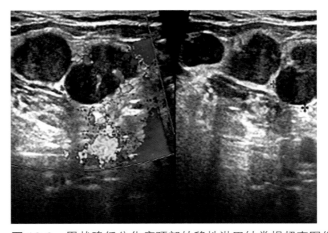

图 12-6　甲状腺低分化癌颈部转移性淋巴结常规超声图像

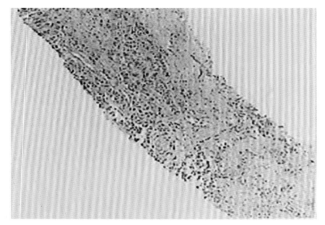

图 12-7　右叶甲状腺低分化癌结节组织活检病理图像

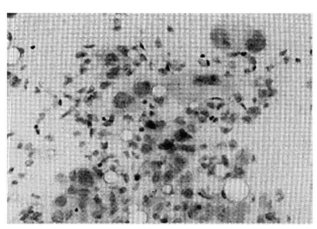

图 12-8　颈部淋巴结细胞病理图像

图像与特征

常规超声　右叶腺体内见树枝状低回声区（范围 3.20cm×1.61cm），边缘不规则，无包膜边界不清，后回声轻微衰减，血流稀少，右侧Ⅱ区、Ⅲ区和Ⅳ区多个淋巴结肿大，纵横比异常，为不均匀低回声，淋巴门大多不清，少数隐约可见，血流 1~2 级。

弹性超声　低回声区域弹性评分 2~3 级。

分析与诊断

常规超声　树枝样实性区，无明显结节影像，ACR TI-RADS 难以评估，结合颈部淋巴结异常回声，不排除恶性病变，建议低回声区组织活检，颈部淋巴结 FNAC。

弹性超声　难以鉴别良恶性。

粗针穿刺组织活检病理及基因检测　右叶甲状腺低分化癌，BRAF V600E 基因未见突变。

细胞病理　颈部淋巴结细胞学诊断为恶性肿瘤。

病例 3　甲状腺低分化癌

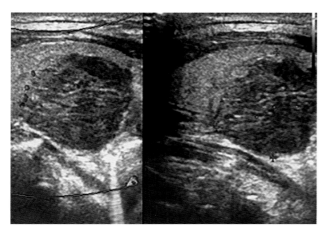

图 12-9　左叶甲状腺低分化癌常规超声图像

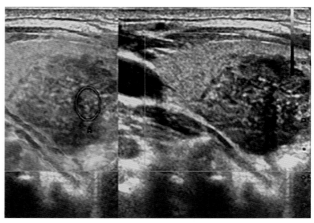

图 12-10　左叶甲状腺低分化癌弹性超声图像

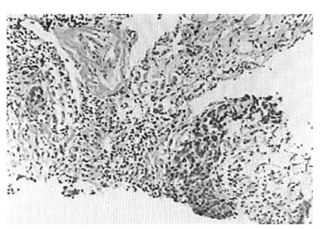

图 12-11　左叶甲状腺低分化癌组织活检病理图像

图像与特征

常规超声　左叶实性结节（2.71cm×1.90cm），低回声，纵横比<1，边缘不规则，无包膜，边界不清，后回声略增强，内见多条带状结构，血流稀少。

弹性超声　结节大部分区域弹性评分 4 级。

分析与诊断

常规超声　实性结节（2 分），低回声（2 分），纵横比<1（0 分），边缘不规则（2 分），ACR TI-RADS 4 类（6 分），可疑恶性病变，建议组织活检。

弹性超声　符合恶性结节改变。

粗针穿刺组织活检病理及基因检测　左叶甲状腺低分化癌，BRAF V600E 基因未见突变。

病例 4　甲状腺低分化癌

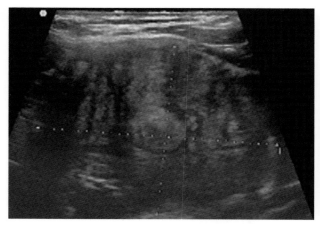

图 12-12　左叶甲状腺低分化癌常规超声图像

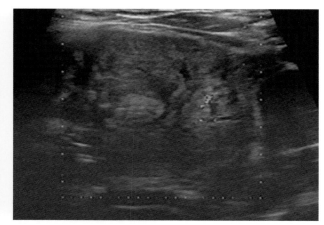

图 12-13　左叶甲状腺低分化癌彩色多普勒超声图像

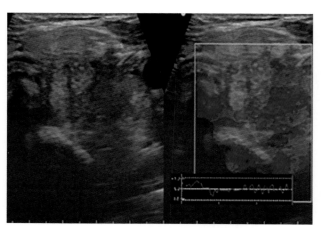

图 12-14　左叶甲状腺低分化癌弹性超声图像

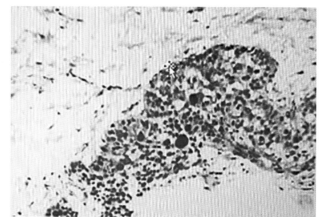

图 12-15　左叶甲状腺低分化癌组织活检病理图像

图像与特征

常规超声　左叶实性结节（4.87cm×3.47cm），超过峡部水平，等回声，纵横比 <1，边缘不规则，无包膜，边界不清，内回声不均匀，散在条索状低回声，血流稀少。

弹性超声　结节弹性评分 2～4 级交错存在。

分析与诊断

常规超声　实性结节（2 分），等回声（1 分），纵横比 <1（0 分），边缘不规则（2 分），ACR TI-RADS 4 类（5 分），可疑恶性结节，不排除未分化癌，建议组织活检。

弹性超声　可疑恶性结节。

粗针穿刺组织活检病理及基因检测　左叶甲状腺低分化癌，BRAF V600E 基因未见突变。

病例 5　甲状腺低分化癌

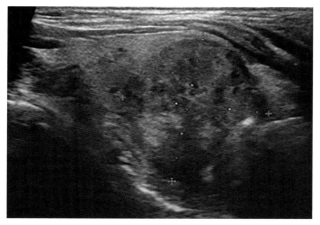

图 12-16　甲状腺低分化癌常规超声图像

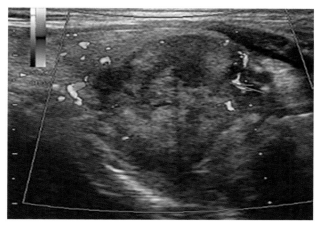

图 12-17　甲状腺低分化癌彩色多普勒图像

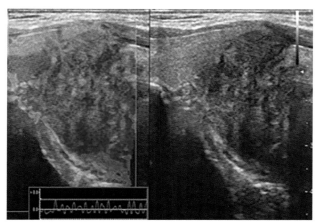

图 12-18　甲状腺低分化癌弹性超声图像

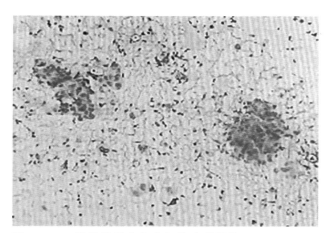

图 12-19　甲状腺低分化癌细胞病理图像

图像与特征

常规超声　左叶实性结节（2.72cm×3.01cm），等回声，纵横比 >1，边缘不规则，包膜部分缺失，边界欠清，内部不规则低回声，血流稀少。

弹性超声　结节大部分区域弹性评分 4 级。

分析与诊断

常规超声　实性结节（2 分），等回声（1 分），纵横比 >1（3 分），边缘不规则（2 分），ACR TI-RADS 5 类（8 分），考虑恶性结节可能，建议 FNAC。

弹性超声　符合恶性结节。

细胞病理及基因检测　左叶甲状腺低分化癌，BRAF V600E 基因未见突变。

病例6 **甲状腺低分化癌**

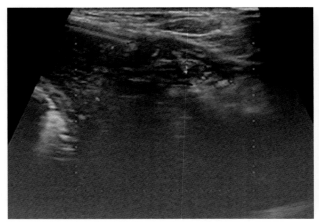

图 12-20 甲状腺低分化癌常规超声图像

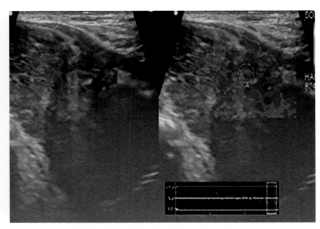

图 12-21 甲状腺低分化癌弹性超声图像

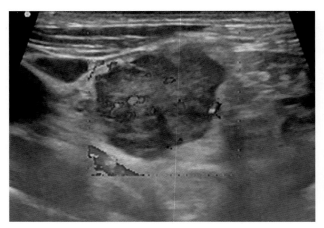

图 12-22 甲状腺低分化癌转移性淋巴结常规超声图像

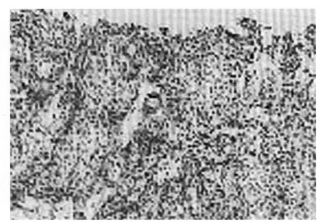

图 12-23 甲状腺低分化癌组织活检病理图像

图像与特征

常规超声 左叶实性结节（4.72cm×2.80cm），低回声，纵横比<1，边缘不规则，边界尚清，血流稀少；左侧Ⅳ区见1个异常淋巴结，纵横比异常，为不均匀低回声，淋巴门消失不清，血流2级。

弹性超声 结节大部分区域弹性评分4级。

分析与诊断

常规超声 实性结节（2分），低回声（2分），纵横比<1（0分），边缘不规则（2分），ACR TI-RADS 4类（6分），考虑恶性结节可能，淋巴结可疑转移灶，建议结节活检和淋巴结FNAC。

弹性超声 符合恶性结节。

粗针穿刺组织活检病理及基因检测 左叶甲状腺低分化癌，BRAF V600E基因未见突变。

细胞病理 颈部淋巴结细胞学病理见恶性肿瘤细胞，洗脱液TG>500ng/ml。

术后病理 左叶甲状腺低分化癌伴颈侧区淋巴结转移。

病例 7　　**甲状腺低分化癌**

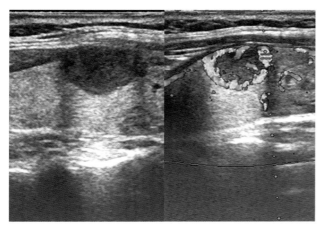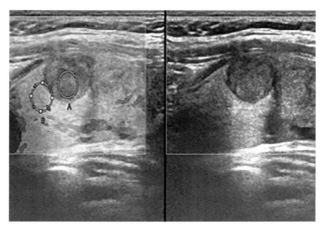

图 12-24　甲状腺低分化癌彩色多普勒超声图像　　　　　图 12-25　甲状腺低分化癌弹性超声图像

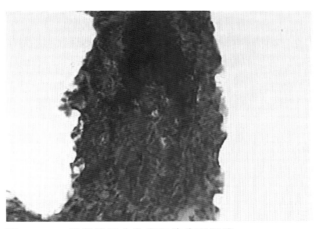

图 12-26　甲状腺低分化癌细胞病理图像

图像与特征

常规超声　左叶实性结节（1.34cm×0.71cm），低回声，纵横比<1，边缘规则，边界尚清，回声均匀，血流3级，
边缘包绕血流。

弹性超声　结节弹性评分3级。

分析与诊断

常规超声　实性结节（2分），低回声（2分），纵横比<1（0分），边缘规则（0分），边缘血流包绕，ACR
TI-RADS 4类（4分），考虑滤泡性肿瘤可能，轻度可疑恶性，建议FNAC。

弹性超声　可疑恶性结节。

细胞病理及基因检测　左叶甲状腺低分化癌，BRAF V600E基因未见突变。

第 13 章

甲状腺转移性肿瘤

甲状腺转移癌是原发于甲状腺以外组织的恶性肿瘤，通过血行、淋巴管等途径转移至甲状腺继续生长形成的肿瘤，较为罕见。

1. 常规超声

（1）结节结构：多为单发，实性结节，体积较大，直径多 >3cm，可累及整个腺叶或位于甲状腺下极。

（2）结节形态：纵横比多 <1。

（3）结节回声：多为低回声或极低回声，回声均匀或不均匀，无声晕，80% 边界模糊，也可边界清晰，囊性变和钙化少见。

（4）结节边缘：边缘不规则。

（5）结节血供：多为富血供，血流杂乱，较少为低血供。

（6）淋巴结转移：常在两侧发生颈部淋巴结转移，肿瘤可侵犯颈内静脉形成肿块。

2. 弹性超声　结节弹性评分多为 3~4 级。

3. 超声造影　多为不均匀低增强，快进快退。

4. 鉴别诊断

（1）转移癌与亚急性甲状腺炎鉴别：两者声像图类似，但前者多有肿瘤病史，颈部无疼痛，部分内可见点样强回声灶；后者病变区疼痛明显，血沉加快。

（2）转移癌、未分化癌和淋巴瘤超声表现类似，鉴别困难，可依据组织活检病理鉴别。

病例 1 **甲状腺转移性鳞状细胞癌**

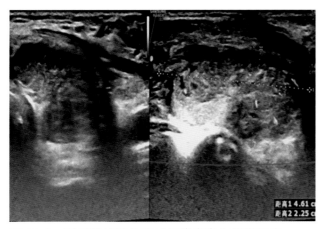 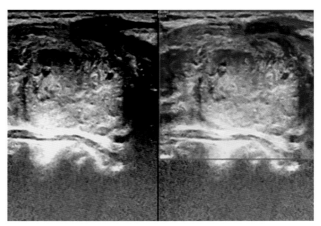

图 13-1 甲状腺转移性鳞状细胞癌常规超声图像　　　图 13-2 甲状腺转移性鳞状细胞癌弹性超声图像

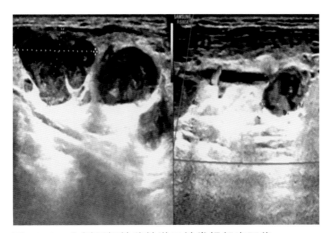

图 13-3 左侧颈部转移性淋巴结常规超声图像

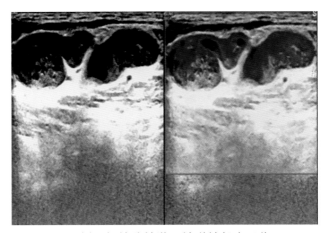

图 13-4 左侧颈部转移性淋巴结弹性超声图像

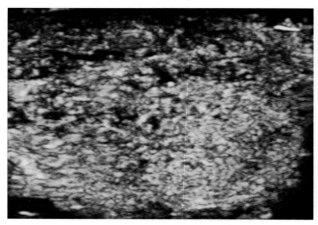

图 13-5 甲状腺转移性鳞状细胞癌超声造影图像

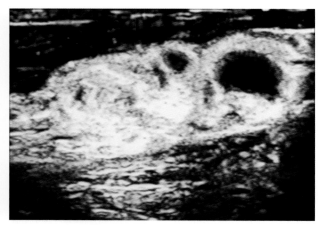

图 13-6 左侧颈部淋巴结超声造影图像

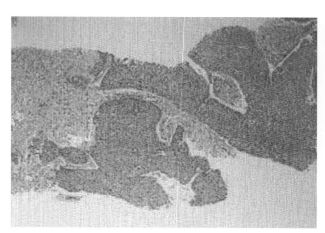

图 13-7 甲状腺转移性鳞状细胞癌组织病理图像

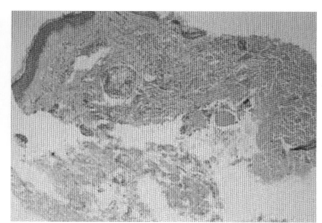

图 13-8 淋巴结转移性鳞状细胞癌组织病理图像

图像与特征

常规超声　左叶实性结节（4.61cm×2.25cm），低回声，纵横比<1，边缘不规则，前缘突破包膜与周围组织分界不清，内部回声不均，血流稀少；颈部Ⅲ区和Ⅳ区多个淋巴结肿大，纵横比异常，呈低回声，淋巴门变窄，血流稀少。

弹性超声　结节弹性评分3级，淋巴结弹性评分1~2级。

超声造影　结节呈不均匀低增强，快进快退；淋巴结呈不均匀高增强，内见无增强区。

分析与诊断

常规超声　实性结节（2分），低回声（2分），纵横比<1（0分），边缘不规则，被膜外累及（3分），ACR TI-RADS 5类（7分），考虑恶性结节，结合食管癌术后2年病史，不排除转移癌，建议结节和淋巴结组织活检。

弹性超声　可疑恶性结节。

超声造影　甲状腺结节符合恶性结节；颈部淋巴结符合转移灶淋巴结。

粗针穿刺组织活检病理　左叶甲状腺转移性鳞状细胞癌，左侧颈部淋巴结转移性鳞状细胞癌。

病例 2 **甲状腺转移性腺癌**

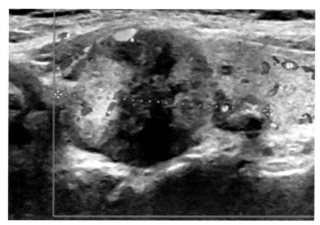

图 13-9　甲状腺转移性腺癌常规超声图像

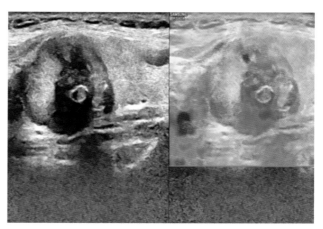

图 13-10　甲状腺转移性腺癌弹性超声图像

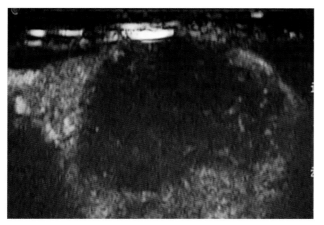

图 13-11　甲状腺转移性腺癌超声造影图像

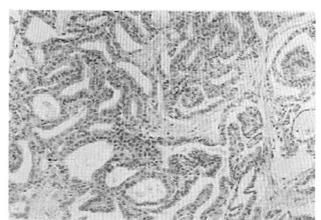

图 13-12　甲状腺转移性腺癌组织活检病理图像

图像与特征

常规超声　左叶实性结节，等回声为主，中央见低回声区，纵横比 <1，下缘 1 处分叶状边界欠清，分叶各见粗大强回声，血流 2 级，分布不规则，低回声区无明显血流。

弹性超声　低回声区弹性评分 3 级，等回声区 1 级。

超声造影　结节表现为低增强，中央近乎无增强。

分析与诊断

常规超声　实性结节（2 分），等回声为主（1 分），纵横比 <1（0 分），边缘不规则（2 分），粗大钙化（1 分），ACR TI-RADS 4 类（6 分），可疑恶性结节，建议组织活检。

弹性超声　轻度可疑恶性病变。

超声造影　符合典型恶性表现。

粗针穿刺组织活检病理　左叶考虑转移性腺癌。

299

　　甲状腺转移性鳞状细胞癌

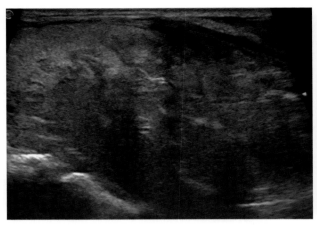

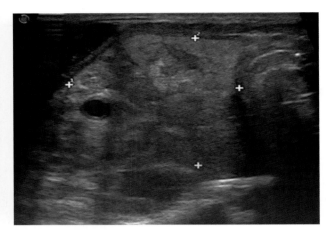

图 13-13　甲状腺转移性鳞状细胞癌超声图像　　　　**图 13-14**　甲状腺转移性鳞状细胞癌超声图像

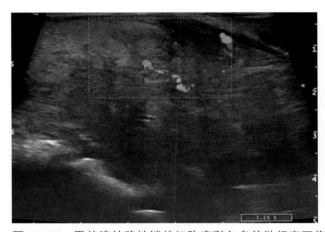

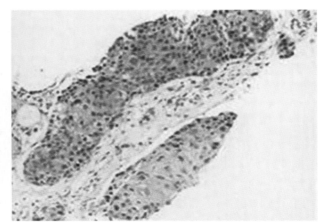

图 13-15　甲状腺转移性鳞状细胞癌彩色多普勒超声图像　　**图 13-16**　转移性鳞状细胞癌组织活检病理图像

图像与特征

　　常规超声　右叶实性结节（6.57cm×3.92cm），低回声，纵横比<1，边缘布满毛刺伪足，无包膜，边界不清，突破甲状腺被膜包绕颈动脉，血流稀少。

分析与诊断

　　常规超声　实性结节（2分），低回声（2分），纵横比<1（0分），边缘不规则外侵周围（3分），ACR TI-RADS 5 类（7分），考虑恶性结节，建议组织活检。

　　粗针穿刺组织活检病理　右叶考虑转移性鳞状细胞癌。

病例 4　甲状腺转移性鳞状细胞癌

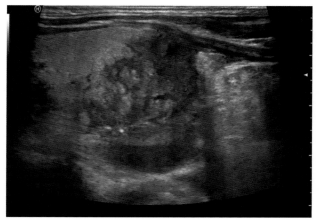

图 13-17　甲状腺转移性鳞状细胞癌超声图像

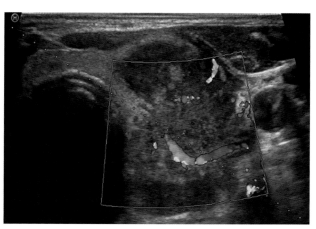

图 13-18　甲状腺转移性鳞状细胞癌彩色多普勒超声图像

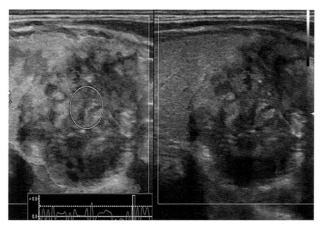

图 13-19　甲状腺转移性鳞状细胞癌弹性超声图像

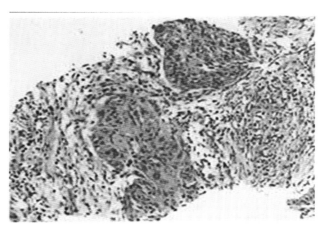

图 13-20　转移性鳞状细胞癌组织活检病理图像

图像与特征

常规超声　左叶实性结节（3.57cm×1.89cm），低回声，纵横比 >1，边缘不规则，无包膜，边界欠清，内部
　　　　　2 个点状强回声，血流 2 级，分布不规则。

弹性超声　结节弹性评分 4 级。

分析与诊断

常规超声　实性结节（2 分），低回声（2 分），纵横比 >1（3 分），边缘不规则（2 分），微钙化（3 分），
　　　　　ACR TI-RADS 5 类（12 分），考虑恶性结节，建议组织活检。

弹性超声　符合恶性结节改变。

粗针穿刺组织活检病理　左叶考虑转移性鳞状细胞癌。

病例 5　**甲状腺转移性鳞状细胞癌**

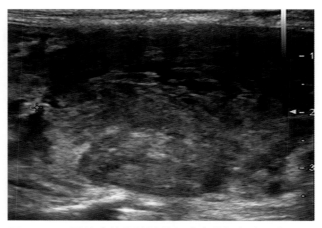

图 13-21　甲状腺转移性鳞状细胞癌常规超声图像

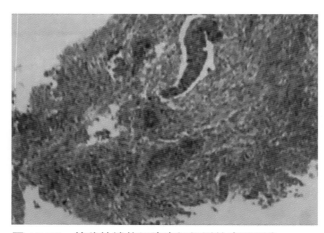

图 13-22　转移性鳞状细胞癌组织活检病理图像

图像与特征

　　常规超声　左叶实性结节（3.57cm×1.89cm），低回声，纵横比<1，边缘不规则，无包膜，边界不清，甲状腺部分被膜缺失，与周围软组织分界不清，血流 2 级，分布不规则。

分析与诊断

　　常规超声　实性结节（2 分），低回声（2 分），纵横比<1（0 分），边缘不规则被膜外侵犯（3 分），ACR TI-RADS 5 类（7 分），可疑恶性结节，不能排除未分化癌，建议组织活检。
　　粗针穿刺组织活检病理　左叶考虑转移性鳞状细胞癌。

病例 6　**甲状腺转移癌及转移淋巴结病理**

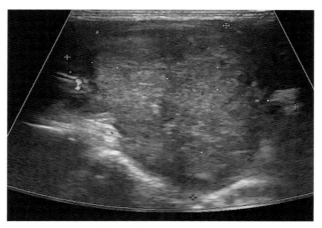

图 13-23　甲状腺转移癌常规超声图像

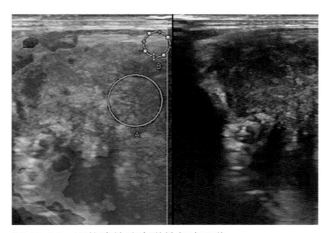

图 13-24　甲状腺转移癌弹性超声图像

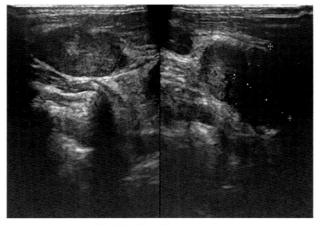

图 13-25　颈部转移性淋巴结超声图像

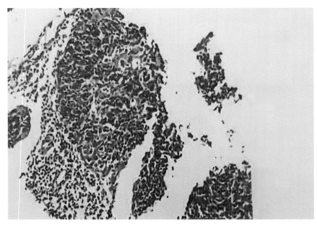

图 13-26　甲状腺转移癌组织活检病理图像

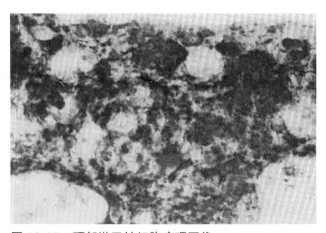

图 13-27　颈部淋巴结细胞病理图像

图像与特征

常规超声　左叶实性低回声结节（4.52cm×4.10cm），达峡部水平，纵横比 <1，边缘不规则，部分甲状腺被膜回声缺失，与腺外组织分界不清，血流稀少；左侧颈部Ⅳ区 3 个肿大淋巴结，纵横比异常，为不均匀低回声，淋巴门显示不清，血流 1 级。

弹性超声　大部分区域弹性评分 4 级。

分析与诊断

常规超声　实性结节（2 分），低回声（2 分），边缘不规则，外侵被膜（3 分），ACR TI-RADS 5 类（7 分），考虑特殊类型恶性肿瘤，建议组织活检；左侧颈部淋巴结可疑转移灶，其改变不符合乳头状癌转移，建议 FNAC。

弹性超声　符合恶性病变。

粗针穿刺组织活检病理及基因检测　左叶考虑转移性腺癌，BRAF 基因未见突变；淋巴结细胞病理：转移性腺癌。

病例 7　　**甲状腺转移癌**

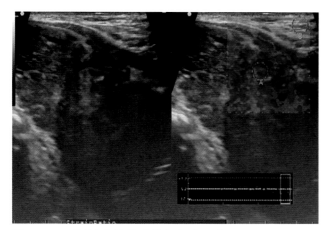

图 13-28　甲状腺转移癌常规超声图像

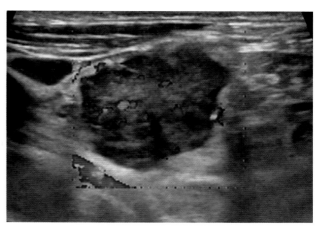

图 13-29　颈部淋巴结转移癌彩色多普勒图像

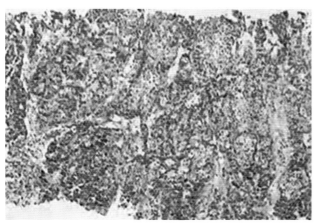

图 13-30　甲状腺转移癌组织活检病理图像

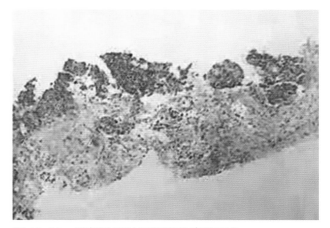

图 13-31　颈部淋巴结组织活检病理图像

图像与特征

常规超声　左叶实性结节（4.58cm×3.03cm），低回声，纵横比＜1，边缘不规则，回声不均，血流稀少；左侧颈部Ⅳ区 1 个肿大淋巴结，纵横比异常，边缘不规则，为不均匀低回声，淋巴门消失，血流 3 级，分布不规则。

弹性超声　结节弹性评分 4 级。

分析与诊断

常规超声　实性结节（2 分），低回声（2 分），边缘不规则（2 分），ACR TI-RADS 4 类（6 分），可疑特殊类型恶性肿瘤，建议组织活检；左侧颈部淋巴结可疑转移灶，其改变不符合乳头状癌转移，建议 FNAC。

弹性超声　符合恶性病变。

粗针穿刺组织活检病理及基因检测　甲状腺左叶考虑转移性癌，可疑鳞状细胞癌转移，BRAF 基因未见突变；淋巴结细胞病理符合转移癌。

甲状腺癌颈部淋巴结转移

第 14 章

甲状腺癌颈部淋巴结转移超声评估

颈部淋巴结转移是甲状腺癌的常见表现，乳头状癌的淋巴结转移尤为多见，35%~65% 的乳头状癌可发生颈部淋巴结转移，甲状腺髓样癌约 30% 可发生颈部淋巴结转移，滤泡状癌虽然血行转移相对多见，但 6%~9% 出现颈部淋巴结转移，未分化癌颈部淋巴结转移最多见，就诊时约 80% 发生颈部淋巴结转移。

一、甲状腺癌颈部淋巴结转移的途径

甲状腺癌淋巴结转移是一个动态的病理演变过程，有三种途径：

1. 经输入淋巴管到达淋巴结 病变首先累及皮质，皮质局限性增厚（此时血管彩色多普勒可提供有价值的诊断信息），当大量肿瘤细胞浸润、增生和坏死导致淋巴结结构出现异常（边缘型血管形成），继续蔓延侵袭破坏淋巴结髓质，淋巴门变窄或消失以及一系列异常改变（边缘型和混合型血管形成）。

2. 循血行转移至淋巴结 癌细胞经血行进入淋巴门，首先累及造成淋巴门血管破坏、增生、紊乱，侵犯淋巴结髓质，继之侵犯淋巴结全部结构。

3. 直接侵犯附近的淋巴结 首先侵犯淋巴结边缘，造成边缘包膜和结构破坏，继之侵犯淋巴结全部结构。

甲状腺癌淋巴结转移的途径及侵犯淋巴结的部位和顺序直接决定了淋巴结异常改变的先后顺序和部位，故导致淋巴结转移癌超声表现多样化。

二、甲状腺癌颈部淋巴结转移的超声检查和评估指标

1. 淋巴结大小 主要观察颈部淋巴结的短径，一般颈部 II 区淋巴结短径以 7mm 为界值，其他区域颈部淋巴结短径以 6mm 为界值，敏感性及特异性较高。

2. 淋巴结长径与短径之比（L/S） 约 80% 甲状腺癌颈部淋巴结转移 L/S<2，以 L/S<2 为标准，诊断甲状腺癌颈部淋巴结转移具有较高的敏感度及特异度（图 14-1，图 14-2）。

3. 淋巴结边界 约 45% 甲状腺癌转移性淋巴结边界模糊，而良性淋巴结大多边界清晰（图 14-3，图 14-4）。

4. 淋巴门 肿瘤细胞破坏淋巴结髓质导致声像图上淋巴门结构消失。甲状腺癌淋巴结转移约 90% 的淋巴门消失，而良性淋巴结大多可清晰显示淋巴门。淋巴门消失诊断淋巴结转移的敏感性约 90%，特异性差异较大（图 14-5，图 14-6）。

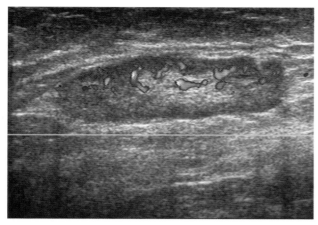

图 14-1 反应性淋巴结，L/S>2

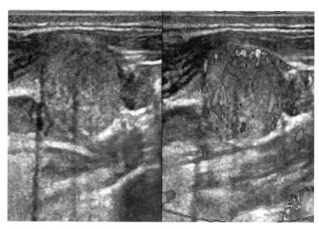

图 14-2 乳头状癌颈部淋巴结转移，L/S<2

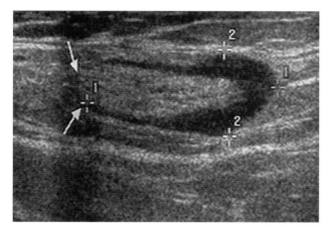

图 14-3 反应性淋巴结边界清晰

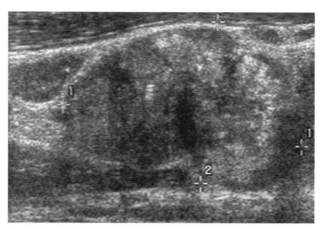

图 14-4 乳头状癌颈部淋巴结转移边界模糊

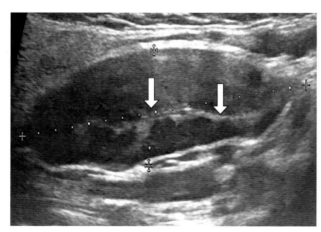

图 14-5 反应性淋巴结淋巴门清晰

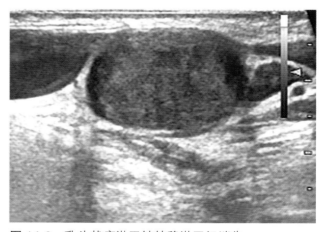

图 14-6 乳头状癌淋巴结转移淋巴门消失

  5. 淋巴结内部回声 乳头状癌淋巴结转移中高回声团多见，髓样癌、未分化癌以均匀低回声多见，淋巴瘤则以极低回声为主（图 14-7，图 14-8）。

  6. 淋巴结钙化 45%～70% 甲状腺乳头状癌转移淋巴结可见细小钙化，也可显示粗大钙化，其他种类甲状腺癌很少出现点状钙化（图 14-9，图 14-10）。

7. 淋巴结囊性变 约 75% 的乳头状癌转移性淋巴结可见囊性变，把囊性变作为指标诊断淋巴结转移特异性近 100%（图 14-11，图 14-12）。

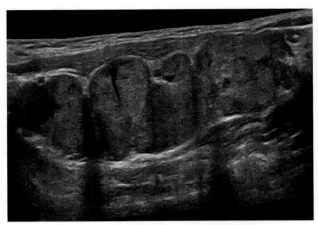

图 14-7 乳头状癌淋巴结转移癌显示中高回声

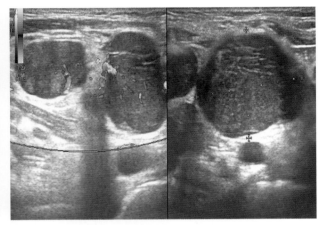

图 14-8 淋巴瘤淋巴结转移显示低回声

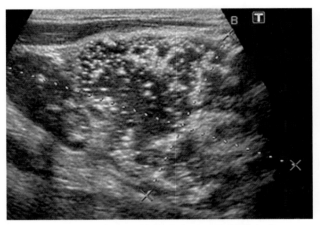

图 14-9 乳头状癌淋巴结转移癌显示弥漫微钙化

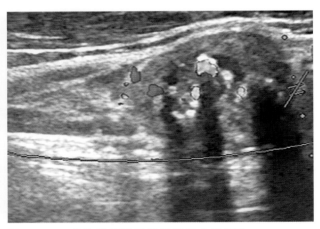

图 14-10 乳头状癌淋巴结转移混合性钙化

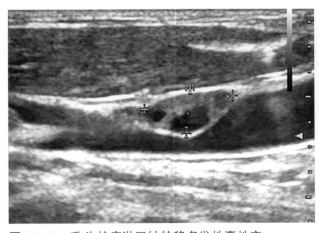

图 14-11 乳头状癌淋巴结转移多发性囊性变

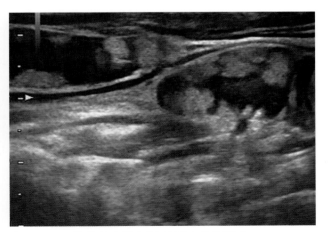

图 14-12 乳头状癌淋巴结转移大片囊性变

8.**彩色多普勒** 约 30% 乳头状癌转移性淋巴结显示边缘型血流，约 50% 显示边缘型血管和淋巴门型血管，约 25% 只显示淋巴门型血管，淋巴结血流明显增多，分布不规则（图 14-13，图 14-14）。

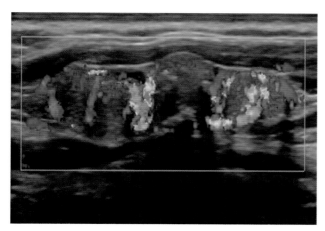

图 14-13 经淋巴管转移淋巴结混合性血流

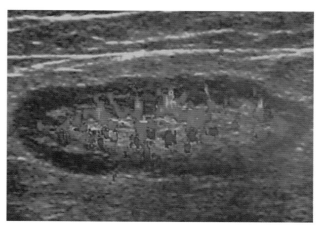

图 14-14 经血行转移淋巴结淋巴门丰富血流

第 15 章

甲状腺癌颈部淋巴结转移超声特征

一、甲状腺乳头状癌颈部淋巴结转移

乳头状癌淋巴结转移超声表现复杂多样，即使同一病例不同淋巴结可表现为不同类型的异常改变。

（一）淋巴结局灶性转移癌

1. 常规超声　淋巴结部分肿大，淋巴结 L/S<2，淋巴门存在，淋巴结的某个部位出现局灶性回声异常，表现局灶性低回声（图 15-1）、等回声（图 15-2）、高回声或单个点状强回声或多个聚集性强回声，淋巴门多明显受压移位，淋巴结局灶异常区血流增多，淋巴门型血流存在。

2. 弹性超声　淋巴结大部分区域弹性评分为 1～2 级，局灶性异常区弹性评分可为 2～4 级。

3. 超声造影　局灶性异常区多呈早增强，多为均匀性高增强，其他区域无明显异常改变。

（二）淋巴结整体转移癌

1. 常规超声　约 50% 淋巴结 L/S<2，约 90% 淋巴门消失，淋巴结内部结构表现不一（图 15-3～图 15-6）。

（1）淋巴结实性改变，表现为整体不均匀等回声、高回声或低回声。

（2）淋巴结混合性改变，约 75% 出现单发或多发液性暗区，其特异性可达 100%，少数呈完全囊性变；内部回声可呈团块状高回声或等回声，少数为低回声。

（3）淋巴结钙化：45%～70% 可见点状强回声，少数可见粗大强回声。

（4）淋巴结边界：部分清晰，也可融合，边界不清。

（5）特征性血流：血流丰富，淋巴门血流多消失，血流分布不规则，包膜可见环绕血流。

2. 弹性超声　实性区和钙化区弹性评分多为 2～4 级，液性暗区均为 0 级。

3. 超声造影　整体转移表现为包膜早期增强，迅速向心性弥散，整体呈均匀或不均匀等增强或高增强；出现大片囊性变时其超声造影包膜仍表现为早期高增强，实性区呈均匀或不均匀等或高增强，液性暗区和钙化区无增强。

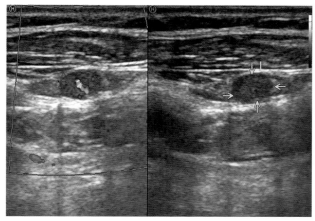

图 15-1 淋巴结局灶性转移（低回声）

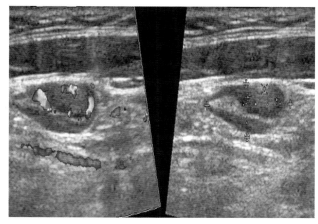

图 15-2 淋巴结局灶性转移（等回声）

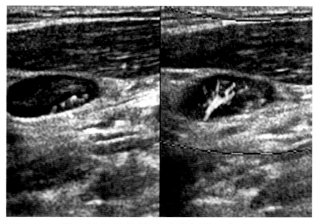

图 15-3 淋巴结局灶性转移（微钙化聚集）

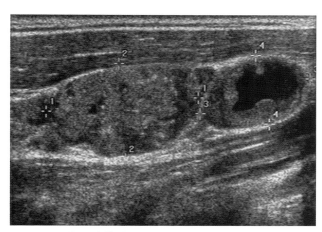

图 15-4 淋巴结整体转移（高回声、钙化、囊性变）

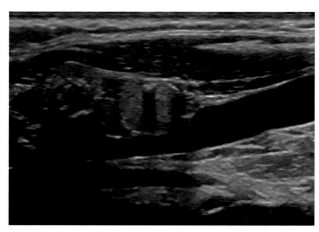

图 15-5 淋巴结整体转移（等回声和混合性钙化）

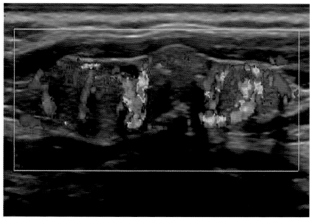

图 15-6 淋巴结整体转移（囊壁和包膜丰富血流）

病例 1   **微小乳头状癌颈部淋巴结转移**

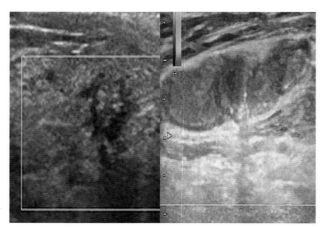

图 15-7　微小乳头状癌淋巴结转移弹性超声图像

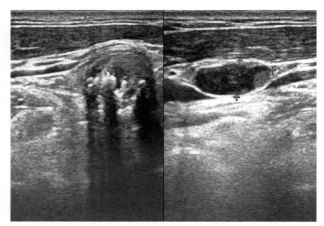

图 15-8　微小乳头状癌淋巴结转移常规超声图像

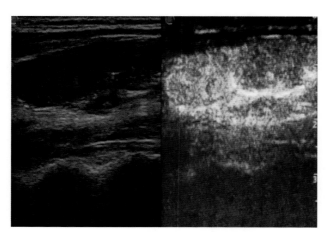

图 15-9　微小乳头状癌淋巴结转移超声造影图像

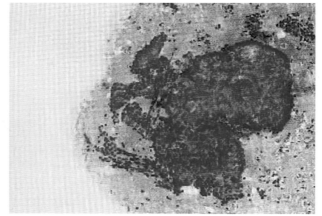

图 15-10　微小乳头状癌淋巴结转移细胞病理图像

图像与特征

常规超声　左叶甲状腺实性结节，低回声（0.58cm×0.79cm），纵横比＞1，边缘布满毛刺，多发微钙化；左侧颈部Ⅲ区见 1 个、Ⅳ区见 2 个异常淋巴结，淋巴门消失，实性区为不均匀等回声，部分淋巴结内见液性暗区，部分内见多发混合钙化，血流 2 级，分布杂乱，包膜有环绕血流。

弹性超声　淋巴结弹性评分 0～4 级。

超声造影　淋巴结包膜环状高增强，实性区不均匀等 - 高增强，暗区无增强。

分析与诊断

常规超声　实性结节（2 分），低回声（2 分），纵横比＞1（3 分），边缘不规则（2 分），ACR TI-RADS 5 类（9分），考虑微小癌；左侧颈部淋巴结异常改变符合典型乳头状癌淋巴结转移，建议 FNAC 确诊。

弹性超声　淋巴结弹性图像符合转移性改变。

超声造影　淋巴结造影表现符合恶性改变。

细胞病理及基因检测　左叶甲状腺乳头状癌，BRAF V600E 基因突变；左侧颈部淋巴结符合乳头状癌转移，BRAF V600E 基因突变，穿刺洗脱液 TG 234ng/ml。

病例 2 　乳头状癌术后颈部淋巴结局灶性转移

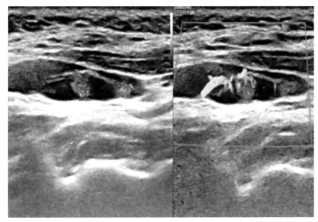

图 15-11　乳头状癌淋巴结局灶性转移常规超声图像

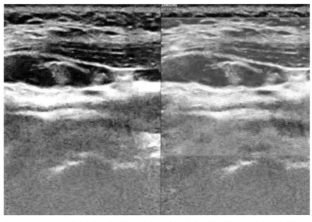

图 15-12　乳头状癌淋巴结局灶性转移弹性超声图像

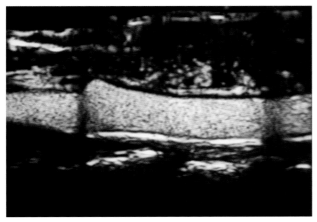

图 15-13　乳头状癌淋巴结局灶性转移超声造影图像

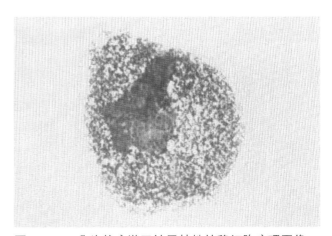

图 15-14　乳头状癌淋巴结局灶性转移细胞病理图像

图像与特征

常规超声　右侧乳头状癌术后，右侧颈部Ⅳ区见 1 个异常淋巴结，L/S 正常，淋巴门结构存在，其中下部各见 1 个等回声团，淋巴门向前移位，等回声区血流增多，边缘环绕血流。

弹性超声　等回声团区弹性评分 2 级，其他区域 1 级。

超声造影　淋巴结包膜快速呈环状高增强，2 个等回声团呈等增强；其他区域不均匀低增强。

分析与诊断

常规超声　右侧颈部Ⅳ区淋巴结淋巴门移位，内 2 个等回声团，血供明显增多，考虑淋巴结局灶性乳头状癌转移改变，建议 FNAC。

弹性超声　良恶性难以鉴别。

超声造影　符合局灶性转移癌改变。

细胞病理　右侧淋巴细胞背景见异形上皮细胞巢；BRAF V600E 基因突变，洗脱液 TG>500ng/ml。

综合诊断　右侧Ⅳ区淋巴结局灶性乳头状癌转移。

乳头状癌术后颈部淋巴结转移

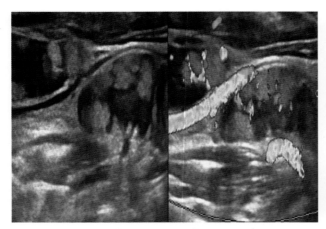

图 15-15　乳头状癌淋巴结转移常规超声图像

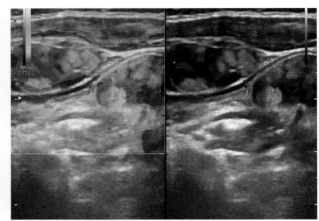

图 15-16　乳头状癌淋巴结转移弹性超声图像

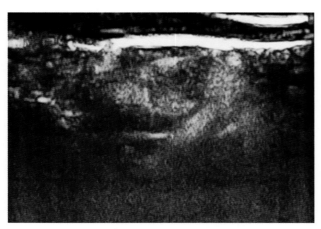

图 15-17　乳头状癌淋巴结转移超声造影图像

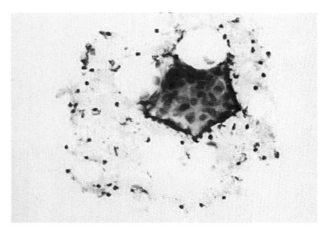

图 15-18　乳头状癌淋巴结转移细胞病理图像

图像与特征

常规超声　右侧甲状腺癌术后，右侧Ⅳ区见数个异常淋巴结，边缘均见不规则中高回声团，中央不规则片状液性暗区，边缘中高回声区血流丰富，分布杂乱。

弹性超声　淋巴结边缘中高回声区弹性评分 2 级，液性暗区 0 级。

超声造影　淋巴结边缘区域呈不均匀高增强，其余部分呈低增强或无增强。

分析与诊断

常规超声　右侧颈部淋巴结见高回声团及液化，符合典型乳头状癌淋巴结转移癌改变，建议 FNAC 确诊。

弹性超声　符合转移性改变。

超声造影　符合转移性改变。

细胞病理及基因检测　淋巴细胞背景下见一团异形上皮细胞，BRAF V600E 基因突变，洗脱液 TG 325ng/ml。

综合诊断　右侧颈部淋巴结符合乳头状癌转移性改变。

病例 4 **囊内型乳头状癌颈部淋巴结转移**

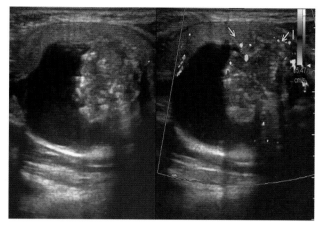

图 15-19 囊内型乳头状癌常规超声图像

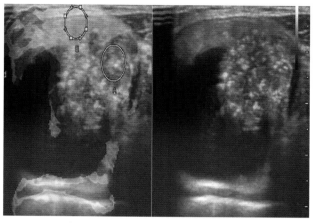

图 15-20 囊内型乳头状癌弹性超声图像

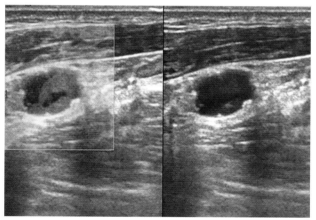

图 15-21 颈部淋巴结弹性超声图像

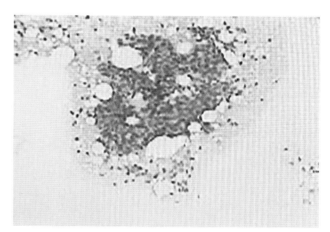

图 15-22 颈部淋巴结细胞病理图像

图像与特征

常规超声　左叶囊性为主结节，实性区为低回声，多发微钙化；左侧颈部Ⅳ区 1 个淋巴结 L/S<2，淋巴门消失，呈囊性为主结构，内壁 2 处微小等回声隆起，无明显血流显示。

弹性超声　甲状腺结节实性区弹性评分 4 级，淋巴结 0 级。

分析与诊断

常规超声　左叶结节，ACR TI-RADS 5 类（8 分），考虑囊内型乳头状癌；左侧颈部Ⅳ区淋巴结几乎整体囊性变，考虑转移性癌，建议 FNAC 确诊。

弹性超声　符合乳头状癌淋巴结转移性改变。

细胞病理及基因检测　左叶甲状腺乳头状癌，BRAF V600E 基因突变；左侧淋巴结细胞病理见胶质成分，BRAF V600E 基因突变，洗脱液 TG>500ng/ml。

综合诊断　左侧颈部淋巴结乳头状癌转移。

病例 5　　**乳头状癌术后颈部淋巴结转移**

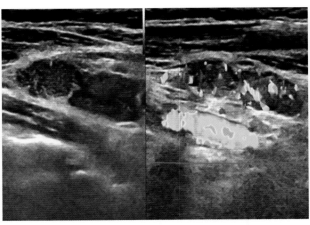

图 15-23　乳头状癌术后颈部淋巴结转移常规超声图像

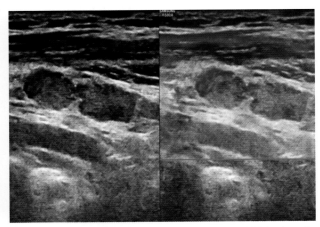

图 15-24　乳头状癌术后颈部淋巴结转移弹性超声图像

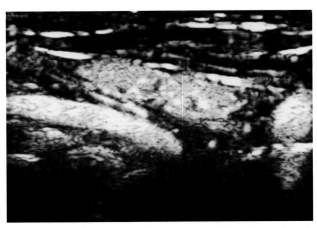

图 15-25　乳头状癌术后颈部淋巴结转移超声造影图像

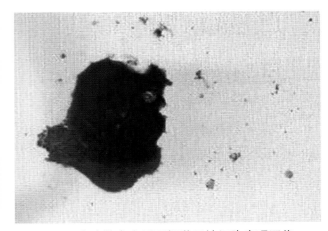

图 15-26　乳头状癌术后颈部淋巴结细胞病理图像

图像与特征

常规超声　右侧甲状腺癌全切术后，右侧颈部Ⅳ区 3 个异常淋巴结，L/S<2，淋巴门消失，为不均匀等回声，
　　　　　　血流丰富，包膜有条状血流显示。

弹性超声　淋巴结弹性评分 2 级。

超声造影　淋巴结包膜早增强，继之淋巴结整体均匀高增强。

分析与诊断

常规超声　右侧颈部淋巴结淋巴门消失，呈不均匀等回声，符合转移性淋巴结改变，建议 FNAC 确诊。

弹性超声　无典型恶性特征。

超声造影　符合转移性淋巴结改变。

细胞病理及基因检测　符合乳头状癌淋巴结转移性改变，BRAF V600E 基因突变，洗脱液 TG>500ng/ml。

乳头状癌颈部淋巴结转移

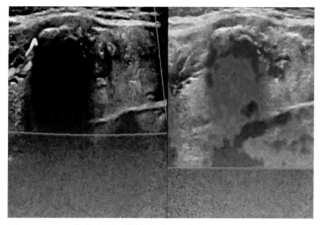 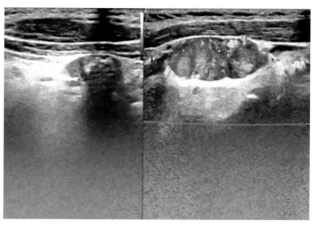

图 15-27　乳头状癌弹性超声图像　　　　　　　　　图 15-28　颈部淋巴结超声图像

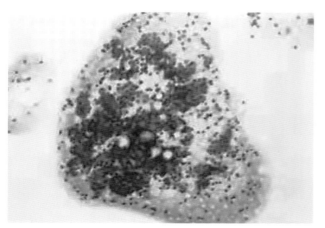 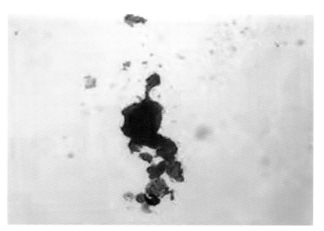

图 15-29　乳头状癌细胞病理图像　　　　　　　　　图 15-30　颈部淋巴结细胞病理图像

常规超声　左叶甲状腺实性结节，等回声，大部分区域见粗大强回声团，伴宽大声影，数个沙砾强回声，血流
　　　　　　1 级；左侧颈部Ⅲ区 2 个异常淋巴结，L/S<2，淋巴门消失，为不均匀中低回声，较小的淋巴结
　　　　　　见粗大强回声团伴声影，血流 3 级，包膜有包绕血流。

弹性超声　甲状腺结节弹性评分 4 级，左侧淋巴结弹性评分 2 级。

分析与诊断

常规超声　左叶甲状腺结节 ACR TI-RADS 5 类（9 分），提示恶性结节；左侧颈部淋巴结淋巴门消失，为
　　　　　　不均匀中低回声，1 个伴粗大钙化，符合乳头状癌转移性淋巴结改变，建议 FNAC 确诊。

弹性超声　无典型恶性特征。

细胞病理及基因检测　甲状腺左叶乳头状癌，BRAF V600E 基因突变；左侧淋巴结内见大量滤泡上皮细胞，
　　　　　　　　　　　　BRAF V600E 基因突变，洗脱液 TG>500ng/ml。

综合诊断　甲状腺左叶乳头状癌，左侧颈部Ⅲ区淋巴结转移。

病例 7   乳头状癌术后颈部淋巴结转移

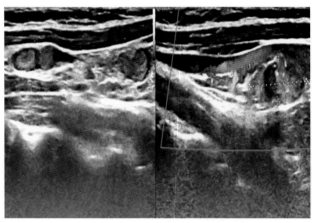

图 15-31 乳头状癌术后颈部淋巴结转移常规超声图像

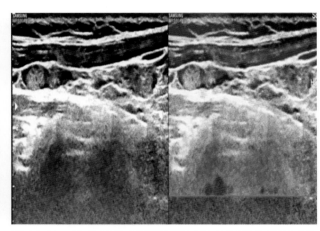

图 15-32 乳头状癌术后颈部淋巴结转移弹性超声图像

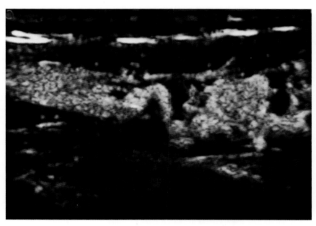

图 15-33 乳头状癌术后颈部淋巴结转移超声造影图像

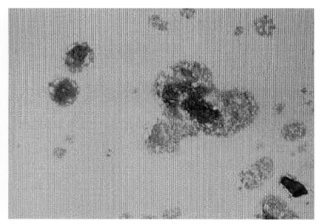

图 15-34 乳头状癌术后颈部淋巴结转移细胞病理图像

图像与特征

常规超声 右叶乳头状癌术后，右侧颈部Ⅲ区和Ⅳ区见 4 个淋巴结，部分 L/S<2，淋巴门均未显示，内部均见 1~2 个高回声团，边缘为液性暗区，高回声团区血流明显增多。

弹性超声 淋巴结高回声团弹性评分 1 级，液性暗区 0 级。

超声造影 淋巴结包膜首先增强，高回声区均匀高增强，液性暗区无增强。

分析与诊断

常规超声 右侧Ⅲ区和Ⅳ区淋巴结淋巴门均未显示，内见高回声团及液性暗区，符合典型乳头状癌淋巴结转移，建议 FNAC 确诊。

弹性超声 可疑转移性淋巴结伴囊性变。

超声造影 符合转移性淋巴结。

细胞病理及基因检测 右侧淋巴结淋巴细胞背景下伴异形上皮细胞巢，BRAF V600E 基因突变，洗脱液 TG 345ng/ml，符合甲状腺乳头状癌淋巴结转移。

病例 8 **乳头状癌颈部淋巴结转移**

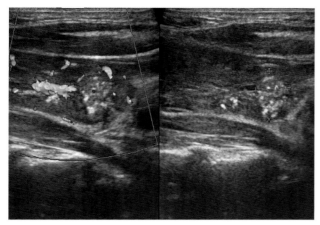

图 15-35　右叶乳头状癌常规超声图像

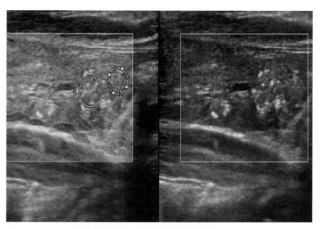

图 15-36　右叶乳头状癌弹性超声图像

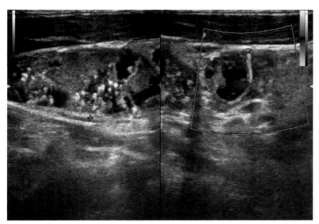

图 15-37　右侧颈部淋巴结转移超声图像

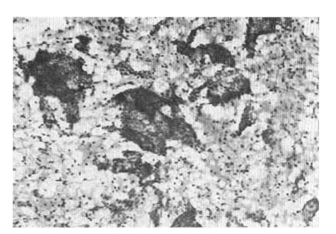

图 15-38　术后颈部淋巴结转移细胞病理图像

图像与特征

常规超声　右叶 2 个实性结节，等回声，纵横比均 >1，边缘不规则，内见密集沙砾样强回声，右侧颈部Ⅳ区见 2 个异常淋巴结，部分 L/S<2，淋巴门消失，内见不规则等回声和蜂窝状暗区，弥散分布沙砾样强回声。

弹性超声　甲状腺结节弹性评分 3~4 级，淋巴结 0~2 级。

分析与诊断

常规超声　右叶结节 ACR TI-RADS 5 类（8 分），提示恶性结节；右侧颈部Ⅲ区淋巴结淋巴门消失，内见等回声、液性暗区和微钙化，符合典型乳头状癌淋巴结转移，建议 FNAC 确诊。

弹性超声　可疑转移性淋巴结伴囊性变。

细胞病理及基因检测　甲状腺右叶乳头状癌，右侧淋巴结考虑乳头状癌转移，BRAF V600E 基因均突变，淋巴结洗脱液 TG>500ng/ml。

病例 9　弥漫硬化型乳头状癌伴颈部淋巴结转移

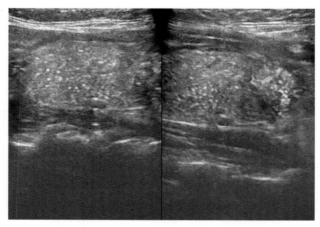

图 15-39　右侧弥漫硬化型乳头状癌常规超声图像

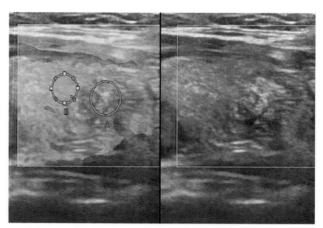

图 15-40　右侧弥漫硬化型乳头状癌弹性超声图像

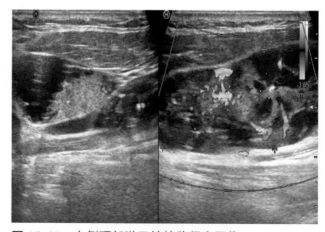

图 15-41　右侧颈部淋巴结转移超声图像

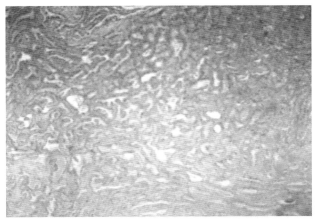

图 15-42 右叶弥漫硬化型乳头状癌组织活检病理图像

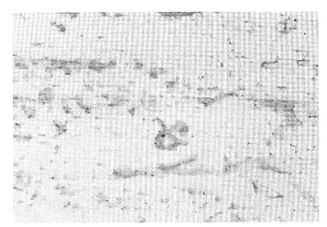

图 15-43 右侧颈部淋巴结转移细胞病理图像

图像与特征

常规超声 甲状腺两叶弥漫性病变，右叶见弥漫性沙砾样分布，有 2 处不规则聚集，未见明显结节图像。右侧颈部见多个异常淋巴结，L/S<2，淋巴门消失，均见不规则液性暗区和不规则等回声交错存在，均见数个沙砾样强回声，血流 2~3 级，分布不规则。

弹性超声 甲状腺沙砾样聚集区弹性评分 3~4 级，淋巴结 0~2 级。

分析与诊断

常规超声 右叶弥漫性微钙化，未见结节，可疑弥漫硬化型乳头状癌，建议组织活检；右侧颈部淋巴结图像符合典型乳头状癌转移性改变，建议 FNAC 确诊。

弹性超声 右侧显示转移淋巴结伴囊实性变，可疑恶性淋巴结。

粗针穿刺组织活检病理及基因检测 右叶弥漫硬化型乳头状癌，BRAF V600E 基因未见突变。

细胞病理及基因检测 右侧颈部淋巴结见乳头状癌转移，BRAF V600E 基因未见突变，淋巴结洗脱液 TG>500ng/ml。

乳头状癌伴颈部淋巴结转移

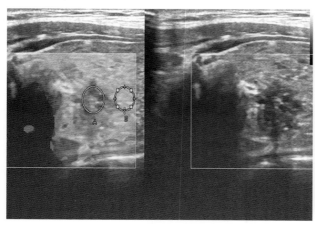

图 15-44　右叶乳头状癌弹性超声图像

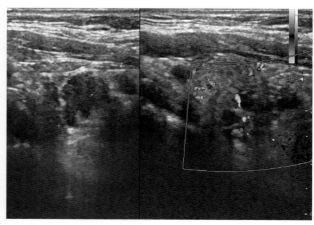

图 15-45　右侧颈部 Ⅵ 区淋巴结转移超声图像

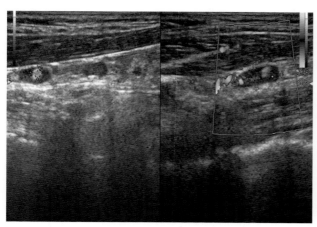

图 15-46　右侧颈部 Ⅲ 区淋巴结转移超声图像

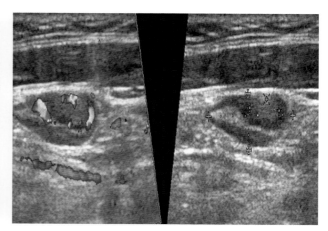

图 15-47　右侧颈部 Ⅲ 区淋巴结转移超声图像

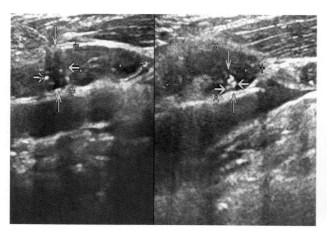

图 15-48　右侧颈部 Ⅳ 区淋巴结转移超声图像

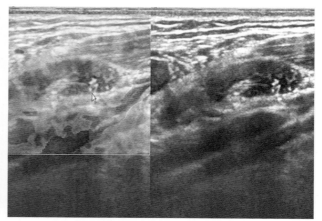

图 15-49　右侧颈部 Ⅳ 区淋巴结转移弹性超声图像

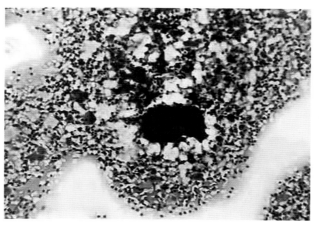

图 15-50　右侧乳头状癌细胞病理图像

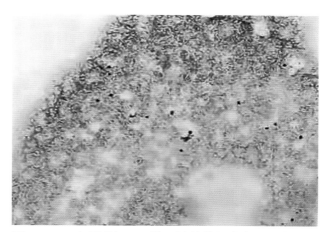

图 15-51　右侧颈部Ⅲ区淋巴结转移细胞病理图像

图像与特征

常规超声　右叶实性结节，低回声，纵横比>1，边缘不规则；右侧颈部Ⅵ区数个淋巴结 L/S 异常，淋巴门消失，为不均匀低回声；右侧Ⅲ区数个淋巴结，L/S 正常，淋巴门存在，但内部各见 1 个高回声团，淋巴门移位；右侧Ⅳ区见 2 个异常淋巴结，淋巴门存在，内见多个沙砾样强回声，部分见等回声团，淋巴门明显移位，等回声团有血流环绕。

弹性超声　甲状腺结节弹性评分 3 级，淋巴结弹性评分 2~4 级。

分析与诊断

常规超声　甲状腺右叶结节，ACR TI-RADS 5 类（9 分），提示恶性结节；右侧颈部淋巴结回声异常，均考虑局灶性转移灶。

弹性超声　甲状腺结节符合恶性病变，右侧颈部淋巴结弹性评估无典型恶性表现。

细胞病理及基因检测　甲状腺右叶乳头状癌，BRAF V600E 基因突变；右侧颈部Ⅲ区淋巴结胶质成分伴异常上皮细胞巢，BRAF V600E 基因突变，洗脱液 TG>281ng/ml。

综合诊断　常规超声诊断与病理一致，弹性超声缺乏特异性。

病例 11　微小乳头状癌颈部淋巴结转移

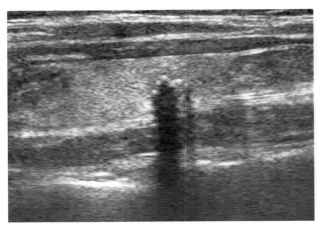

图 15-52　左侧乳头状癌常规超声图像

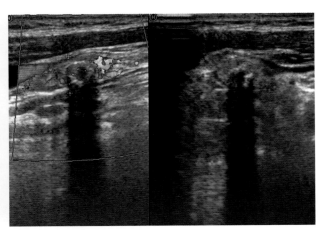

图 15-53　左侧Ⅳ区淋巴结超声图像

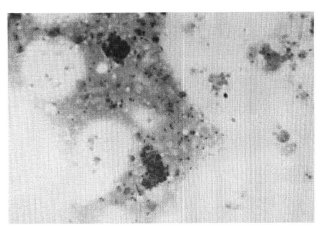

图 15-54　左侧乳头状癌细胞病理图像

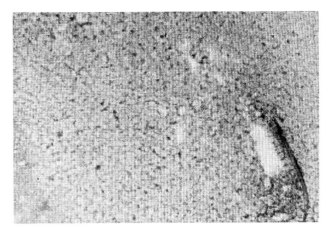

图 15-55　左侧Ⅳ区淋巴结细胞病理图像

图像与特征

常规超声　左叶实性等回声结节，纵横比 <1，边缘规则，边界不清，内见多个沙砾样强回声伴声影；左侧颈部Ⅵ区见 2 个异常淋巴结，淋巴门消失，内为不均匀等回声，并见 1 个粗大强回声团伴声影。

弹性超声　淋巴结弹性评分 1~2 级。

分析与诊断

常规超声　左叶结节 ACR TI-RADS 4 类（6 分），可疑恶性结节；左侧Ⅵ区淋巴结符合乳头状癌转移性改变，建议 FNAC 确诊。

弹性超声　颈部淋巴结弹性图像无特异性改变。

细胞病理及基因检测　甲状腺左叶乳头状癌，BRAF V600E 基因突变；左侧Ⅵ区淋巴结符合甲状腺乳头状癌转移性改变，淋巴结洗脱液 TG>500ng/ml，BRAF V600E 基因突变。

病例 12　乳头状癌术后淋巴结转移

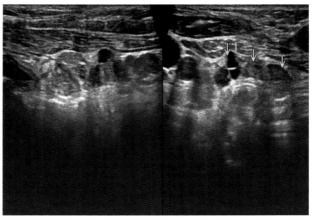

图 15-56　左侧颈部淋巴结转移常规超声图像　　　　图 15-57　左侧颈部淋巴结转移常规超声图像

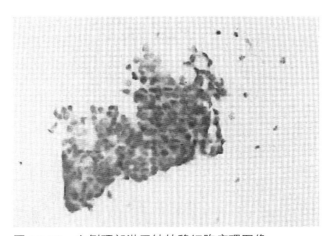

图 15-58　左侧颈部淋巴结转移细胞病理图像

图像与特征

常规超声　甲状腺左叶乳头状癌次全切除术后 1 个月，左侧Ⅲ区、Ⅳ区多个异常淋巴结，淋巴门消失，内均见中高回声团和不规则液性暗区，血流 2~3 级，部分包膜处有血流包绕。

弹性超声　淋巴结弹性评分 1~2 级。

分析与诊断

常规超声　左侧颈部淋巴结符合典型乳头状癌转移性改变，建议 FNAC 确诊。

弹性超声　淋巴结弹性图像无特异性改变。

细胞病理及基因检测　考虑甲状腺乳头状癌转移性改变，BRAF V600E 基因突变，洗脱液 TG 321ng/ml。

病例 13　两侧乳头状癌伴两侧淋巴结转移

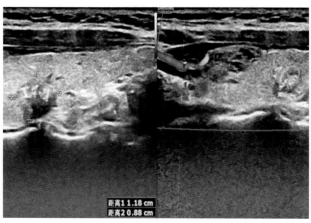

图 15-59　两侧乳头状癌常规超声图像

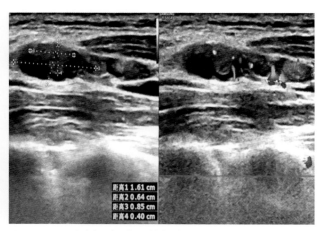

图 15-60　左侧颈部淋巴结超声图像

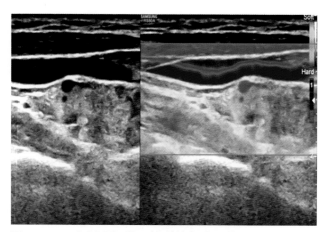

图 15-61　右侧颈部淋巴结弹性超声图像

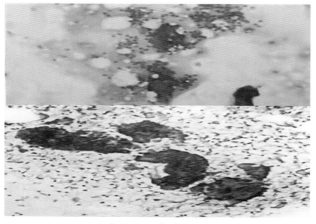

图 15-62　两侧乳头状癌细胞病理图像

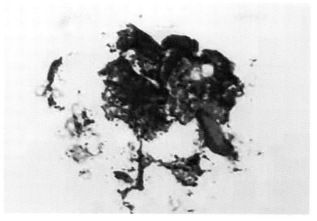

图 15-63　右侧Ⅲ区淋巴结细胞病理图像

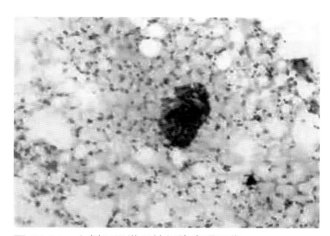

图 15-64　左侧Ⅳ区淋巴结细胞病理图像

图像与特征

常规超声　甲状腺两叶中下级各见 1 个实性结节，等回声，纵横比 <1，边缘不规则，内部多发性沙砾样强回声，血流 2 级，分布不规则；右侧颈部Ⅲ区见 1 个异常淋巴结，淋巴门消失，为不均匀等回声，少许沙砾样强回声；左侧Ⅳ区见 1 个异常淋巴结，内见数个等回声团和不规则液性暗区，血流 2~3 级，分布不规则。

弹性超声　甲状腺结节弹性评分 4 级；右侧Ⅲ区淋巴结 4 级，左侧Ⅳ区淋巴结 0~3 级。

分析与诊断

常规超声　甲状腺两叶结节 ACR TI-RADS 5 类（8 分）；两侧颈部淋巴结改变符合典型乳头状癌转移性改变，建议 FNAC 确诊。

弹性超声　甲状腺结节符合恶性结节；淋巴结符合转移性改变。

细胞病理及基因检测　甲状腺两叶乳头状癌，BRAF V600E 基因突变；两侧淋巴结为淋巴细胞背景下均见异形上皮细胞，BRAF V600E 基因突变，洗脱液 TG 分别为 321ng/ml 和 500ng/ml。

综合诊断　甲状腺两叶乳头状癌，伴两侧颈部淋巴结转移改变。

二、特殊类型甲状腺癌颈部淋巴结转移

1. 常规超声 甲状腺癌颈部淋巴结转移除了乳头状癌具有较特异性改变外，其他特殊类型（滤泡状癌、髓样癌、未分化癌、低分化癌、淋巴瘤）甲状腺癌颈部淋巴结转移均缺乏特征性改变，与其他脏器转移癌表现较为类似，鉴别诊断有难度。

（1）淋巴结体积增大，形态规则，近似圆形，淋巴结 L/S 多 <2。

（2）淋巴门：大多淋巴门消失，少数可隐约显示淋巴门结构，但大多变窄。

（3）淋巴结边界：大多边界清楚，少数融合模糊。

（4）淋巴结回声：多为等或低回声。髓样癌转移多为不均匀低回声，部分可见斑块状中高回声；淋巴瘤内可出现网络状或条索状结构。

（5）淋巴结钙化：70% 的髓样癌转移灶可出现微钙化，少有粗大钙化，未分化癌转移偶见钙化灶，几乎所有特殊类型甲状腺癌转移灶均无囊性变。

（6）淋巴结血流：多为边缘型丰富血流。

2. 弹性超声 淋巴结弹性图像评分多为 3~4 级。

3. 超声造影 多表现为不均匀高增强，仅淋巴瘤转移性淋巴结超声造影有别于其他特殊类型甲状腺癌改变。

转移性淋巴瘤超声造影表现为整体离心性增强，早期呈不均匀增强（雪花样），峰值时表现多为不均匀高或等增强，边界清。

> **病例 1** **髓样癌颈部淋巴结转移**

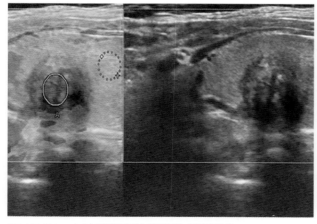

图 15-65 右叶髓样癌结节弹性超声图像

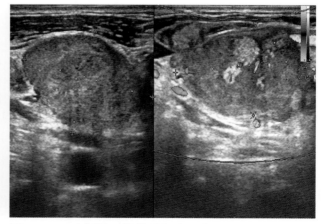

图 15-66 右侧淋巴结转移超声图像

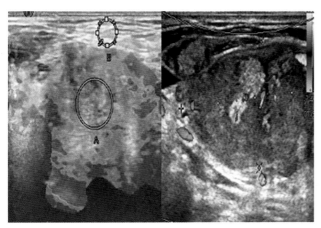

图 15-67　右侧淋巴结转移弹性超声图像

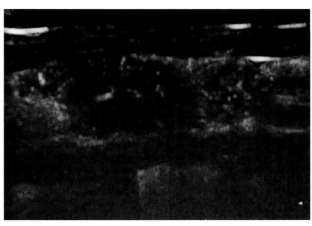

图 15-68　右侧淋巴结超声造影图像

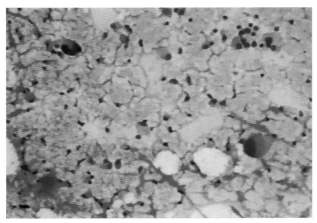

图 15-69　右叶髓样癌细胞病理图像

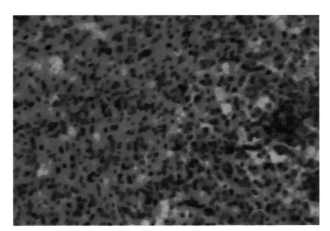

图 15-70　右侧淋巴结细胞病理图像

图像与特征

常规超声　右叶 1 个实性结节，低回声，纵横比 >1，无包膜，边缘多处毛刺，2 个沙砾样强回声伴声影，血流 2 级；右侧颈部Ⅵ区多个异常淋巴结，长短径之比异常，淋巴门消失，为低回声，内见 2~3 处高回声斑块，血流 2~3 级。

弹性超声　甲状腺结节弹性评分 3 级，淋巴结 1~2 级。

超声造影　淋巴结呈不均匀低增强。

分析与诊断

常规超声　甲状腺结节 ACR TI-RADS 5 类（12 分），提示恶性结节；右侧颈部Ⅵ区淋巴结可疑髓样癌转移性改变，均建议 FNAC。

弹性超声　淋巴结良恶性难以评估。

超声造影　可疑转移性改变。

细胞病理及基因检测　甲状腺右叶髓样癌，BRAF V600E 基因未见突变；右叶淋巴结恶性肿瘤，洗脱液 TG>500ng/ml。

术后组织病理　甲状腺右叶髓样癌，右侧颈部多个淋巴结转移。

病例 2 髓样癌术后颈部淋巴结转移

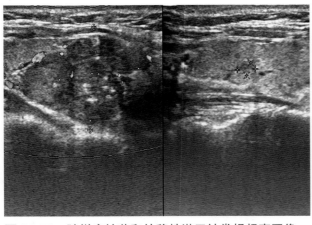

图 15-71 髓样癌结节和转移性淋巴结常规超声图像

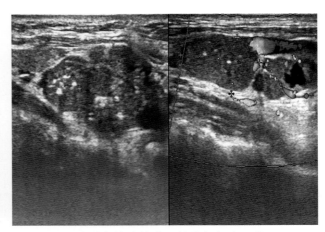

图 15-72 髓样癌转移性淋巴结常规超声图像

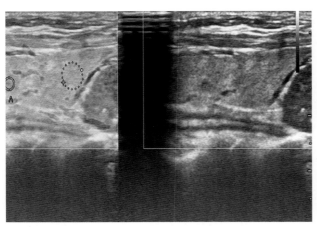

图 15-73 转移性淋巴结弹性超声图像

图 15-74 髓样癌术后组织活检病理图像

图像与特征

常规超声 左叶 1 个实性结节，低回声，纵横比<1，无包膜，边缘分叶及毛刺，数个沙砾样强回声，血流 2 级；左侧颈部Ⅵ区 3 个异常肿大淋巴结，纵横比异常，淋巴门消失，为低回声，内见数个沙砾样强回声，血流 2~3 级。

弹性超声 结节弹性评分 2 级，淋巴结 3 级。

分析与诊断

常规超声 甲状腺左叶结节 ACR TI-RADS 5 类（9 分），提示恶性结节；左侧颈部Ⅵ区淋巴结可疑髓样癌转移性改变，均建议 FNAC。

弹性超声 良恶性难以评估。

细胞病理及基因检测 甲状腺左叶髓样癌，BRAF V600E 基因未见突变；左侧淋巴结可疑恶性肿瘤病变，洗脱液 TG>500ng/ml。

术后组织病理 甲状腺左叶髓样癌，左侧颈部多个淋巴结转移。

病例 3　髓样癌颈部淋巴结转移

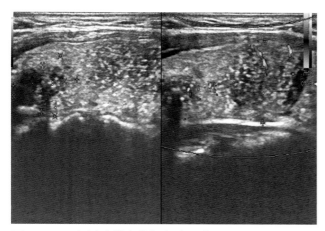

图 15-75　右侧髓样癌常规超声图像

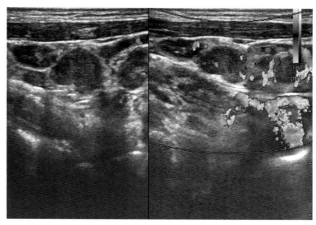

图 15-76　右侧转移性淋巴结常规超声图像

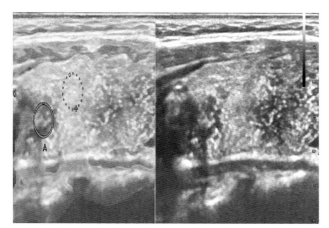

图 15-77　右侧髓样癌弹性超声图像

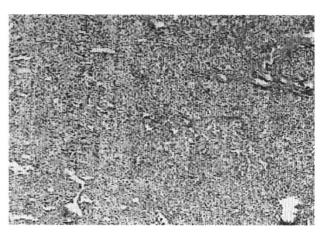

图 15-78　右侧髓样癌术后组织活检病理图像

图像与特征

常规超声　右叶见 2 个实性结节（2.33cm×1.57cm 和 1.31cm×0.90cm），低回声，纵横比 <1，无包膜，边界欠清晰，边缘不规则，内部弥散密集分布沙砾样强回声，血流 2 级；右侧颈部Ⅱ区、Ⅲ区、Ⅳ区多个异常淋巴结，纵横比异常，淋巴门消失，为不均匀低回声，其中 1 个见少许沙砾样强回声，血流 2~3 级，可见包膜血流。

弹性超声　甲状腺结节弹性评分 2~3 级，淋巴结 1~2 级。

分析与诊断

常规超声　右叶甲状腺 2 个结节 ACR TI-RADS 5 类（9 分），提示恶性结节；右侧颈部淋巴结可疑转移性改变，但不符合乳头状癌转移，均建议 FNAC。

弹性超声　可疑恶性结节。

细胞病理及基因检测　甲状腺右叶髓样癌，BRAF V600E 基因未见突变；右侧淋巴结见异型上皮细胞巢，洗脱液 TG>500ng/ml。

术后组织病理　甲状腺右叶髓样癌，右侧颈部多个淋巴结转移。

病例 4　**髓样癌术后淋巴结转移**

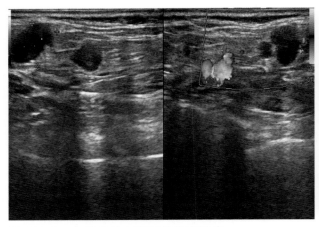

图 15-79　右侧锁骨上淋巴结超声图像

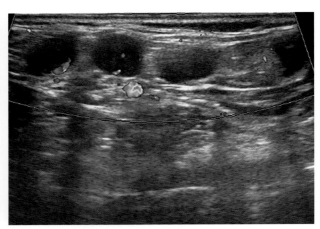

图 15-80　左侧锁骨上淋巴结超声图像

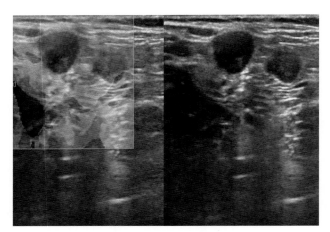

图 15-81　右侧Ⅵ区淋巴结弹性超声图像

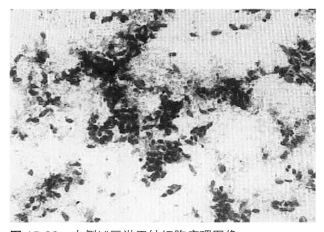

图 15-82　右侧Ⅵ区淋巴结细胞病理图像

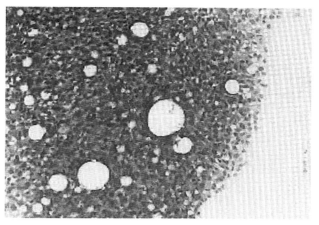

图 15-83　右侧锁骨上淋巴结细胞病理图像

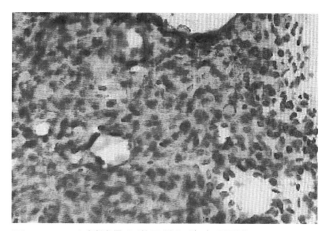

图 15-84　左侧锁骨上淋巴结细胞病理图像

图像与特征

常规超声　甲状腺髓样癌术后 3 年，两侧锁骨上窝见数个、右侧Ⅵ区见 2 个异常淋巴结，长短径比均异常，
　　　　　淋巴门消失，为不均匀低回声，血流 1~2 级，分布不规则。

弹性超声　两侧淋巴结弹性评分均为 3~4 级。

分析与诊断

常规超声　两侧锁骨上窝和右侧Ⅵ区淋巴结回声异常，均可疑转移性改变，其改变不符合典型乳头状癌转移
　　　　　性改变，结合病史考虑髓样癌转移，建议 FNAC。

弹性超声　符合恶性淋巴结改变。

细胞病理　两侧淋巴均符合恶性肿瘤，BRAF V600E 基因未见突变（血清降钙素 109ng/ml）。

综合诊断　两侧颈部淋巴结均符合髓样癌转移。

病例 5　**甲状腺低分化癌伴颈部淋巴结转移**

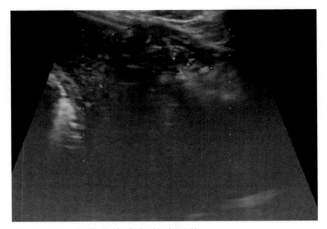

图 15-85　低分化癌常规超声图像

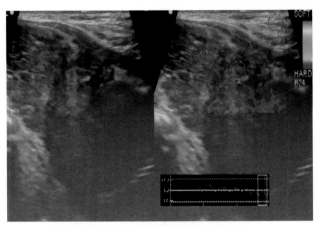

图 15-86　左叶低分化癌弹性超声图像

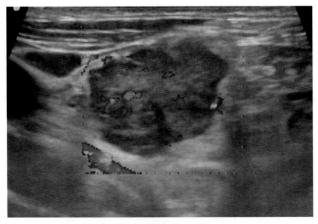

图 15-87　左侧淋巴结常规超声图像

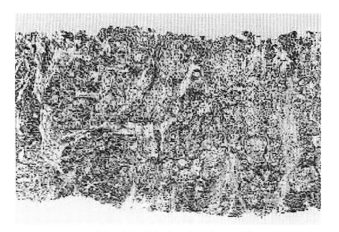

图 15-88　左叶低分化癌组织活检病理图像

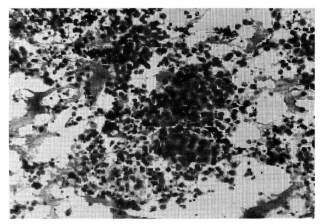

图 15-89　左侧淋巴结细胞病理图像

常规超声　左叶甲状腺见巨大实性结节（6.51cm×4.82cm），低回声，纵横比<1，边缘不规则，左侧Ⅳ区 1
　　　　　个异常肿大淋巴结，L/S<2，边缘不规则，边界清晰，淋巴门消失，为不均匀低回声，淋巴结血
　　　　　流 2 级，包膜少许血流。

弹性超声　甲状腺结节和淋巴结弹性评分均为 4 级。

分析与诊断

常规超声　甲状腺左叶结节 ACR　TI-RADS　4 类（6 分），考虑恶性结节，建议组织活检；左侧颈部Ⅳ区淋
　　　　　巴结符合恶性淋巴结，建议穿刺活检。

弹性超声　提示恶性病变。

粗针穿刺组织活检病理　左叶甲状腺符合低分化癌。

细胞病理　淋巴结细胞病理见恶性肿瘤细胞，BRAF V600E 基因未见突变，颈部淋巴结转移癌。

术后组织病理　左叶甲状腺低分化癌伴颈侧区淋巴结转移。

甲状腺低分化癌颈部淋巴结转移

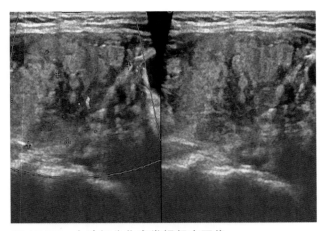

图 15-90 右叶低分化癌常规超声图像

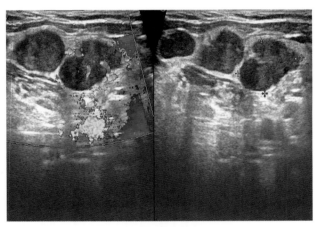

图 15-91 右侧淋巴结常规超声图像

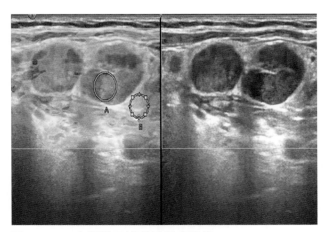

图 15-92 右侧淋巴结弹性超声图像

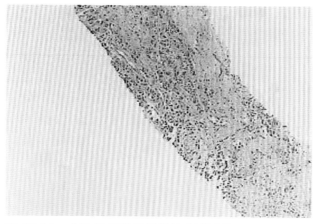

图 15-93　右叶甲状腺组织活检病理图像

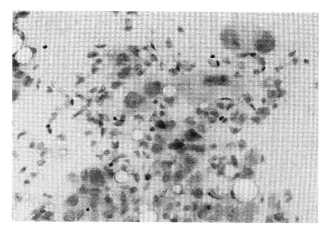

图 15-94　右侧淋巴结细胞病理图像

图像与特征

常规超声　甲状腺右叶树枝状不规则低回声区，右侧颈部Ⅲ区、Ⅳ区多个异常淋巴结，纵横比异常，边缘规则，边界清晰，淋巴门细窄，整体呈低回声，后回声增强，淋巴门血流 2 级，包膜少许环绕血流。

弹性超声　淋巴结弹性评分 1~2 级。

分析与诊断

常规超声　甲状腺右叶树枝状低回声区，ACR TI-RADS 难以评估，建议组织活检；淋巴结回声异常，可疑转移性淋巴结，建议 FNAC。

弹性超声　无典型恶性表现。

粗针穿刺组织活检病理及基因检测　甲状腺右叶低分化癌，BRAF 基因未突变；淋巴结见恶性肿瘤细胞，符合低分化转移癌。

右叶低分化癌颈部淋巴结转移

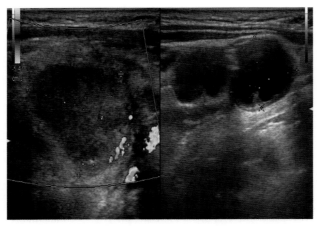

图 15-95　右叶低分化癌和颈部淋巴结常规超声图像

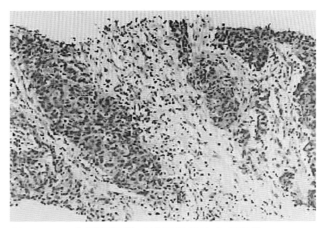

图 15-96　右侧颈部淋巴结组织活检病理图像

图像与特征

常规超声　右叶甲状腺不规则低回声结节，右侧颈部Ⅲ区 2 个异常淋巴结，L/S<2，淋巴门隐约可见，低回声，血流 1 级。

分析与诊断

常规超声　右叶甲状腺结节 ACR TI-RADS 4 类（6 分），建议穿刺组织活检；右侧颈部Ⅲ区淋巴结可疑转移灶，建议穿刺活检。

粗针穿刺组织活检病理　右叶甲状腺低分化癌，淋巴结病理提示低分化转移癌。

病例 8　甲状腺淋巴瘤术后颈部淋巴结淋巴瘤

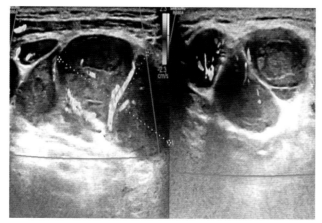

图 15-97　颈部淋巴结淋巴瘤常规超声图像

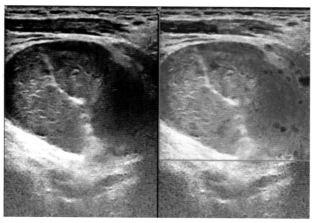

图 15-98　颈部淋巴结淋巴瘤弹性超声图像

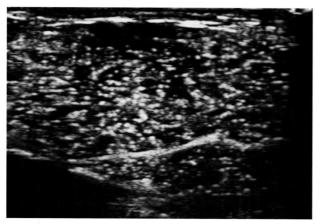

图 15-99　颈部淋巴结淋巴瘤超声造影图像

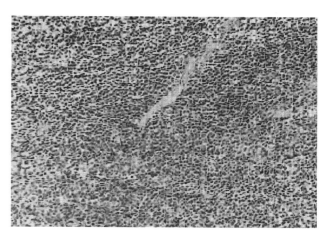

图 15-100　颈部淋巴结淋巴瘤组织活检病理图像

图像与特征

常规超声　左叶甲状腺淋巴瘤全切术后，左侧颈部Ⅲ区、Ⅳ区和Ⅵ区多个淋巴结明显肿大，纵横比异常，边缘规则，边界清晰，淋巴门明显细窄隐约可见，皮质呈低回声，可见散在条索状结构，后回声明显增强，血流 2~3 级，可见淋巴门型血流，也可见边缘型血流。

弹性超声　淋巴结弹性评分 1~2 级。

超声造影　呈离心性雪花状不均匀高增强。

分析与诊断

常规超声　左侧颈部多发异常肿大淋巴结，符合淋巴瘤改变，建议组织活检确诊。

弹性超声　提示淋巴结质地较软，难以鉴别良恶性。

超声造影　可疑恶性淋巴结。

粗针穿刺组织活检病理　左侧颈部淋巴瘤。

病例 9　**甲状腺淋巴瘤术后颈部淋巴结淋巴瘤**

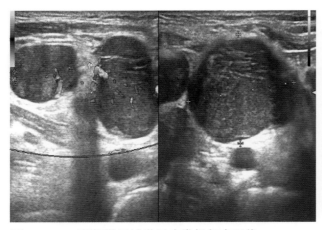

图 15-101　颈部淋巴结淋巴瘤常规超声图像

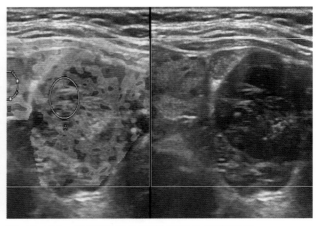

图 15-102　颈部淋巴结淋巴瘤弹性超声图像

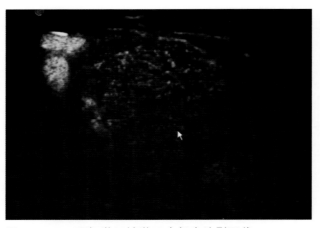

图 15-103　颈部淋巴结淋巴瘤超声造影图像

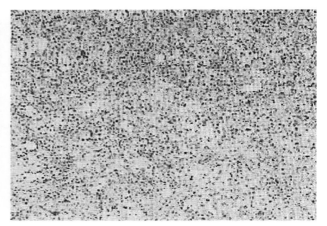

图 15-104　颈部淋巴结淋巴瘤细胞病理图像

图像与特征

常规超声　甲状腺淋巴瘤全切术后，右侧颈部Ⅲ、Ⅳ和Ⅵ区多个淋巴结明显肿大，长短径比异常，边缘规则，边界清晰，整体呈低回声，淋巴门细窄部分可见，可见散在条索状结构，后回声明显增强，血流3级，淋巴门血流和边缘血流均可见。

弹性超声　淋巴结弹性评分2级。

超声造影　呈离心性不均匀等增强。

分析与诊断

常规超声　右侧颈部淋巴结回声异常，结合病史考虑淋巴瘤转移性改变，建议组织活检确诊。

弹性超声　难以鉴别良恶性。

超声造影　轻度可疑恶性改变。

粗针穿刺组织活检病理　右侧淋巴结符合淋巴瘤。

病例 10 　**甲状腺淋巴瘤术后颈部淋巴结淋巴瘤**

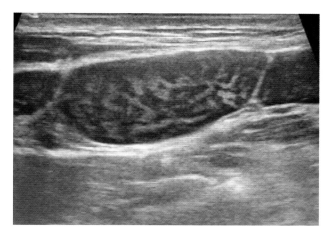

图 15-105　颈部淋巴结淋巴瘤常规超声图像

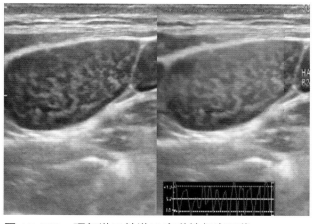

图 15-106　颈部淋巴结淋巴瘤弹性超声图像

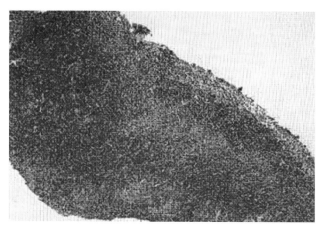

图 15-107　颈部淋巴结淋巴瘤组织活检病理图像

图像与特征

常规超声　右叶甲状腺淋巴瘤全切术后，右侧颈部Ⅳ区 3 个异常淋巴结，纵横比异常，边缘规则，边界清晰，为不均匀低回声，内见网络状低回声结构，淋巴门显示不清，后回声明显增强，血流 3 级。

弹性超声　淋巴结弹性评分 2 级。

分析与诊断

常规超声　右侧颈部Ⅳ区淋巴结异常改变，较符合淋巴瘤，建议活检确诊。

弹性超声　难以鉴别良恶性。

粗针穿刺组织活检病理　右侧颈部淋巴结淋巴瘤。

病例 11　甲状腺淋巴瘤术后颈部淋巴结淋巴瘤

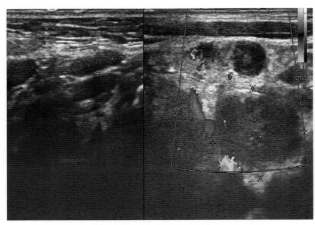

图 15-108　颈部淋巴结淋巴瘤常规超声图像

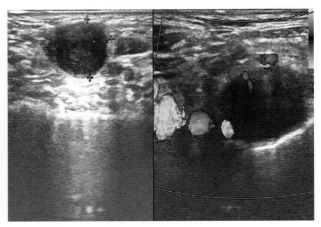

图 15-109　颈部淋巴结淋巴瘤超声图像

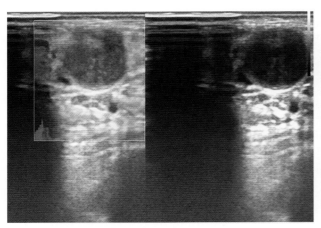

图 15-110　颈部淋巴结淋巴瘤弹性超声图像

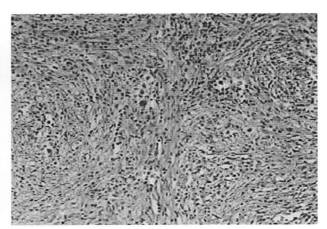

图 15-111　颈部淋巴结淋巴瘤组织活检病理图像

图像与特征

常规超声　甲状腺淋巴瘤切除术后，右侧颈部Ⅳ区见 3 个异常肿大淋巴结，Ⅵ区见 1 个异常肿大淋巴结，长短径比均异常，均为低回声，边缘规则，淋巴门显示不清，后回声明显增强，血流 1 级。

弹性超声　淋巴结弹性评分 1~2 级。

分析与诊断

常规超声　右侧颈部淋巴结回声异常，可疑淋巴瘤，建议组织活检确诊。

弹性超声　难以鉴别良恶性。

粗针穿刺组织活检病理　右侧颈部淋巴结淋巴瘤。

甲状旁腺疾病

第 16 章

甲状旁腺超声识别

传统观念认为，正常甲状旁腺因腺体小且回声偏低，超声检查不能显示正常的甲状旁腺。如果甲状旁腺显示，则意味着存在甲状旁腺增生或肿瘤。对于超声检查能否识别、如何识别正常甲状旁腺存在较大争议。

近 5 年来，笔者尝试在超声检查患者甲状腺的同时检查其甲状旁腺，获得不少经验。依据甲状旁腺的解剖特点，总结出正常甲状旁腺的关键超声特征和鉴别诊断技巧。在数万例甲状旁腺超声检查工作中，笔者发现 90% 以上患者的正常甲状旁腺均可被超声检出。未能被检出的主要原因：一是甲状旁腺厚度太薄，与周围结缔组织鉴别困难；二是甲状腺肿大影响后方甲状旁腺的检查效果；三是存在先天性甲状旁腺异位，颈部超声扫查无法探及等。

本章节将详细介绍正常甲状旁腺超声声像图的识别方法和鉴别诊断技巧，同时展示丰富的甲状旁腺病例的超声图像，期待能对推动和普及甲状旁腺超声检查工作有所帮助，进一步提高原发性甲状旁腺功能亢进的临床诊断水平，为临床早期干预和治疗提供重要的影像学依据。

一、甲状旁腺超声识别方法

1. **解剖位置** 甲状旁腺多为上下两对，上对多位于侧叶后缘的中部或中上部，下对多位于侧叶后缘的下部或下方 2.5cm 范围内。甲状旁腺数目、位置变异并非少见（图16-1，图16-2）。

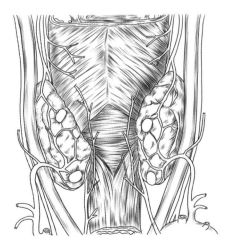

图 16-1 甲状旁腺解剖位置

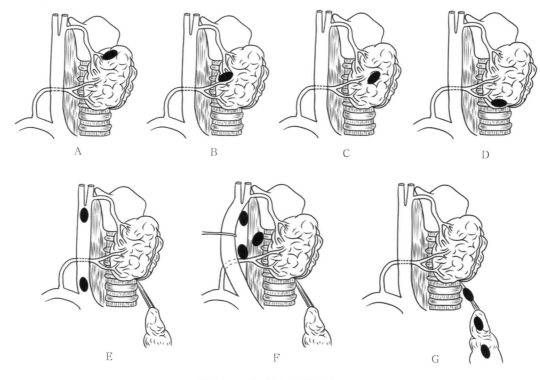

图 16-2　甲状旁腺位置变异

2. 位置分类　正常甲状旁腺位置多邻近甲状腺，位于甲状腺后方内侧缘，少数也可位于后外侧缘；少数异位甲状旁腺可位于甲状腺腺体内、颈部血管或气管周围、胸腺或纵隔水平。

按甲状旁腺的位置分为紧密型和非紧密型（图 16-3）。

A 型 - 紧密型：A1 型 - 平面型（与侧叶相邻），A2 型 - 嵌入型（1/2 嵌入侧叶内），A3 型 - 腺内型（整体位于侧叶内）。

B 型 - 非紧密型：B1 型 - 甲状腺周围型，B2 型 - 胸腺内型，B3 型 - 胸腺 / 纵隔供血型。

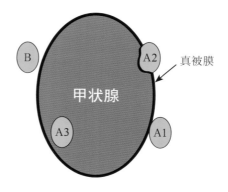

图 16-3　甲状旁腺位置分型

3.**组织解剖**   甲状旁腺位于甲状腺真假被膜囊内,表面有薄层结缔组织被膜包裹,边缘两层被膜合并形成锐角后再形成带状结构,这一解剖是我们超声识别正常甲状旁腺图像的关键特征。甲状旁腺细胞被被膜分隔排列呈索团状,血管走行其中,另外还有少量脂肪、结缔组织。

4.**形态**   正常甲状旁腺形态多变,一般为扁圆形黄色小体,长径6~8mm,横径2~3mm,厚度1~2mm。上对甲状旁腺有平饼形、梭形及树叶形,下对甲状旁腺有圆形、椭圆形、泪珠形,少见腊肠形及蚕豆形。

5. **正常甲状旁腺超声表现**

(1) 正常甲状旁腺位置及数目:正常甲状旁腺常为上下两对,上甲状旁腺多位于甲状腺中上部背侧,下甲状旁腺多位于甲状腺中下部背侧或下缘2.5cm范围内,若下移至2.5cm范围以外,则颈部扫查受限则难以探及。甲状旁腺位置变异较多见,而数目变异相对较少(图16-4~图16-8)。

(2) 正常甲状旁腺形态及回声:正常甲状旁腺形态多样,大多呈椭圆形、圆形、梭形、泪滴形等,包膜纤薄呈薄层高回声,内部回声多呈均匀的高回声,少数为均匀的低回声。甲状旁腺回声的高低取决于甲状旁腺内间质的脂肪含量,脂肪含量高显示高回声,脂肪含量少则显示为低回声(图16-9,图16-10)。

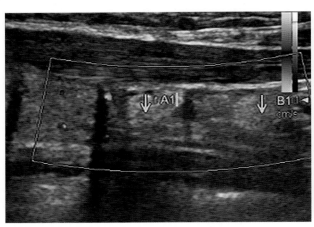

图16-4   上下甲状旁腺均位于下部,上为A1型,下为B1型

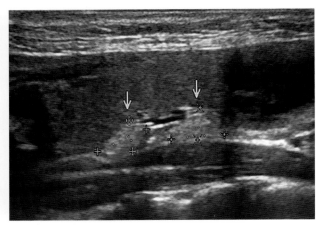

图16-5   上下甲状旁腺均位于中部,均为A1型

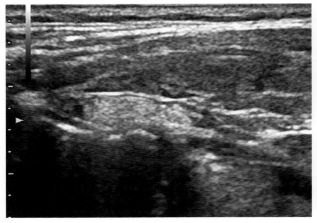

图16-6   上甲状旁腺位于上部A1型

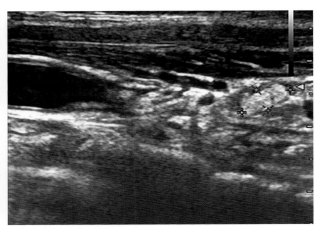

图16-7   下甲状旁腺B1型位于颈动脉旁

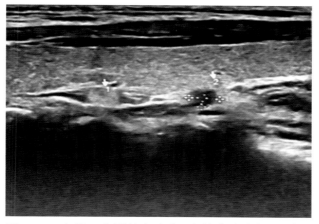

图 16-8　中部 2 个甲状旁腺（1 个伴小腺瘤），下缘 1个甲状旁腺

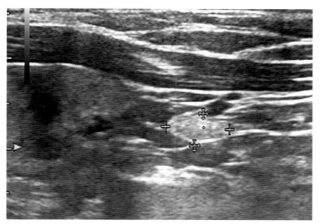

图 16-9　甲状旁腺内脂肪含量多呈高回声

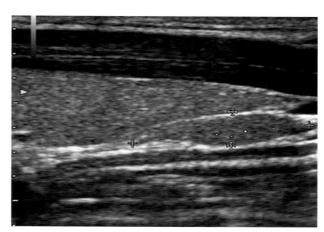

图 16-10　甲状旁腺内脂肪含量少呈低回声

二、正常甲状旁腺超声识别技巧

1. 根据甲状旁腺解剖特征识别　根据甲状旁腺位于甲状腺真假被膜囊内这一解剖学特征，我们可以观察到几乎每一个甲状旁腺周边均可显示高回声被膜，前后被膜在边缘合并时形成锐角，被膜合并后延续在结缔组织内呈长条状高回声带，牵拉着甲状旁腺腺体，酷似"吊床"样特征，作者将此命名为"吊床"征，这是我们识别正常甲状旁腺的关键特征，即使腺内型（A3 型）甲状旁腺仍保持此特征不变（图 16-11～图 16-14）。

2. 借助吞咽试验识别　正常甲状旁腺大多位于甲状腺的后缘或下缘，呈游离状态，嘱被检者做吞咽动作，吞咽时超声可以观察到甲状旁腺与甲状腺呈同向同步向上运动，吞咽后甲状旁腺与甲状腺呈同向而不同步的向下滑动，甲状旁腺快于甲状腺滑动，以此可以帮助我们判断和鉴别两者关系。

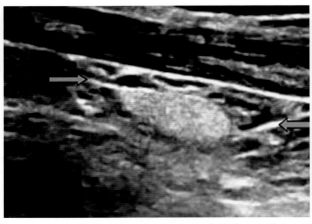

图 16-11 甲状旁腺边缘高回声带箭头所指为"吊床"征

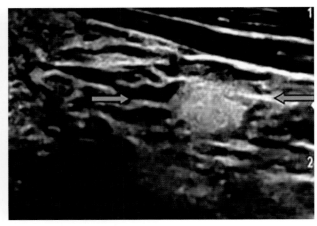

图 16-12 甲状旁腺边缘高回声带箭头所指为"吊床"征

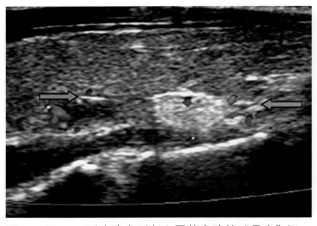

图 16-13 A3 型（腺内型）上甲状旁腺的"吊床"征

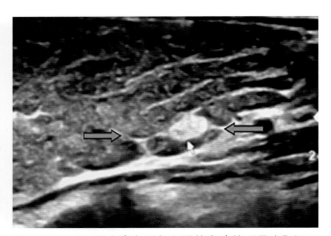

图 16-14 A3 型（腺内型）上甲状旁腺的"吊床"征

三、甲状旁腺结节与甲状腺结节鉴别技巧

1．甲状旁腺结节无论体积大小，其边缘均可以显示锐角结构和"吊床"征，借此可以帮助我们与甲状腺结节鉴别（图 16-15，图 16-16）。

2．对于甲状旁腺腺瘤、囊肿等，无论结节体积大小，在结节的某个部位多会发现受压或变形的正常甲状旁腺高回声（甲状旁腺增生除外）。甲状旁腺结节较小时，结节周围可显示正常甲状旁腺高回声完整的包绕，而较大结节边缘则能显示少量受压变形的甲状旁腺高回声（图 16-17，图 16-18）。

3．甲状旁腺与淋巴结鉴别，上甲状旁腺大多为 A1 型或 A2 型，周围多无脂肪组织，较容易识别。若上甲状旁腺和下甲状旁腺为 B1 型时，甲状旁腺周围均有脂肪组织低回声包绕，与颈部淋巴结形态学类似，鉴别有一定难度。主要鉴别点：颈部淋巴结的淋巴门呈细窄的条索状高回声结构，一侧穿入淋巴结与动静脉淋巴管延续，故呈偏心的高回声；而甲状旁腺高回声位于周围脂肪组织低回声的中心，两端呈锐角并有"吊床"征，此点有助于两者鉴别。另外，颈部淋巴结包膜较厚，故显示边缘光整、包膜完整，正常甲状旁腺包膜纤薄，两者有一定差异（图 16-19，图 16-20）。

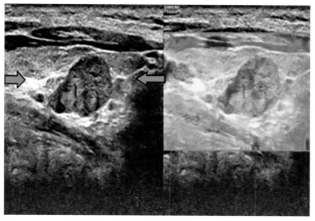

图 16-15　甲状旁腺腺瘤，上下边缘显示锐角和"吊床"征

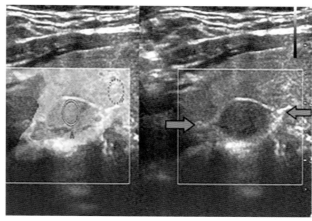

图 16-16　甲状旁腺腺瘤，上下边缘显示锐角和"吊床"征

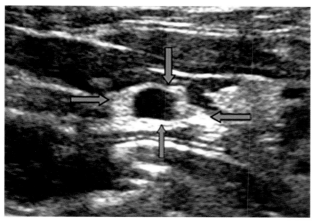

图 16-17　甲状旁腺小囊肿，结节周围甲状旁腺高回声完整包绕

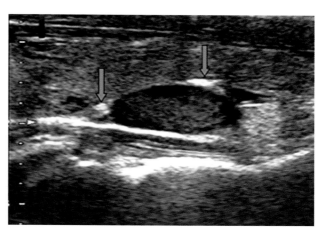

图 16-18　甲状旁腺大腺瘤，箭头所指为受压甲状旁腺高回声

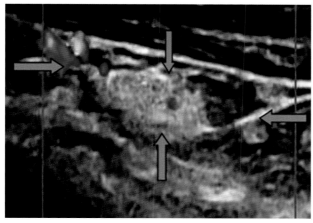

图 16-19　箭头所指为甲状旁腺周围脂肪低回声，中央甲状旁腺高回声

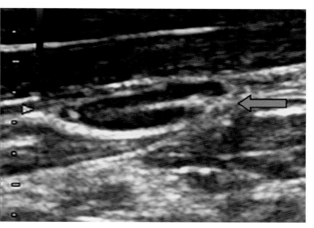

图 16-20　箭头所指条索状高回声为淋巴门边缘穿出

第 17 章

甲状旁腺疾病超声诊断

临床上甲状旁腺疾病主要为原发性甲状旁腺功能亢进症（primary hyperparathyroidism，PHPT）及继发性甲状旁腺功能亢进症（secondary hyperparathyroidism，SHPT），SHPT 多有明确的相关疾病史，临床较易诊断，而 PHPT 的诊断存在挑战。PHPT 是一种常见的内分泌疾病，国外报道发病率在 1‰~7‰。虽然其发病率相对较低，但随着对疾病认知的提升和体检的普遍开展，临床诊断的 PHPT 患者有增多趋势。PHPT 是由于甲状旁腺组织本身异常，引起甲状旁腺激素（parathyroid hormone，PTH）的合成和释放增多，进而影响钙的代谢。临床主要表现为泌尿系统结石形成、骨质破坏、消化系统及神经系统病变等全身性疾病。但 PHPT 早期缺乏特征性的临床表现，患者常分散就诊于不同科室，由于专科医师对此病的认识不足，导致漏诊、误诊率极高。有研究统计，国内报道的 PHPT 患者几乎都有误诊史，从发病到正确诊断平均病程 4.49 年。

导致 PHPT 的病因包括腺瘤、增生和腺癌，其中腺瘤占 85% 左右，其次为增生，约 15% 左右，腺癌发病率较低（<1%）。我们在既往工作中发现，大部分 PHPT 患者可在因其他疾病就诊时行颈部超声检查发现甲状旁腺病灶而得以明确诊断，因此，超声有望成为甲状旁腺病变筛查和诊断的首选方法。

我院 2016 年至 2019 年 3 年期间对 35 635 例甲状旁腺进行超声筛查，结果显示约 2.88% 患者存在可疑甲状旁腺结节，其中囊性病变约占 45%，实性病变约占 55%，其中血 PTH 升高率约 28%。针对超声偶然发现的甲状旁腺结节进行穿刺，穿刺洗脱液测 PTH 升高者约达 60%。

一、甲状旁腺增生

甲状旁腺增生根据病因分为原发性增生和继发性增生。前者是指病因不明的甲状旁腺增生，常伴功能亢进，后者是指在其他疾病的影响下引起的腺体继发性增生，临床较为常见。继发性甲状旁腺增生的常见病因是慢性肾脏疾病、肠吸收不良综合征、肾小管中毒、维生素 D 缺乏、妊娠、哺乳等，甲状旁腺长期受到低血钙、低血镁和高血磷的刺激而分泌过量的 PTH，是一种慢性代偿性甲状旁腺增生。

1.常规超声

（1）大小与形态：可见两侧或单侧多个腺体整体增大，可在 1 厘米至数厘米，呈不规则形、圆形、椭圆形、梭形或扁平型，边缘部分可显示锐角。

（2）腺体边界：甲状旁腺与甲状腺间可见高回声膜状结构。

（3）腺体回声：弥漫性增生与结节性增生超声表现有别。弥漫性增生腺体为均匀或不均匀低回声区，少数呈等回声；而结节性增生，回声多变，早期低回声区内可见低或等回声结节，体积较大结节可见囊性变暗区或钙化灶。

（4）腺体血流：低回声区的血流信号程度不一，可丰富或稀少，分布形式也不一，可见边缘丰富、内部稀少，也可见内部丰富、边缘稀少，或整体稀少血流。

2. 弹性超声　增生腺体弹性图像评分多为 1～2 级。

3. 超声造影　增大腺体多呈均匀高或等增强，包膜环状增强，快进慢退，合并囊性变，则局部无增强。

4. 甲状旁腺激素　血清 PTH 值多升高，早期可正常。

　　继发性甲状旁腺增生

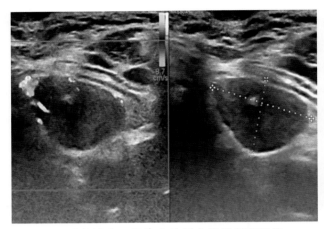

图 17-1　继发性右下甲状旁腺增生常规超声图像

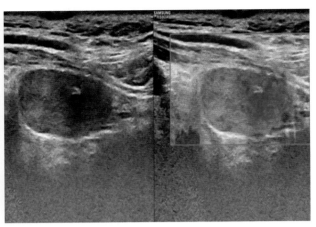

图 17-2　继发性右下甲状旁腺增生弹性超声图像

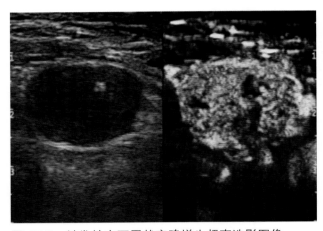

图 17-3　继发性右下甲状旁腺增生超声造影图像

就诊类型：住院	科　室：肾科		病　区：六病区
病历号：	病床号：		标本种类：血清
送检医生：	临床诊断：慢性肾功能不全		备　注：

	项目名称	结果	参考值
1	甲状旁腺素	1238.00 ↑	15.00~65.00 Pg/ml

图 17-4　继发性右下甲状旁腺增生血清 PTH 结果

图像与特征

常规超声　慢性肾功能不全，血液透析病史 3 年，甲状腺癌术后 1 年，右下甲状旁腺区实性结节（2.10cm×1.39cm），低回声，纵横比 <1，有包膜边界清，边缘规则，包膜下缘被膜呈锐角，内部见粗大强回声团，周边未见正常甲状旁腺高回声，结节边缘部分环绕血流。

弹性超声　弹性评分 2 级。

超声造影　不均匀高增强，边缘环状增强，快进慢退。

分析与诊断

常规超声　实性结节（2 分），低回声（2 分），粗大强回声团（1 分），未见正常甲状旁腺高回声，ACR TI-RADS 4 类（5 分），结合病史和血清 PTH 结果（1238pg/ml），考虑右下甲状旁腺继发性增生。

弹性超声　符合良性结节。

超声造影　符合良性增生结节。

综合诊断　继发性右下甲状旁腺增生（SHPT）。

病例 2 　**继发性甲状旁腺增生**

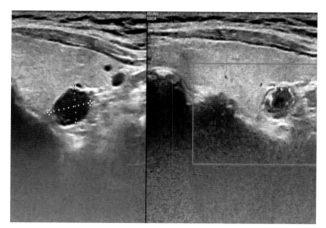

图 17-5　两侧继发性甲状旁腺增生常规超声图像

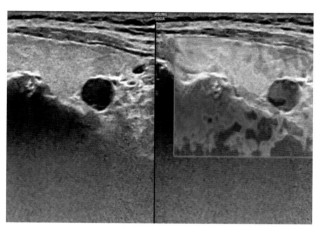

图 17-6　两侧继发性甲状旁腺增生弹性超声图像

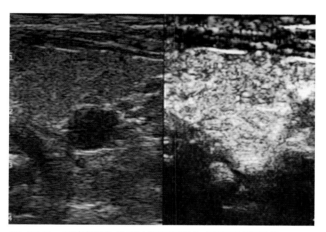

图 17-7　两侧继发性甲状旁腺增生超声造影图像

就诊类型: 门诊	科　室:		病　区:
病历号:	病床号:		标本种类: 血清
送检医生:	临床诊断:		备　注:

	项目名称	结果	参考值
1	甲状旁腺素	860.30 ↑	15.00~65.00 Pg/ml

图 17-8　血清 PTH 结果

图像与特征

常规超声　慢性肾功能不全，血液透析病史 11 年，两侧甲状腺中极后方实性结节，分别为 1.12cm×0.76cm 和 1.03cm×0.61cm，低回声，纵横比 <1，有包膜，边界清，形态规则，上下缘被膜可见锐角，周边未见正常甲状旁腺高回声，血流 2 级，边缘环绕。

弹性超声　两侧结节弹性评分 2 级。

超声造影　右侧甲状旁腺呈均匀高增强，边缘环状增强，快进慢退。

分析与诊断

常规超声　实性结节（2 分），低回声（2 分），未见正常甲状旁腺高回声，ACR TI-RADS 4 类（4 分），结合病史和血清 PTH 结果（860pg/ml），提示两侧甲状旁腺继发性增生。

弹性超声　符合良性结节。

超声造影　符合良性增生结节。

综合诊断　两侧甲状旁腺增生（SHPT）。

病例 3   **甲状旁腺继发性增生**

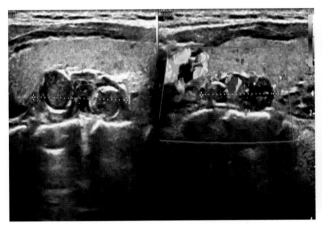

图 17-9   继发性两侧甲状旁腺增生超声图像

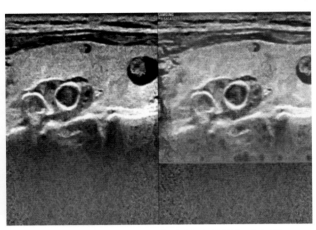

图 17-10   继发性两侧甲状旁腺增生弹性超声图像

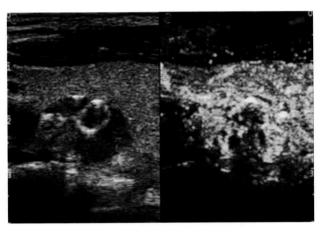

图 17-11   继发性两侧甲状旁腺增生超声造影图像

就诊类型：门诊	科　室：肾科	病　区：
病 历 号：	病床号：	标本种类：血清
送检医生：	临床诊断：（门特）腹膜透析	备　注：

	项目名称	结果	参考值
1	甲状旁腺素	1160.00 ↑	15.00~65.00 Pg/ml

图 17-12   血清 PTH 结果

图像与特征

常规超声   慢性肾功能不全，血液透析病史 12 年，右侧甲状旁腺区实性结节（2.84cm×1.04cm），左侧甲状旁腺区实性结节（2.25cm×0.75cm），低回声，边缘均呈分叶状，边缘可见膜状高回声与甲状腺分界清晰，两侧内部各见 2 个蛋壳样强回声，未见正常甲状旁腺高回声，血流 3 级，包膜部分包绕。

弹性超声   两侧甲状旁腺低回声弹性均为 2 级，蛋壳样强回声区域 4 级。

超声造影   两侧甲状旁腺蛋壳样强回声区不规则低增强，其余部分呈较均匀高增强，边界尚清，快进慢退。

分析与诊断

常规超声   实性结节（2 分），低回声（2 分），边缘分叶（2 分），粗大强回声（1 分），ACR TI-RADS 5 类（7 分）。结合病史和血清 PTH 结果（1160pg/ml），提示两侧甲状旁腺增生合并钙化。

弹性超声   不符合典型良性病变。

超声造影   符合良性增生结节。

综合诊断   两侧甲状旁腺增生（SHPT）。

病例 4　**继发性甲状旁腺增生**

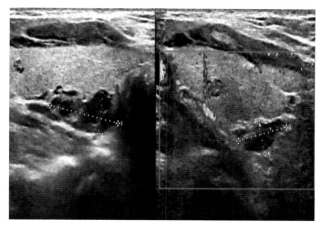

图 17-13　继发性两侧上甲状旁腺增生超声图像

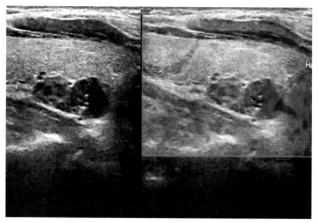

图 17-14　继发性两侧上甲状旁腺增生弹性超声图像

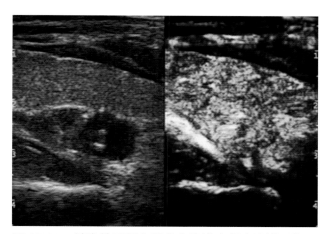

图 17-15　继发性两侧上甲状旁腺增生超声造影图像

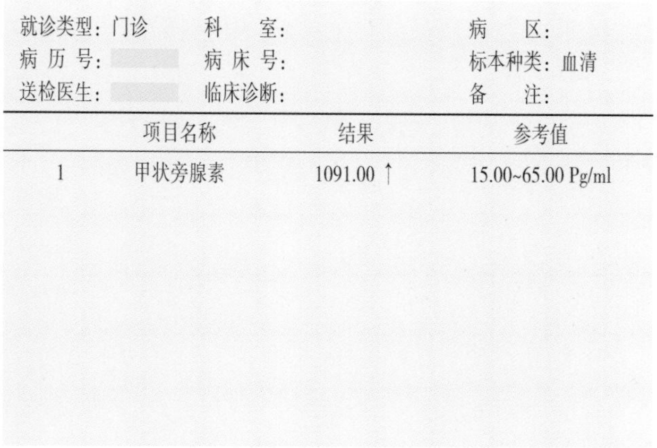

就诊类型：门诊	科　室：		病　区：
病历号：	病床号：		标本种类：血清
送检医生：	临床诊断：		备　注：

	项目名称	结果	参考值
1	甲状旁腺素	1091.00 ↑	15.00~65.00 Pg/ml

图 17-16　血清 PTH 结果

图像与特征

常规超声　慢性肾功能不全，血液透析病史 8 年，右上旁腺区实性结节（2.12cm×1.03cm），左上甲状旁腺区实性结节（1.49cm×0.69cm），低回声，边缘分叶状，上下缘包膜处均有锐角，回声不均，右侧见粗大强回声团，两侧周边未见正常甲状旁腺高回声，血流稀少。

弹性超声　弹性评分 2 级。

超声造影　两侧甲状旁腺呈不均匀高增强，右侧结节下部分低回声区快进快退，其他部分及左侧结节均为快进慢退。

分析与诊断

常规超声　实性结节（2 分），低回声（2 分），分叶状（2 分），右侧结节内粗大强回声（1 分），左、右分别为 ACR TI-RADS 4 类、5 类（左 6 分，右 7 分），结合病史和 PTH 结果（1091pg/ml），提示两侧甲状旁腺增生。

弹性超声　符合良性结节。

超声造影　整体符合良性增生病变，右侧结节部分快进快退，不排除自主性腺瘤形成。

综合诊断　继发性两侧上甲状旁腺增生（SHPT）。

继发性甲状旁腺增生

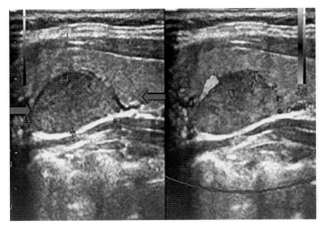

图 17-17 继发性左侧上甲状旁腺增生超声图像

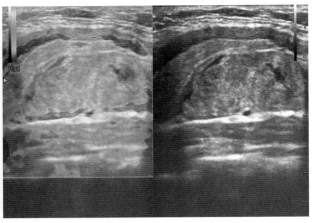

图 17-18 继发性左侧上甲状旁腺增生弹性超声图像

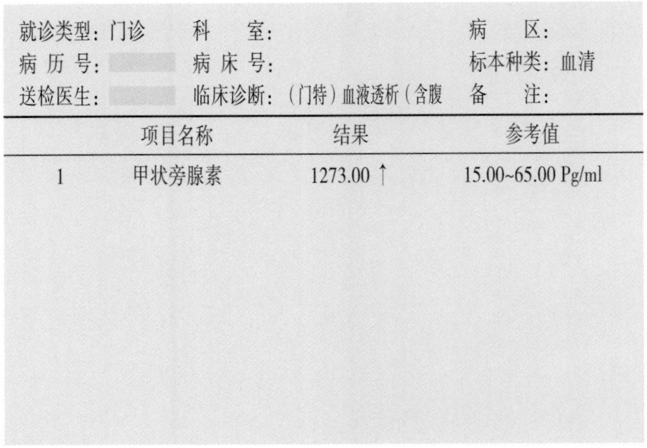

就诊类型：门诊	科 室：			病 区：	
病 历 号：	病床号：			标本种类：血清	
送检医生：	临床诊断：(门特)血液透析(含腹			备 注：	
项目名称		结果		参考值	
1 甲状旁腺素		1273.00 ↑		15.00~65.00 Pg/ml	

图 17-19 血清 PTH 结果

图像与特征

常规超声 慢性肾功能不全，血液透析病史 6 年，左侧甲状腺中极背侧实性结节，等回声，包膜完整，边界清晰，上下缘边缘呈锐角改变，未见正常甲状旁腺高回声，血流 3 级，包膜有环绕。

弹性超声 弹性评分 2 级。

分析与诊断

常规超声 实性结节（2 分），等回声（1 分），边缘锐角（2 分），ACR TI-RADS 4 类（5 分），结合病史及血清 PTH 结果（1273pg/ml），考虑继发性甲状旁腺增生。

弹性超声 符合良性结节。

综合诊断 继发性左侧上甲状旁腺增生（SHPT）。

病例 6 **继发性甲状旁腺增生**

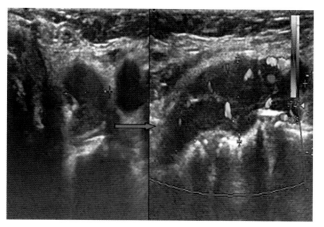

图 17-20 继发性甲状旁腺增生超声图像

就诊类型：住院	科 室：内分泌二		病 区：十七病区	
病历号：	病床号：		标本种类：血清	
送检医生：	临床诊断：糖尿病 NOS		备 注：	
	项目名称	结果	参考值	
1	甲状旁腺素	111.40 ↑	15.00~65.00 Pg/ml	

图 17-21 血清 PTH 结果

图像与特征

常规超声 慢性肾功能不全，血液透析病史 7 年，右下甲状旁腺区 2 个实性结节（最大 1.13cm×0.91cm），左下甲状旁腺区见 1 个实性结节（3.88cm×1.09cm），低回声，纵横比 <1，有包膜，边界清，边缘多呈锐角，内部回声均匀，周边未见正常甲状旁腺高回声，血流 3 级，边缘部分环绕。

分析与诊断

常规超声 实性结节（2 分），低回声（2 分），边缘不规则（2 分），ACR TI-RADS 4 类（6 分），部分边缘可见锐角，结合病史和血清 PTH 结果（111.40pg/ml），考虑两侧下甲状旁腺增生。

综合诊断 继发性两侧下甲状旁腺增生（SHPT）。

病例 7 **继发性甲状旁腺增生**

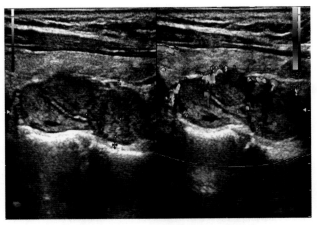

图 17-22 继发性右上甲状旁腺增生超声图像

	项目名称	结果	参考值
	就诊类型: 住院	科 室: 肾科	病 区: 六病区
	病 历 号:	病 床 号:	标本种类: 血清
	送检医生:	临床诊断: 血液透析(含腹膜透析)治疗	备 注:
1	甲状旁腺素	147.90 ↑	15.00~65.00 Pg/ml

图 17-23 血清 PTH 结果

图像与特征

常规超声 慢性肾功能不全,血液透析病史 3 年,右侧上甲状旁腺区 1 个实性结节(3.92cm×1.13cm),低回声,纵横比 <1,有包膜高回声与甲状腺分界清,边缘 3 个分叶,周边未见正常甲状旁腺高回声,血流 3 级,边缘有环绕血流。

分析与诊断

常规超声 实性结节(2 分),低回声(2 分),边缘不规则(2 分),ACR TI-RADS 4 类(6 分),结节与甲状腺分界明显,结合病史,考虑甲状旁腺增生,建议血清 PTH 检查。

实验室检查 血清 PTH 147.90pg/ml。

综合诊断 继发性右上甲状旁腺增生(SHPT)。

病例 8　继发性甲状旁腺增生

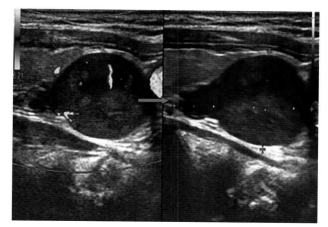

图 17-24　右侧继发性甲状旁腺增生超声图像

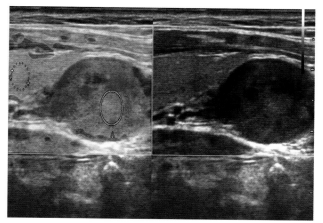

图 17-25　右侧继发性甲状旁腺增生弹性超声图像

就诊类型：门诊	科　室：超声专家门诊	病　区：
病 历 号：	病床号：	标本种类：血清
送检医生：	临床诊断：	备　注：

	项目名称	结果	参考值
1	甲状旁腺素	77.88 ↑	15.00~65.00 Pg/ml

图 17-26　血清 PTH 结果

就诊类型：门诊	科　室：超声专家门诊	病　区：
病 历 号：	病床号：	标本种类：穿刺液
送检医生：	临床诊断：	备　注：

	项目名称	结果	参考值
1	甲状旁腺素	>5000.00 ↑	15.00~65.00 Pg/ml

图 17-27　穿刺洗脱液 PTH 结果

图像与特征

常规超声　慢性肾功能不全，血液透析 2 年，右侧甲状腺下方实性结节（3.44cm×1.67cm），低回声，纵横比 <1，有包膜边界清，与甲状腺有分界，上缘成角，吞咽试验结节与甲状腺下滑不同步，未见正常甲状旁腺高回声，血流 2 级。

弹性超声　弹性评分 2 级。

分析与诊断

常规超声　实性结节（2 分），低回声（2 分），边缘不规则（2 分），ACR TI-RADS 4 类（6 分），结节与甲状腺分界清晰，活动度不同步，结合病史考虑为甲状旁腺增生，建议 FNAC 洗脱液和血清 PTH 检查。

弹性超声　符合良性结节。

细胞病理　右侧结节见丰富滤泡上皮细胞，未见恶性细胞。

实验室检查　血清 PTH 77.88pg/ml，结节穿刺洗脱液 PTH>5000pg/ml。

综合诊断　右侧继发性甲状旁腺增生（SHPT）。

二、甲状旁腺腺瘤

甲状旁腺腺瘤是一种良性的内分泌肿瘤，是导致原发性甲状旁腺功能亢进症的主要原因。甲状旁腺腺瘤可导致 PTH 过多分泌，引起钙、磷代谢紊乱，导致高血钙和低磷血症，临床表现为不明原因的骨痛、病理性骨折、尿路结石、尿路感染、顽固性消化性溃疡等。

1. 常规超声

（1）大小与形态：腺瘤大小不等，可数毫米至数十毫米，形态可呈圆形或椭圆形。

（2）边界回声：有包膜，边界清晰，发生在下甲状旁腺多见，多为低回声，与甲状腺之间可见高回声被膜形成的分界面，其低回声结节边缘多见锐角，仔细寻找均可发现受压变形的正常甲状旁腺高回声区，此特征是甲状旁腺结节与甲状腺结节鉴别的重要标志。

（3）内部结构：以实性为主，多为低回声，少为等回声，回声均匀或不均匀。瘤体可发生变性，可伴有出血和囊性变无回声区，也可伴有粗大强回声团；较大结节内部可出现纤维条索状分隔。

（4）内部血供：无论腺瘤大小，内部血供丰富，滋养血管多沿瘤体前缘呈弧形包绕，沿途分支进入瘤内。

2. 弹性超声 腺瘤血管丰富，质地较软，弹性评分多为 1~2 级，合并钙化则可达 3~4 级，出现囊性变时 0 级。

3. 超声造影 甲状旁腺腺瘤常为均匀高增强，多为快进快退，快退尤其明显；如伴有囊性变或钙化区则表现为无增强。

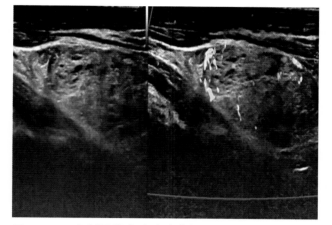

图 17-28　右侧甲状旁腺腺瘤常规超声图像

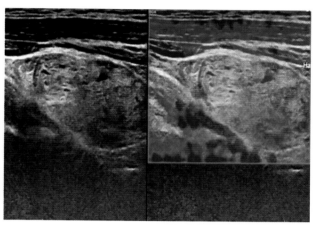

图 17-29　右侧甲状旁腺腺瘤弹性超声图像

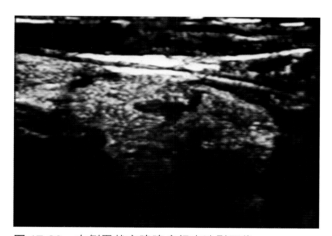

图 17-30　右侧甲状旁腺腺瘤超声造影图像

	就诊类型：门诊　　科　室：超声专家门诊　　病　区：		
	病历号：　　　　病床号：　　　　标本种类：血清		
	送检医生：　　　临床诊断：　　　　　备　注：		
	项目名称	结果	参考值
1	甲状旁腺素	81.51 ↑	15.00~65.00 Pg/ml

图 17-31　右侧甲状旁腺腺瘤血清 PTH 结果

图像与特征

常规超声　右侧甲状腺下方实性结节（2.52cm×1.63cm），等回声，纵横比<1，边缘规则，内见蜂窝状结构，结节上缘见正常旁腺高回声包绕并呈锐角，结节血流 2 级，边缘有包绕。

弹性超声　弹性评分 2 级。

超声造影　结节呈不均匀高增强，周边环状高增强，快进快退。

分析与诊断

常规超声　实性结节（2 分），等回声（1 分），纵横比<1（0 分），边缘规则（0 分），ACR TI-RADS 3 类（3 分），结节上缘显示正常甲状旁腺高回声包绕并呈锐角改变，可疑甲状旁腺腺瘤，建议血清 PTH 检测。

弹性超声　符合良性结节。

超声造影　符合良性结节。

实验室检查　血清 PTH 85.51pg/ml。

术后组织病理　右下甲状旁腺腺瘤（PHPT）。

病例 2 **甲状旁腺腺瘤**

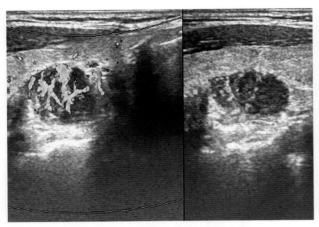

图 17-32　右侧甲状旁腺腺瘤常规超声图像

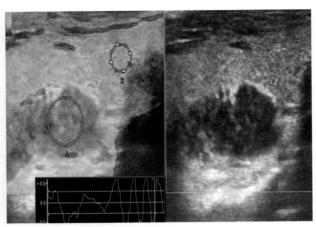

图 17-33　右侧甲状旁腺腺瘤弹性超声图像

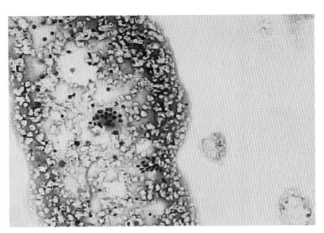

图 17-34　右侧甲状旁腺腺瘤细胞病理图像

就诊类型：门诊	科　室：超声专家门诊	病　区：
病历号：	病床号：	标本种类：血清
送检医生：	临床诊断：	备　注：

	项目名称	结果	参考值
1	甲状旁腺素	85.54 ↑	15.00~65.00 Pg/ml

就诊类型：门诊	科　室：超声专家门诊	病　区：
病历号：	病床号：	标本种类：穿刺液
送检医生：	临床诊断：	备　注：

	项目名称	结果	参考值
1	甲状旁腺素	171.70 ↑	15.00~65.00 Pg/ml

图 17-35　右侧甲状旁腺腺瘤血清和洗脱液 PTH 结果

图像与特征

常规超声　右侧甲状腺中极背侧实性结节（1.90cm×0.99cm），低回声，纵横比 <1，边缘规则，回声不均，有条索状结构，上下缘均见甲状旁腺高回声包绕，边缘呈锐角，血流丰富。

弹性超声　弹性评分 1 级。

分析与诊断

常规超声　右侧实性结节（2 分），低回声（2 分），纵横比 <1（0 分），边缘规则（0 分），ACR TI-RADS 4 类（4 分），上下缘有甲状旁腺高回声包绕呈锐角，可疑甲状旁腺腺瘤，建议 FNAC、血清和洗脱液 PTH 检测。

弹性超声　符合良性结节。

细胞病理　可疑滤泡性肿瘤。

实验室检查　血清 PTH 85.54pg/ml；洗脱液 PTH 171.7pg/ml。

核素显像　右侧甲状腺高功能性病灶。

术后组织病理　右侧甲状旁腺腺瘤（PHPT）。

病例 3　**甲状旁腺腺瘤**

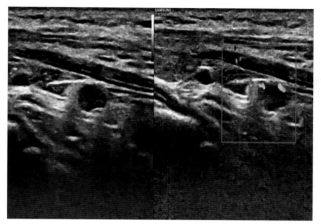

图 17-36　右侧甲状旁腺腺瘤常规超声图像

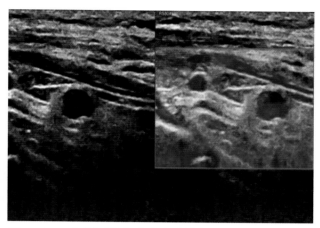

图 17-37　右侧甲状旁腺腺瘤弹性超声图像

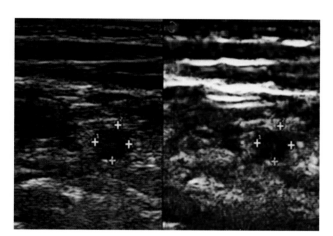

图 17-38　右侧甲状旁腺腺瘤超声造影图像

就诊类型：门诊	科　室：超声专家门诊	病　区：
病历号：□□	病床号：	标本种类：血清
送检医生：□□	临床诊断：	备　注：

	项目名称	结果	参考值
1	甲状旁腺素	60.37	15.00~65.00 Pg/ml

就诊类型：门诊	科　室：超声专家门诊	病　区：
病历号：□□	病床号：	标本种类：穿刺液
送检医生：□□	临床诊断：	备　注：

	项目名称	结果	参考值
1	甲状旁腺素	4494.00 ↑	15.00~65.00 Pg/ml

图 17-39　血清和洗脱液 PTH 结果

图像与特征

常规超声　右侧甲状腺下方实性结节（0.57cm×0.52cm），低回声，纵横比 <1，边缘规则，有包膜，回声均匀，
　　　　　周边见甲状旁腺高回声包绕，边缘锐角，结节边缘血流 1 级。

弹性超声　弹性评分 2 级。

超声造影　结节呈稍低增强，边缘正常甲状旁腺高增强，结节明显早于周围甲状旁腺区域消退。

分析与诊断

常规超声　实性结节（2 分），低回声（2 分），纵横比 <1（0 分），边缘规则（0 分），ACR TI-RADS 4 类
　　　　　（4 分），结节周边见正常甲状旁腺回声包绕，考虑甲状旁腺腺瘤，建议 FNAC、血清和洗脱液
　　　　　PTH 检测。

弹性超声　符合良性结节。

超声造影　倾向于甲状旁腺腺瘤。

细胞病理　见大量滤泡上皮细胞及胶质。

实验室检查　血清 PTH 60.37pg/ml，洗脱液 PTH 4494pg/ml。

综合诊断　右下甲状旁腺腺瘤可能（非高功能性）。

病例 4 **甲状旁腺腺瘤**

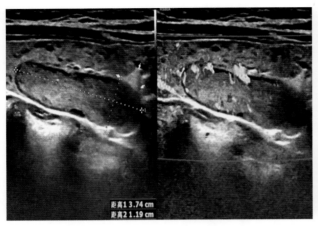

图 17-40 右侧甲状旁腺腺瘤常规超声图像

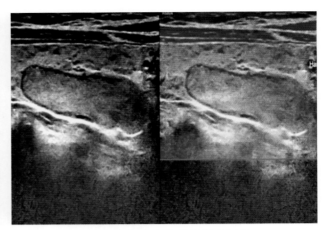

图 17-41 右侧甲状旁腺腺瘤弹性超声图像

就诊类型:门诊	科 室:超声专家门诊	病 区:
病历号:	病床号:	标本种类:血清
送检医生:	临床诊断:	备 注:

	项目名称	结果	参考值
1	甲状旁腺素	55.07	15.00~65.00 Pg/ml

图 17-42 右侧甲状旁腺腺瘤血清 PTH 结果

就诊类型:门诊	科 室:超声专家门诊	病 区:
病历号:	病床号:	标本种类:穿刺液
送检医生:	临床诊断:	备 注:

	项目名称	结果	参考值
1	甲状旁腺素	248.80 ↑	15.00~65.00 Pg/ml

图 17-43 右侧甲状旁腺腺瘤穿刺液 PTH 结果

图像与特征

常规超声 右侧甲状腺下极后方实性结节（3.74cm×1.19cm），等回声，纵横比<1，边缘规则，有高回声包膜，回声均匀，结节前下缘可见甲状旁腺高回声包绕，边缘呈锐角，结节血流 3 级，边缘部分包绕。

弹性超声 弹性评分 1 级。

分析与诊断

常规超声 实性结节（2 分），等回声（1 分），纵横比<1（0 分），边缘规则（0 分），ACR TI-RADS 3 类（3分），下缘见甲状旁腺包绕呈锐角，考虑甲状旁腺腺瘤，建议 FNAC、血清和洗脱液 PTH 检测。

弹性超声 符合良性结节。

实验室检查 血清 PTH 55.07pg/ml；洗脱液 PTH 248.8pg/ml。

综合诊断 右下甲状旁腺腺瘤可能（非高功能性）。

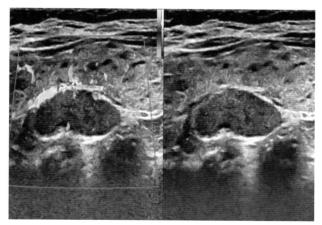

图 17-44　右侧甲状旁腺腺瘤常规超声图像

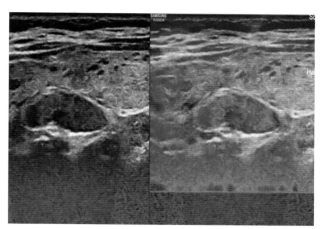

图 17-45　右侧甲状旁腺腺瘤弹性超声图像

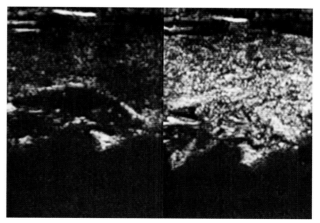

图 17-46　右侧甲状旁腺腺瘤超声造影图像

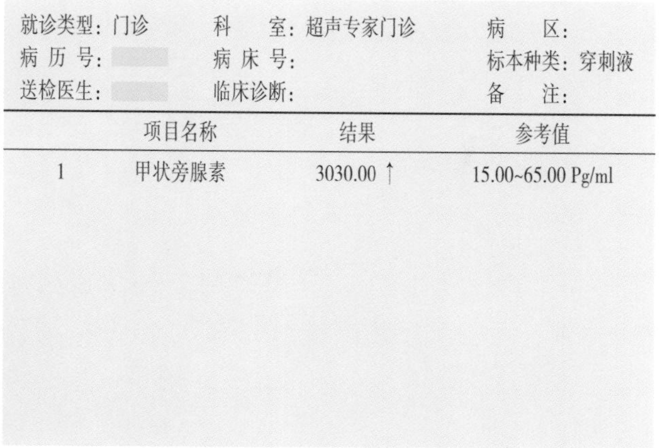

就诊类型：门诊	科　室：超声专家门诊	病　区：
病历号：	病床号：	标本种类：穿刺液
送检医生：	临床诊断：	备　注：

	项目名称	结果	参考值
1	甲状旁腺素	3030.00 ↑	15.00~65.00 Pg/ml

图 17-47　右侧甲状旁腺腺瘤血清和洗脱液 PTH 结果

图像与特征

常规超声　右侧甲状腺中极后方实性结节（2.13cm×0.92cm），低回声，纵横比 <1，边缘规则，高回声包膜，上下缘可见甲状旁腺高回声，边缘呈锐角，回声较均匀，边缘血流包绕。

弹性超声　结节弹性评分 2 级。

超声造影　结节包膜早于甲状腺呈环状高增强，结节与甲状腺同步呈欠均匀等增强，消退略早于腺体。

分析与诊断

常规超声　实性结节（2 分），低回声（2 分），纵横比 <1（0 分），边缘规则（0 分），ACR TI-RADS 4 类（4 分），边缘显示甲状旁腺包绕并呈锐角，考虑甲状旁腺腺瘤，建议 FNAC、血清和洗脱液 PTH 检测。

弹性超声　符合良性结节。

超声造影　符合甲状旁腺腺瘤表现。

实验室检查　血清 PTH 54.06pg/ml，洗脱液 PTH 3030.0pg/ml。

综合诊断　右下甲状旁腺腺瘤可能（非高功能性）。

病例 6 **甲状旁腺腺瘤**

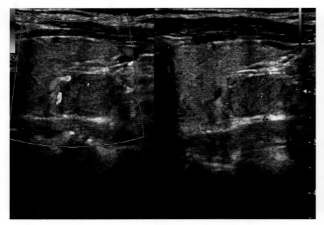

图 17-48 右侧甲状旁腺腺瘤常规超声图像

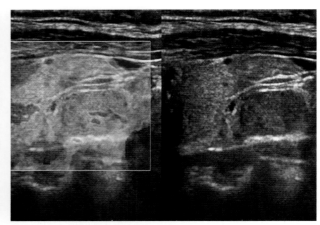

图 17-49 右侧甲状旁腺腺瘤弹性超声图像

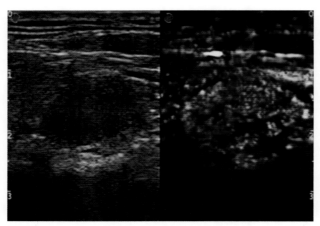

图 17-50 右侧甲状旁腺腺瘤超声造影图像

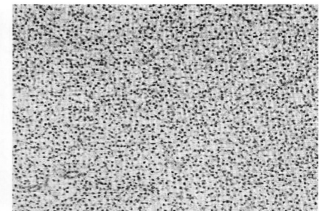

图 17-51 右侧甲状旁腺腺瘤术后组织病理图像

图像与特征

常规超声 右侧甲状腺下方实性结节（0.97cm×0.52cm），等回声，纵横比<1，边缘规则，有包膜，回声均匀，结节上缘似见甲状旁腺高回声包绕，边缘锐角，结节边缘血流 1 级。

弹性超声 弹性评分 2 级。

超声造影 结节快于周围腺体灌注呈稍高增强，形态规则，结节内部消退略快于腺体。

分析与诊断

常规超声 实性结节（2 分），等回声（1 分），纵横比<1（0 分），边缘规则（0 分），ACR TI-RADS 3 类（3 分），结节周边正常甲状旁腺回声包绕，考虑甲状旁腺腺瘤，建议 FNAC、血清和洗脱液 PTH 检测。

弹性超声 符合良性结节。

超声造影 符合甲状旁腺腺瘤表现。

实验室检查 血清 PTH 69pg/ml，洗脱液 PTH 189pg/ml。

术后组织病理 右侧甲状旁腺腺瘤（PHPT）。

病例 7　甲状旁腺腺瘤

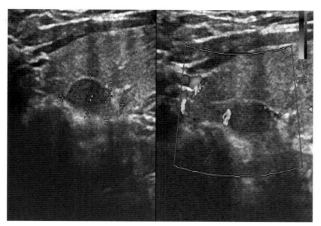

图 17-52　右侧甲状旁腺腺瘤常规超声图像

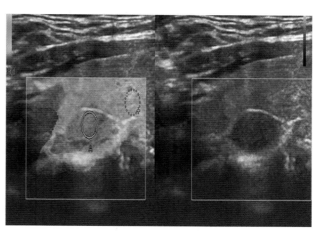

图 17-53　右侧甲状旁腺腺瘤弹性超声图像

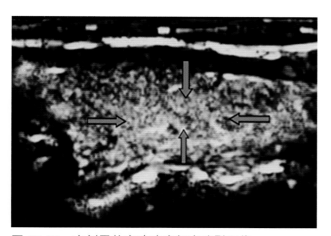

图 17-54　右侧甲状旁腺腺瘤超声造影图像

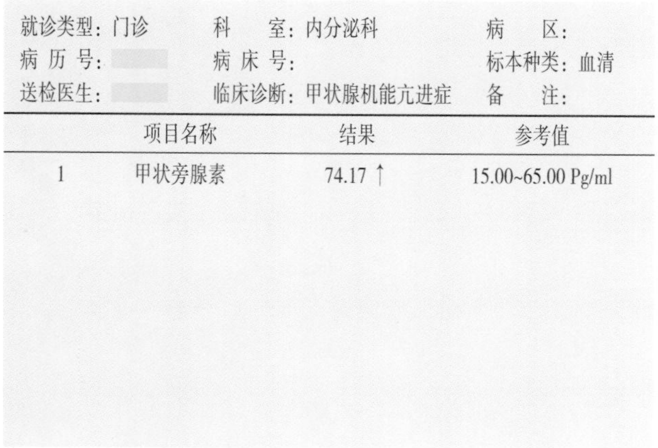

就诊类型:门诊	科　室:内分泌科	病　区:
病历号:	病床号:	标本种类:血清
送检医生:	临床诊断:甲状腺机能亢进症	备　注:

	项目名称	结果	参考值
1	甲状旁腺素	74.17 ↑	15.00~65.00 Pg/ml

图 17-55　血清 PTH 结果

图像与特征

常规超声　右侧甲状腺上极背侧实性结节(1.59cm×0.68cm),低回声,纵横比<1,上下缘高回声包膜,呈锐角,下缘见少许甲状旁腺样高回声,典型"吊床"征,内部回声均匀,边缘见 2 处条状血流。

弹性超声　弹性评分 1 级。

超声造影　结节呈欠均匀高增强,快进快退。

分析与诊断

常规超声　实性结节(2 分),低回声(2 分),纵横比<1(0 分),边缘规则(0 分),ACR TI-RADS 4 类(4 分),结合"吊床"征,提示甲状旁腺腺瘤,建议 FNAC 和 PTH 检测。

弹性超声　符合良性结节。

超声造影　符合甲状旁腺腺瘤表现。

实验室检查　血清 PTH 74.17pg/ml。

综合诊断　右侧甲状旁腺腺瘤可能(PHPT)。

病例 8　甲状旁腺腺瘤

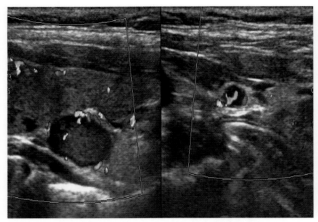

图 17-56　左侧上下甲状旁腺腺瘤常规超声图像

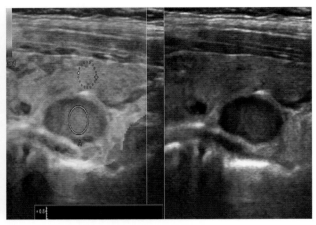

图 17-57　左侧上甲状旁腺腺瘤弹性超声图像

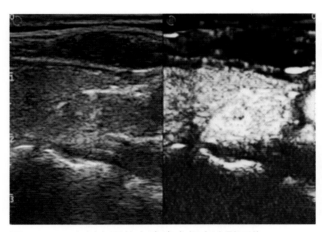

图 17-58　左侧上甲状旁腺腺瘤超声造影图像

就诊类型：门诊	科　室：超声专家门诊	病　区：
病 历 号：	病 床 号：	标本种类：血清
送检医生：	临床诊断：	备　注：

	项目名称	结果	参考值
1	甲状旁腺素	56.53	15.00~65.00 Pg/ml

就诊类型：门诊	科　室：超声专家门诊	病　区：
病 历 号：	病 床 号：	标本种类：穿刺液
送检医生：	临床诊断：	备　注：

	项目名称	结果	参考值
1	甲状旁腺素	1240.00 ↑	15.00~65.00 Pg/ml

图 17-59　血清和洗脱液 PTH 结果

图像与特征

常规超声　左侧上甲状旁腺实性结节（1.13cm×0.47cm），左侧下甲状旁腺实性结节（0.53cm×0.33cm），为低回声，纵横比＜1，边缘规则，结节周围见正常甲状旁腺高回声，呈"吊床"征，血流 2 级。

弹性超声　结节弹性评分均为 1 级。

超声造影　左上结节表现为均匀高增强，快进快退。

分析与诊断

常规超声　左侧 2 个实性结节（2 分），低回声（2 分），纵横比＜1（0 分），边缘规则（0 分），ACR TI-RADS 均为 4 类（4 分），结合上下缘正常甲状旁腺包绕和"吊床"征，考虑甲状旁腺腺瘤，建议 FNAC、血清和洗脱液 PTH 检测。

弹性超声　符合良性结节。

超声造影　符合甲状旁腺腺瘤表现。

细胞病理　左侧结节见大量滤泡上皮细胞。

实验室检查　血清 PTH 50.55pg/ml，洗脱液 PTH 1340pg/ml。

综合诊断　左侧上下甲状旁腺考虑腺瘤可能（非高功能性）。

病例 9　甲状旁腺腺瘤

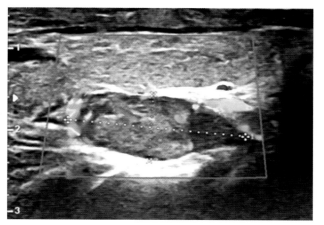

图 17-60　左侧甲状旁腺腺瘤常规超声图像

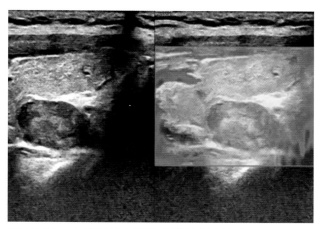

图 17-61　左侧甲状旁腺腺瘤弹性超声图像

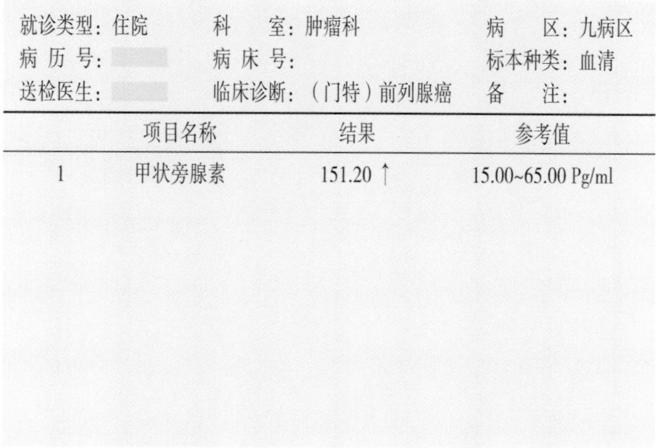

就诊类型：住院	科　室：肿瘤科	病　区：九病区
病 历 号：	病 床 号：	标本种类：血清
送检医生：	临床诊断：（门特）前列腺癌	备　注：

	项目名称	结果	参考值
1	甲状旁腺素	151.20 ↑	15.00~65.00 Pg/ml

图 17-62　血清 PTH 结果

图像与特征

常规超声　左侧甲状腺后方实性结节，低回声（2.02cm×0.82cm），纵横比 <1，下缘成角，上缘和前缘可见正常甲状旁腺高回声包绕，呈锐角，结节血流 3 级，边缘包绕。

弹性超声　弹性评分 1 级。

分析与诊断

常规超声　实性结节（2 分），低回声（2 分），纵横比 <1（0 分），下缘不规则（2 分），ACR TI-RADS 4 类（6 分），结节上下缘有甲状旁腺高回声包绕呈锐角，可疑甲状旁腺腺瘤，建议 FNAC、血清和洗脱液 PTH 检测。

弹性超声　符合良性结节。

实验室检查　血清 PTH 151.20pg/ml。

术后组织病理　左侧甲状旁腺腺瘤（PHPT）。

病例 10　**甲状旁腺腺瘤**

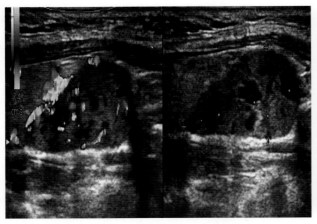

图 17-63　右侧甲状旁腺腺瘤常规超声图像

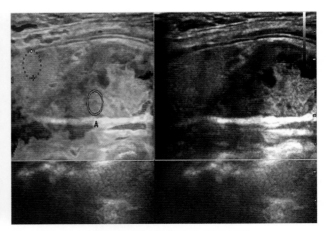

图 17-64　右侧甲状旁腺腺瘤弹性超声图像

就诊类型：门诊	科　室：超声专家门诊	病　区：
病 历 号：	病 床 号：	标本种类：血清
送检医生：	临床诊断：	备　注：

	项目名称	结果	参考值
1	甲状旁腺素	287.30 ↑	15.00~65.00 Pg/ml

图 17-65　血清 PTH 结果

图像与特征

常规超声　右侧甲状腺下方实性结节（3.37cm×1.32cm），等回声，纵横比 <1，有包膜边界清，内见蜂窝状液性暗区，上缘成角似见条状正常甲状旁腺高回声，结节血流 3 级，边缘部分包绕血流。

弹性超声　结节大部分弹性评分 1 级，液性暗区 0 级。

分析与诊断

常规超声　实性结节（2 分），等回声（1 分），纵横比 <（0 分），上缘成角（2 分），ACR TI-RADS 4 类（5 分），上缘似见正常甲状旁腺高回声包绕并呈锐角，可疑甲状旁腺腺瘤伴囊性变，建议血清 PTH 检测。

弹性超声　符合良性结节伴囊性变。

实验室检查　血清 PTH 287.3pg/ml。

术后组织病理　右侧甲状旁腺腺瘤伴囊性变（PHPT）。

病例 11　甲状旁腺腺瘤

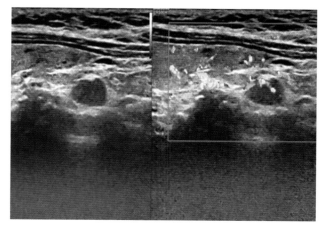

图 17-66　右侧甲状旁腺腺瘤常规超声图像

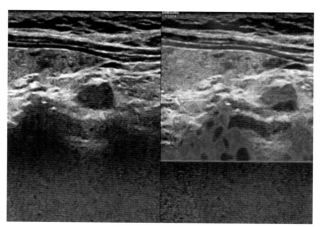

图 17-67　右侧甲状旁腺腺瘤弹性超声图像

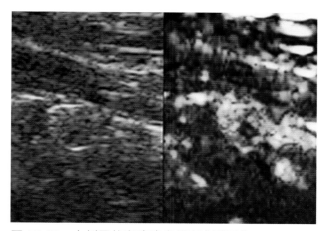

图 17-68　右侧甲状旁腺腺瘤超声造影图像

就诊类型:门诊	科　室:超声专家门诊	病　区:
病 历 号:	病床号:	标本种类:血清
送检医生:	临床诊断:	备　注:

	项目名称	结果	参考值
1	甲状旁腺素	70.09 ↑	15.00~65.00 Pg/ml

就诊类型:门诊	科　室:超声专家门诊	病　区:
病 历 号:	病床号:	标本种类:穿刺液
送检医生:	临床诊断:	备　注:

	项目名称	结果	参考值
1	甲状旁腺素	>5000.00 ↑	15.00~65.00 Pg/ml

图 17-69　血清和洗脱液 PTH 结果

图像与特征

常规超声　右下甲状旁腺实性结节（0.57cm×0.52cm），低回声，纵横比 <1，边缘规则，有包膜，回声均匀，上下和前缘均见正常甲状旁腺高回声包绕，呈"吊床"征，结节边缘血流 1 级。

弹性超声　弹性评分 1 级。

超声造影　结节呈不均匀高增强，内部见一处无增强区，快进快退。

分析与诊断

常规超声　实性结节（2 分），低回声（2 分），纵横比 <1（0 分），边缘规则（0 分），ACR TI-RADS 4 类（4 分），结节周边正常甲状旁腺包绕，考虑甲状旁腺腺瘤，建议 FNAC、血清和洗脱液 PTH 检测。

弹性超声　符合良性结节。

超声造影　符合甲状旁腺腺瘤特征，内伴少许囊性变可能。

实验室检查　血清 PTH 70.09pg/ml，洗脱液 PTH>5000pg/ml。

综合诊断　右侧甲状旁腺腺瘤可能（PHPT），建议手术。

病例 12　**甲状旁腺腺瘤**

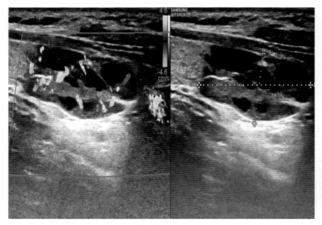

图 17-70　右下甲状旁腺腺瘤超声图像

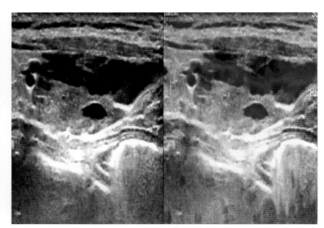

图 17-71　右下甲状旁腺腺瘤弹性超声图像

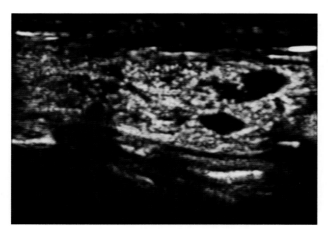

图 17-72　右下甲状旁腺腺瘤超声造影图像

就诊类型：门诊	科　室：超声专家门诊	病　区：
病 历 号：	病 床 号：	标本种类：血清
送检医生：	临床诊断：	备　注：

	项目名称	结果	参考值
1	甲状旁腺素	308.50 ↑	15.00~65.00 Pg/ml

就诊类型：门诊	科　室：超声专家门诊	病　区：
病 历 号：	病 床 号：	标本种类：穿刺液
送检医生：	临床诊断：	备　注：

	项目名称	结果	参考值
1	甲状旁腺素	>5000.00 ↑	15.00~65.00 Pg/ml

图 17-73　血清和洗脱液 PTH 结果

图像与特征

常规超声　右侧甲状腺下方囊实性结节（3.13cm×1.36cm），等回声为主，纵横比 <1，边缘规则，内见多处不规则液性暗区，结节上下缘高回声包绕并成锐角，结节血流 3 级。

弹性超声　弹性评分 1 级。

超声造影　结节实性部分呈均匀高增强，快进快退。

分析与诊断

常规超声　囊实性结节（1 分），等回声（1 分），纵横比 <1，边缘规则，ACR TI-RADS 2 类（2 分），结节边缘高回声包绕似呈锐角，可疑甲状旁腺腺瘤，内有囊性变，建议 FNAC、血清和洗脱液 PTH 检测。

弹性超声　符合良性结节。

超声造影　符合良性结节伴囊性变。

实验室检查　血清 PTH 308.50pg/ml，洗脱液 PTH>5000pg/ml。

术后组织病理　右下甲状旁腺功能性腺瘤伴囊性变（PHPT）。

病例 13　甲状旁腺腺瘤

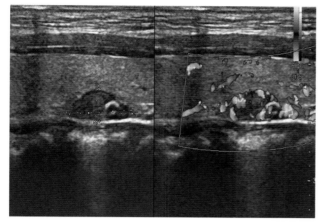

图 17-74　右上甲状旁腺腺瘤常规超声图像

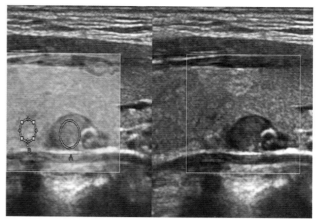

图 17-75　右上甲状旁腺腺瘤弹性超声图像

就诊类型: 住院	科　室: 内分泌二	病　区: 十七病区
病历号:	病床号:	标本种类: 血清
送检医生:	临床诊断:	备　注:

	项目名称	结果	参考值
1	甲状旁腺素	100.60 ↑	15.00~65.00 Pg/ml

图 17-76　血清 PTH 结果

图像与特征

常规超声　右侧甲状腺中极背侧实性结节 (1.42cm×0.63cm), 低回声, 纵横比 <1, 边缘分叶, 内见粗大强回声团, 上下缘见正常甲状旁腺高回声包绕并成锐角, 结节血流 3 级。

弹性超声　弹性评分 2 级。

分析与诊断

常规超声　实性结节 (2 分), 低回声 (2 分), 纵横比 <1 (0 分), 边缘分叶 (2 分), 粗大强回声 (1 分), ACR TI-RADS 5 类 (7 分), 结合边缘甲状旁腺高回声包绕并呈锐角, 可疑右上甲状旁腺腺瘤合并粗大钙化, 建议血清 PTH 检测。

弹性超声　符合良性结节。

实验室检查　血清 PTH 100.60pg/ml。

术后组织病理　右上甲状旁腺腺瘤伴钙化 (PHPT)。

病例 14　**甲状旁腺腺瘤**

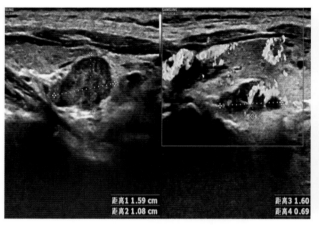

图 17-77　两侧甲状旁腺腺瘤常规超声图像

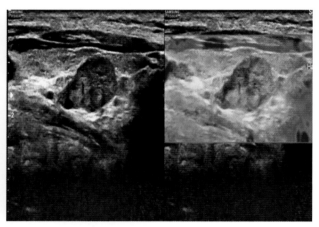

图 17-78　左侧甲状旁腺弹性超声图像

就诊类型:门诊	科　室:超声专家门诊	病　区:
病 历 号:	病床号:	标本种类:血清
送检医生:	临床诊断:	备　注:

	项目名称	结果	参考值
1	甲状旁腺素	124.40 ↑	15.00~65.00 Pg/ml

图 17-79　血清 PTH 结果

就诊类型:门诊	科　室:超声专家门诊	病　区:
病 历 号:	病床号:	标本种类:穿刺液
送检医生:	临床诊断:	备　注:左

	项目名称	结果	参考值
1	甲状旁腺素	>5000.00 ↑	15.00~65.00 Pg/ml

就诊类型:门诊	科　室:超声专家门诊	病　区:
病 历 号:	病床号:	标本种类:穿刺液
送检医生:	临床诊断:	备　注:右

	项目名称	结果	参考值
1	甲状旁腺素	19.65	15.00~65.00 Pg/ml

图 17-80　穿刺洗脱液 PTH 结果

图像与特征

常规超声　右侧甲状腺下方实性结节(1.59cm×1.08cm),左侧甲状腺中极后方实性结节(1.60cm×0.69cm),均为低回声,纵横比<1,边缘分叶,有包膜,回声不均,两侧结节上下缘均甲状旁腺高回声包绕,有"吊床"征,结节边缘血流 2 级。

弹性超声　两侧结节弹性评分 2 级。

分析与诊断

常规超声　两侧实性结节(2分),低回声(2分),边缘分叶(2分),ACR TI-RADS 均为 4 类(6 分),结合结节上下缘见正常甲状旁腺包绕,见"吊床"征,考虑两侧甲状旁腺腺瘤,建议 FNAC、血清和洗脱液 PTH 检测。

弹性超声　符合良性结节。

实验室检查　血清 PTH 124pg/ml,右侧结节洗脱液 PTH 19.65pg/ml,左侧结节洗脱液 PTH>5000pg/ml。

综合诊断　左侧结节提示甲状旁腺腺瘤可能(PHPT),右侧结节不排除甲状旁腺腺瘤可能,建议手术。

病例 15 **甲状旁腺腺瘤**

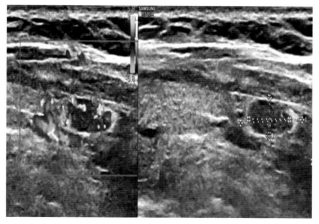

图 17-81 左下旁腺腺瘤超声图像

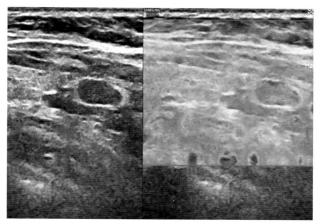

图 17-82 左下旁腺腺瘤弹性超声图像

就诊类型：门诊	科　　室：超声专家门诊	病　区：
病历号：	病床号：	标本种类：血清
送检医生：	临床诊断：	备　注：

	项目名称	结果	参考值
1	甲状旁腺素	115.70 ↑	15.00~65.00 Pg/ml

图 17-83 血清 PTH 结果

图像与特征

常规超声 左侧甲状腺下方实性结节（1.28cm×0.53cm），低回声，纵横比<1，边缘规则，有包膜，回声不均，边缘见甲状旁腺高回声包绕，可见"吊床"征，结节边缘血流 3 级，少许包绕。

弹性超声 弹性评分 1 级。

分析与诊断

常规超声 实性结节（2分），低回声（2分），纵横比<（0分），边缘规则（0分），ACR TI-RADS 4 类（4分），结合周边正常甲状旁腺包绕和"吊床"征，考虑左下甲状旁腺腺瘤可能性大，建议血清 PTH 检测。

弹性超声 符合良性结节。

实验室检查 血清 PTH 115.70pg/ml。

综合诊断 左下甲状旁腺功能性腺瘤可能（PHPT）。

病例 16　　**甲状旁腺腺瘤**

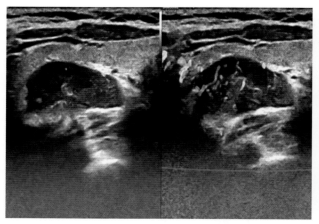

图 17-84　右上甲状旁腺腺瘤常规超声图像

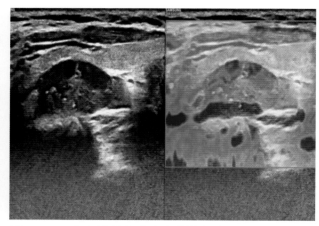

图 17-85　右上甲状旁腺腺瘤弹性超声图像

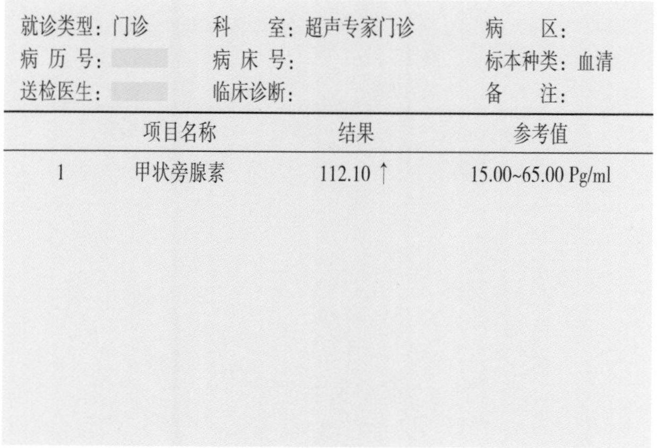

就诊类型：门诊	科　室：超声专门诊	病　区：
病 历 号：	病床号：	标本种类：血清
送检医生：	临床诊断：	备　注：

	项目名称	结果	参考值
1	甲状旁腺素	112.10 ↑	15.00~65.00 Pg/ml

图 17-86　血清 PTH 结果

图像与特征

常规超声　右侧甲状腺中极背侧实性结节（2.51cm×1.05cm），低回声，纵横比 <1，下缘成角，内见数个沙砾样强回声，上下缘可见正常甲状旁腺高回声包绕并呈锐角，血流 3 级。

弹性超声　弹性评分 2 级。

分析与诊断

常规超声　实性结节（2 分），低回声（2 分），纵横比 <1（0 分），边缘不规则（2 分），ACR TI-RADS 4 类（6 分），结节上下缘有正常甲状旁腺高回声包绕呈锐角，右上甲状旁腺腺瘤可能性大，建议血清 PTH 检测。

弹性超声　符合良性结节。

实验室检查　血清 PTH 112.10pg/ml。

综合诊断　右上甲状旁腺功能性腺瘤可能（PHPT）。

病例 17 **腺内型甲状旁腺腺瘤**

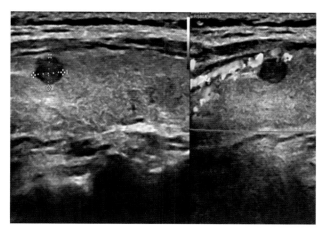

图 17-87 右侧 A3 型甲状旁腺腺瘤常规超声图像

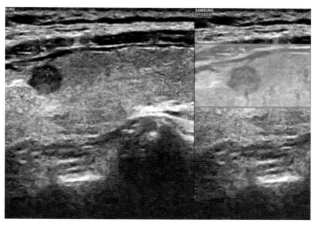

图 17-88 右侧 A3 型甲状旁腺腺瘤弹性超声图像

	就诊类型：门诊	科　室：		病　区：	
	病 历 号：	病 床 号：		标本种类：血清	
	送检医生：	临床诊断：		备　注：	
	项目名称	结果	参考值		
1	甲状旁腺素	787.60 ↑	15.00~65.00 Pg/ml		
2	铁蛋白	996.50 ↑	30.00~400.00 ng/ml		

图 17-89 血清 PTH 结果

图像与特征

常规超声 右侧甲状腺中极实性结节（0.54cm×0.45cm），低回声，纵横比 <1，边缘规则，结节上缘可见甲状旁腺样高回声包绕并呈锐角和吊带，回声均匀，结节边缘点状血流。

弹性超声 弹性评分 2 级。

分析与诊断

常规超声 实性结节（2 分），低回声（2 分），ACR TI-RADS 4 类（4 分），结合结节上缘有正常甲状旁腺包绕呈"吊床"征，可疑 A3 型甲状旁腺伴微小腺瘤，建议血清 PTH 检测。

弹性超声 符合良性结节。

实验室检查 血清 PTH 787.60pg/ml。

综合诊断 右侧 A3 型（腺内型）甲状旁腺合并微小腺瘤（高功能性）可能（PHPT）。

病例 18　**右下异位甲状旁腺腺瘤**

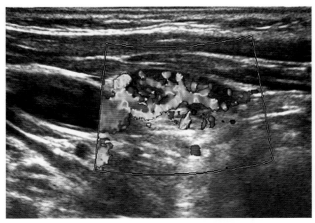

图 17-90　右下异位甲状旁腺腺瘤常规超声图像

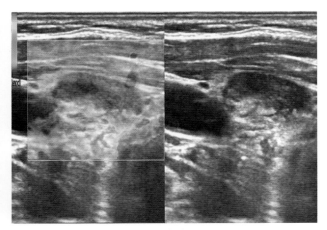

图 17-91　右下异位甲状旁腺腺瘤弹性超声图像

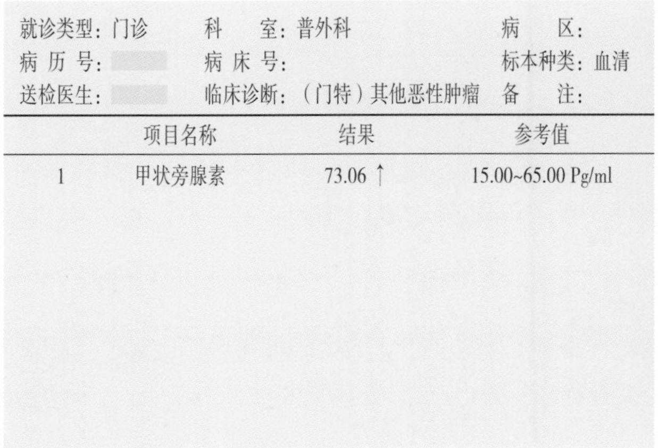

	就诊类型:门诊　　科　室:普外科　　　　病　区: 病历号:　　　　　病床号:　　　　　标本种类:血清 送检医生:　　　　　临床诊断:(门特)其他恶性肿瘤　备　注:		
	项目名称	结果	参考值
1	甲状旁腺素	73.06 ↑	15.00~65.00 Pg/ml

图 17-92　血清 PTH 结果

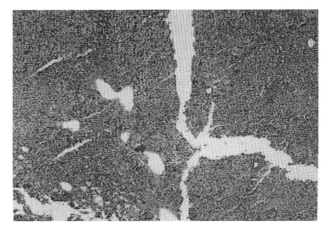

图 17-93　右下异位旁腺腺瘤术后组织病理图像

图像与特征

　常规超声　右侧颈动脉旁实性结节(2.22cm×0.93cm),低回声,纵横比 <1,边缘规则,结节上下缘均见正
　　　　　　　常甲状旁腺高回声包绕并呈锐角,回声不均匀,结节血流丰富,边缘部分环绕。
　弹性超声　结节弹性评分 2~3 级。

分析与诊断

　常规超声　实性结节(2分),低回声(2分),ACR TI-RADS 4 类(4分),结节似见甲状旁腺回声包绕呈锐角,
　　　　　　　可疑异位甲状旁腺腺瘤,建议血清 PTH 检测。
　弹性超声　符合良性结节。
　实验室检查　血清 PTH 73.06pg/ml。
　术后组织病理　右下甲状旁腺腺瘤(功能性)(PHPT)。

病例 19　　**腺内型甲状旁腺腺瘤**

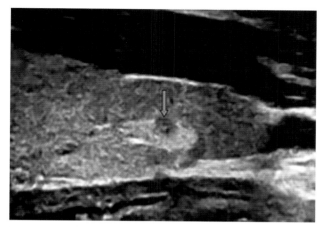

图 17-94　右侧 A3 型甲状旁腺腺瘤超声图像

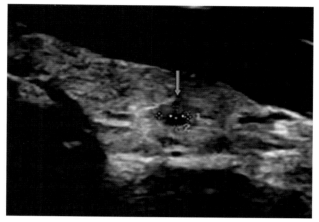

图 17-95　右侧 A3 型甲状旁腺腺瘤彩色多普勒图像

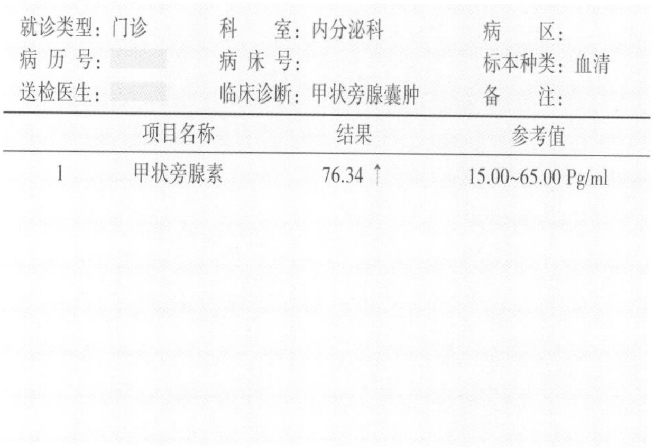

就诊类型：门诊	科　　室：内分泌科	病　　区：	
病 历 号：	病 床 号：	标本种类：血清	
送检医生：	临床诊断：甲状旁腺囊肿	备　　注：	

	项目名称	结果	参考值
1	甲状旁腺素	76.34 ↑	15.00~65.00 Pg/ml

图 17-96　血清 PTH 结果

图像与特征

常规超声　右上甲状旁腺腺内型（A3 型），中部前缘见 1 个低回声结节（0.43cm×0.21cm），纵横比 <1，边缘规则，结节上下极后缘可见正常甲状旁腺包绕，呈"吊床"征，血流 1 级。

分析与诊断

常规超声　实性结节（2 分），低回声（2 分），ACR TI-RADS 4 类（4 分），结节周边显示正常甲状旁腺包绕，上缘呈吊床样改变，可疑右侧 A3 型甲状旁腺微小腺瘤，建议血清 PTH 检测。

实验室检查　血清 PTH 76.34pg/ml

综合诊断　右侧 A3 型甲状旁腺微小腺瘤可能（PHPT）。

病例 20　甲状旁腺腺瘤

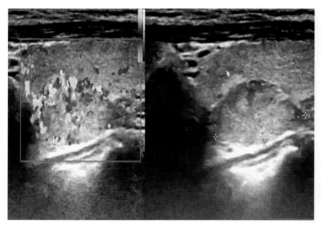

图 17-97　右上甲状旁腺腺瘤常规超声图像

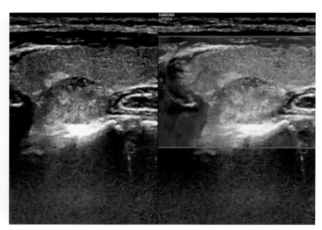

图 17-98　右上甲状旁腺腺瘤弹性超声图像

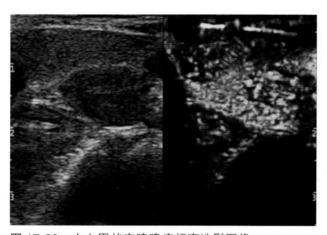

图 17-99　右上甲状旁腺腺瘤超声造影图像

就诊类型：住院	科　室：内分泌二	病　区：十七病区
病 历 号：	病 床 号：	标本种类：血清
送检医生：	临床诊断：甲状腺结节	备　注：

	项目名称	结果	参考值
1	甲状旁腺素	89.33 ↑	15.00~65.00 Pg/ml

图 17-100　血清 PTH 结果

图像与特征

常规超声　右侧甲状腺背侧实性结节，等回声，纵横比 <1，上下缘呈锐角，前缘包膜水平见半圆形高回声包
　　　　　绕（小箭头所指），回声不均，血流丰富，边缘部分环绕。

弹性超声　弹性评分 1 级。

超声造影　结节呈较均匀高增强，快进快退。

分析与诊断

常规超声　实性结节（2 分），等回声（1 分），边缘成角（2 分），ACR TI-RADS 4 类（5 分），前缘包膜水
　　　　　平见半圆形高回声附着，可疑上甲状旁腺腺瘤可能性大，建议血清 PTH 检测。

弹性超声　符合良性结节。

超声造影　符合甲状旁腺腺瘤表现。

实验室检查　血清 PTH 89.33pg/ml。

综合诊断　右上甲状旁腺功能性腺瘤可能（PHPT）。

病例 21   甲状旁腺腺瘤

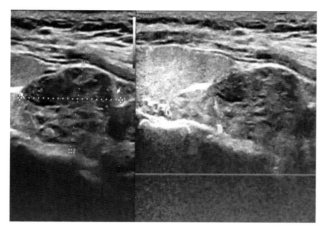

图 17-101   右侧甲状旁腺腺瘤常规超声图像

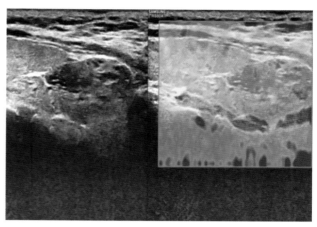

图 17-102   右侧甲状旁腺腺瘤弹性超声图像

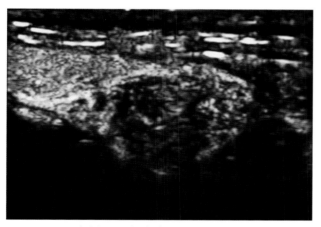

图 17-103   右侧甲状旁腺腺瘤超声造影图像

就诊类型: 门诊	科 室: 内分泌二	病 区: 十七病区
病 历 号:	病 床 号:	标本种类: 血清
送检医生:	临床诊断: 瘿病	备 注:

	项目名称	结果	参考值
1	甲状旁腺素	92.49 ↑	15.00~65.00 Pg/ml

图 17-104   血清 PTH 结果

图像与特征

常规超声　右侧甲状腺下方实性结节（2.54cm×1.62cm），等回声，纵横比 <1，边缘规则见高回声膜，内见少许蜂窝状液性暗区，结节上缘可见甲状旁腺高回声，边缘成角和吊床样改变，结节边缘少许血流包绕。

弹性超声　弹性评分 0~2 级。

超声造影　结节呈不均匀等增强，内见蜂窝状无增强区，快进快退。

分析与诊断

常规超声　实性结节（2 分），等回声（1 分），纵横比 <1（0 分），边缘规则（0 分），ACR TI-RADS 3 类（3 分），结节上缘成角并见吊床样改变，可疑甲状旁腺腺瘤，建议血清 PTH 检测。

弹性超声　符合良性结节。

超声造影　符合良性结节。

实验室检查　血清 PTH 92.49pg/ml。

术后组织病理　右下甲状旁腺功能性腺瘤（PHPT）。

甲状旁腺腺瘤

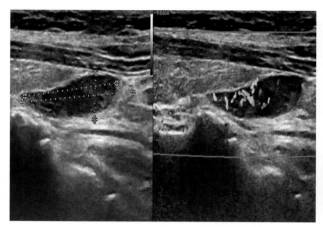

图 17-105　右侧甲状旁腺腺瘤常规超声图像

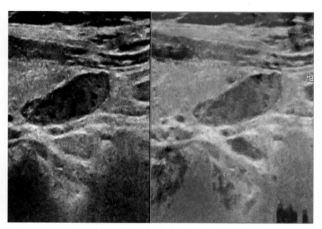

图 17-106　右侧甲状旁腺腺瘤弹性超声图像

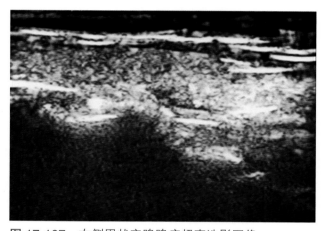

图 17-107　右侧甲状旁腺腺瘤超声造影图像

就诊类型：门诊	科　室：超声专家门诊		病　区：
病历号：	病床号：		标本种类：血清
送检医生：	临床诊断：		备　注：
	项目名称	结果	参考值
1	甲状旁腺素	85.75 ↑	15.00~65.00 Pg/ml

就诊类型：门诊	科　室：超声专家门诊		病　区：
病历号：	病床号：		标本种类：穿刺液
送检医生：	临床诊断：		备　注：
	项目名称	结果	参考值
1	甲状旁腺素	>5000.00 ↑	15.00~65.00 Pg/ml

图 17-108　血清（上）和洗脱液（下）PTH 结果

图像与特征

常规超声　右侧甲状腺下方实性结节（2.08cm×0.64cm），低回声，纵横比<1，边缘较规则，结节上下缘高回声包绕，成锐角，结节血流 3 级。

弹性超声　弹性评分 1 级。

超声造影　结节呈均匀高增强，快进快退。

分析与诊断

常规超声　实性结节（2 分），低回声（2 分），纵横比<1（0 分），边缘较规则（0 分），ACR TI-RADS 4 类（4 分），结节边缘高回声包绕似呈锐角改变，考虑右下甲状旁腺腺瘤，建议 FNAC、血清和洗脱液 PTH 检测。

弹性超声　符合良性结节。

超声造影　符合甲状旁腺腺瘤表现。

实验室检查　血清 PTH 185.75pg/ml，穿刺洗脱液 PTH>5000pg/ml。

术后组织病理　右侧甲状旁腺功能性腺瘤（PHPT）。

三、甲状旁腺囊肿

甲状旁腺囊肿可分为功能性和无功能性两种。是否为功能性甲状旁腺囊肿，临床主要依据血 PTH 检测结果来判断。功能性囊肿的病因可能为甲状旁腺腺瘤囊性变或出血，也可能为甲状旁腺滤泡融合，由于囊肿囊壁内的甲状旁腺细胞分泌 PTH，经周围丰富的毛细血管突直接进入血循环所致，也可与囊腔中 PTH 被重吸收有关，无功能性囊肿常与胚胎发育有关。

1. 常规超声

（1）大小形态：形态规则，多呈椭圆形或圆形，囊肿大小数毫米至数十毫米。

（2）包膜边界：有包膜，边界清楚，与甲状腺间有高回声被膜分界。

（3）内部回声：为无回声暗区，囊壁多较薄，后回声明显增强，活动度较好。

（4）囊肿血流：囊内无血流信号，周边可有血流显示。

2. 弹性超声　弹性评分 0 级。

3. 超声造影　囊内无增强，囊壁显示环状增强。

4. 甲状旁腺激素　甲状旁腺功能性囊肿大多血清 PTH 值升高，临床容易诊断，但在早期或微小功能性囊肿，血清 PTH 可正常，囊肿穿刺洗脱液检查 PTH 可明显升高，可达血清值的数倍或数十倍。

甲状旁腺囊肿

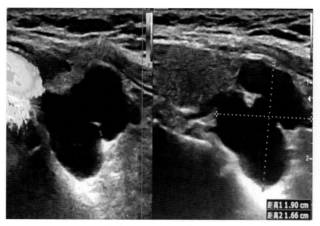

图 17-109 甲状旁腺囊肿常规超声图像

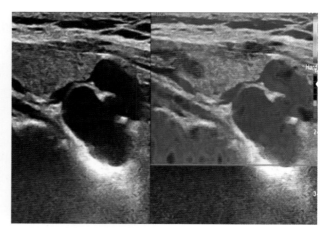

图 17-110 甲状旁腺囊肿弹性超声图像

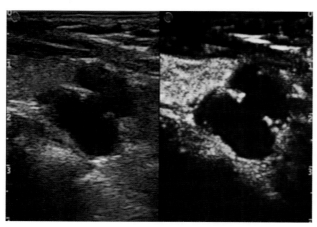

图 17-111 甲状旁腺囊肿超声造影图像

就诊类型：门诊	科 室：超声专家门诊	病 区：
病历号：	病床号：	标本种类：血清
送检医生：	临床诊断：	备 注：

	项目名称	结果	参考值
1	甲状旁腺素	36.00	15.00~65.00 Pg/ml

就诊类型：门诊	科 室：超声专家门诊	病 区：
病历号：	病床号：	标本种类：穿刺液
送检医生：	临床诊断：	备 注：

	项目名称	结果	参考值
1	甲状旁腺素	>5000.00 ↑	15.00~65.00 Pg/ml

图 17-112 血清和穿刺洗脱液 PTH 结果

图像与特征

常规超声 右侧甲状腺下方囊性结节（1.90cm×1.66cm），纵横比<1，边缘分叶状，囊壁完整（内有分隔），后回声增强，囊壁无血流显示。

弹性超声 弹性评分 0 级。

超声造影 结节内部无增强，边界清楚。

分析与诊断

常规超声 囊性结节，ACR TI-RADS 1 类（0 分），结节上方似见少许甲状旁腺高回声，结节与甲状腺吞咽时活动度不同步，可疑右下甲状旁腺囊肿可能，建议检查血清 PTH 和囊肿 FNAC 洗脱液检查 PTH。

弹性超声和超声造影 均符合囊肿。

实验室检查 血清 PTH 36pg/ml，洗脱液（囊液）PTH>5000pg/ml。

综合诊断 右侧甲状腺下方囊肿，来源于甲状旁腺，提示非高功能性囊肿。

病例 2   **甲状旁腺囊肿**

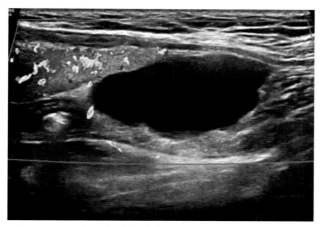

图 17-113   右下旁腺囊肿常规超声图像

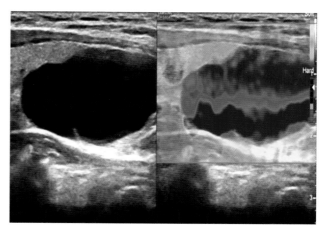

图 17-114   右下旁腺囊肿弹性超声图像

就诊类型: 门诊	科 室: 超声专家门诊	病 区:
病 历 号:	病 床 号:	标本种类: 血清
送检医生:	临床诊断:	备 注:

	项目名称	结果	参考值
1	甲状旁腺素	69.37 ↑	15.00~65.00 Pg/ml

图 17-115   血清 PTH 结果

就诊类型: 门诊	科 室: 超声专家门诊	病 区:
病 历 号:	病 床 号:	标本种类: 穿刺液
送检医生:	临床诊断:	备 注:

	项目名称	结果	参考值
1	甲状旁腺素	353.30 ↑	15.00~65.00 Pg/ml

图 17-116   洗脱液 PTH 结果

图像与特征

常规超声   右侧甲状腺下方囊性结节（3.53cm×1.72cm），纵横比 <1，边缘规则，上下缘见甲状旁腺高回声并呈锐角，无血流显示。

弹性超声   弹性评分 0 级。

分析与诊断

常规超声   囊性结节，ACR TI-RADS 1 类（0 分），结节边缘高回声呈锐角改变，可疑下甲状旁腺囊肿，建议 FNAC、血清和洗脱液 PTH 检测。

弹性超声   符合囊性结节

实验室检查   血清 PTH 69.37pg/ml，洗脱液（囊液）PTH 353.3pg/ml。

综合诊断   右下甲状旁腺囊肿（高功能性，PHPT）。

病例 3　**甲状旁腺囊肿**

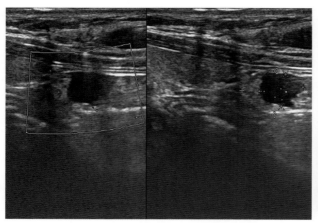

图 17-117　右下甲状旁腺囊肿常规超声图像

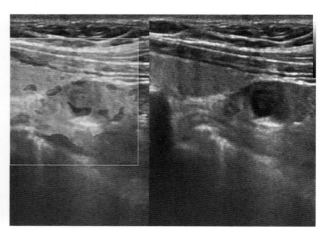

图 17-118　右下甲状旁腺囊肿弹性超声图像

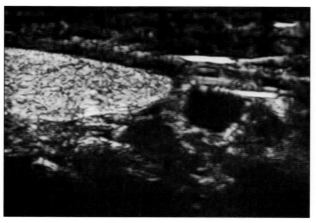

图 17-119　右侧甲状旁腺囊肿超声造影图像

就诊类型：门诊	科　室：内分泌科		病　区：
病历号：	病床号：		标本种类：血清
送检医生：	临床诊断：甲状腺机能亢进症		备　注：

	项目名称	结果	参考值
1	甲状旁腺素	562.40 ↑	15.00~65.00 Pg/ml
2	25 羟基维生素 D	12.8	缺乏：<12 ng/ml
			不足：12~20
			足够：20~30
			适宜：≥30

图 17-120　血清 PTH 结果

图像与特征

常规超声　右侧甲状腺下方囊性结节（0.99cm×0.63cm），纵横比<1，边缘规则，周围见甲状旁腺高回声边缘，上下缘呈锐角，无血流显示。

弹性超声　弹性评分 0 级。

超声造影　结节无增强。

分析与诊断

常规超声　囊性结节，ACR TI-RADS 1 类（0 分），周围甲状旁腺包绕呈锐角，提示右下甲状旁腺囊肿。

弹性超声及超声造影　均符合囊性结节。

实验室检查　血清 PTH 72.76pg/ml。

综合诊断　右下甲状旁腺囊肿可能（高功能性，PHPT）。

病例 4　　**甲状旁腺囊肿**

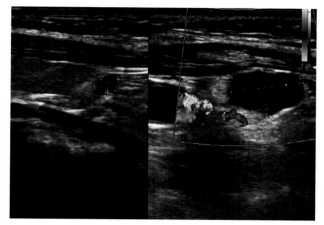

图 17-121　甲状旁腺囊肿常规超声图像

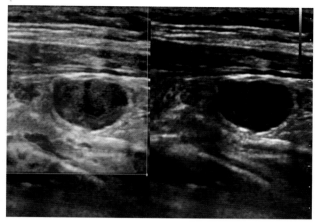

图 17-122　甲状旁腺囊肿弹性超声图像

就诊类型：门诊	科　室：		病　区：	
病 历 号：	病 床 号：		标本种类：血清	
送检医生：	临床诊断：		备　注：	

	项目名称	结果	参考值
1	甲状旁腺素	562.40 ↑	15.00~65.00 Pg/ml

图 17-123　血清 PTH 结果

图像与特征

常规超声　甲状腺右下囊性结节（0.45cm×0.26cm），甲状腺左下囊肿（1.32cm×0.64cm），纵横比<1，边缘规则，周围均见甲状旁腺高回声边缘，上下缘呈锐角，无血流显示。

弹性超声　弹性评分 0 级。

分析与诊断

常规超声　囊性结节（0 分），ACR TI-RADS 均为 1 类（0 分），结节周围均见甲状旁腺包绕呈锐角，提示两侧下甲状旁腺囊肿，结合 PTH 检测。

弹性超声　弹性评分符合囊性结节。

实验室检查　血清 PTH 562.40pg/ml。

综合诊断　甲状旁腺高功能性囊肿可能（PHPT）。

病例 5　甲状旁腺囊肿

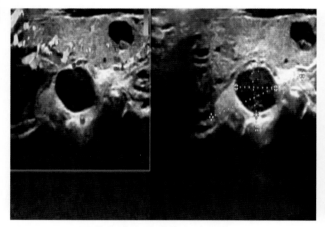

图 17-124　甲状旁腺囊肿常规超声图像

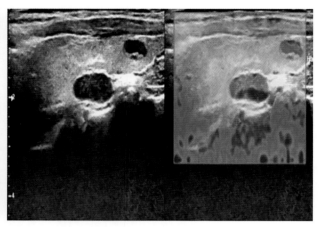

图 17-125　甲状旁腺囊肿弹性超声图像

就诊类型：门诊	科　室：	病　区：
病 历 号：	病床号：	标本种类：血清
送检医生：	临床诊断：	备　注：

	项目名称	结果	参考值
1	甲状旁腺素	579.50 ↑	15.00~65.00 Pg/ml

图 17-126　血清 PTH 结果

图像与特征

常规超声　左侧甲状腺中极后方囊性结节，大小 2.52cm×1.06cm，纵横比<1，边缘规则，包膜完整，边界清晰，后回声增强，部分环状血流；结节上下缘均见受压甲状旁腺高回声，边缘锐角存在。

弹性超声　弹性评分 0 级。

分析与诊断

常规超声　囊性结节（0 分），ACR TI-RADS 1 类；结合边缘甲状旁腺样高回声并呈锐角，考虑为左上甲状旁腺囊肿。

弹性超声　符合囊性结节。

实验室检查　血清 PTH 579pg/ml。

综合诊断　左侧甲状旁腺高功能性囊肿可能（PHPT）。

病例 6　甲状旁腺囊肿

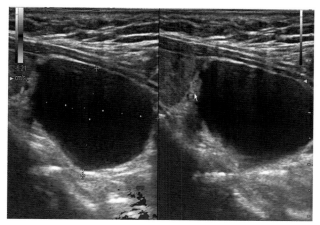

图 17-127　甲状旁腺囊肿常规超声图像

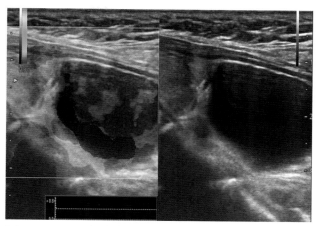

图 17-128　甲状旁腺囊肿弹性超声图像

就诊类型：门诊	科　室：超声专家门诊	病　区：
病历号：	病床号：	标本种类：血清
送检医生：	临床诊断：	备　注：

	项目名称	结果	参考值
1	甲状旁腺素	77.81 ↑	15.00~65.00 Pg/ml

图 17-129　血清 PHT 结果

就诊类型：门诊	科　室：超声专家门诊	病　区：
病历号：	病床号：	标本种类：穿刺液
送检医生：	临床诊断：	备　注：

	项目名称	结果	参考值
1	甲状旁腺素	4022.00 ↑	Pg/ml

图 17-130　洗脱液 PHT 结果

图像与特征

常规超声　左侧甲状腺下方见 1 个囊性结节（3.42cm×2.13cm），纵横比<1，边缘规则，包膜完整，边界清晰，后回声增强，结节上下缘见甲状旁腺样高回声，边缘呈锐角。

弹性超声　弹性评分 0 级。

分析与诊断

常规超声　囊性结节（0 分），ACR TI-RADS 1 类，结合结节上下缘显示甲状旁腺高回声包绕及呈锐角特征，考虑为甲状旁腺囊肿，建议检查血清 PTH 和囊肿 FNAC 洗脱液 PTH。

弹性超声　符合囊性结节。

实验室检查　血清 PTH 77.81pg/ml，囊液洗脱液 PTH 4022pg/ml。

综合诊断　左下甲状旁腺囊肿（功能性，PHPT）。

四、甲状旁腺癌

甲状旁腺癌是临床少见的内分泌系统恶性肿瘤，90%的患者会出现甲状旁腺功能亢进。甲状旁腺癌以下旁腺多见，异位者罕见。临床表现复杂，可出现高钙危象，可出现肾脏损害及颈部淋巴结转移。

1. **常规超声**

（1）结节大小：体积较大，平均可达 2cm 以上。

（2）结节形态：不规则，多呈分叶状，少数圆形或椭圆形，边界模糊，常侵犯包膜。

（3）结节纵横比：多 <1。

（4）结节回声：实性结构，多为低回声，也可呈等回声，内部回声不均，可发生囊性变或钙化灶。

（5）结节血流：血流信号丰富，多为低阻血流。

2. **弹性超声**　结节弹性评分多为 3~4 级。

3. **超声造影**　多为不均匀高增强，快进快退。

4. **甲状旁腺激素**　血清 PTH 值明显升高。

病例 1　右侧甲状旁腺癌

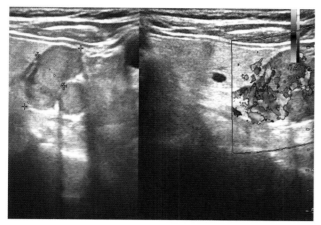

图 17-131　右侧甲状旁腺癌常规超声图像

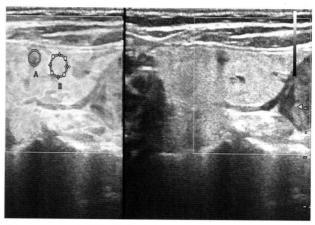

图 17-132　右侧甲状旁腺癌弹性超声图像

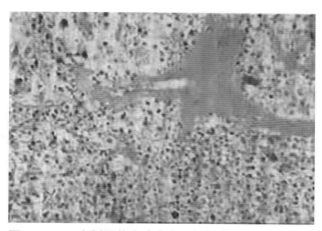

图 17-133　右侧甲状旁腺癌术后组织病理图像

图像与特征

常规超声　右侧甲状腺下方见实性结节（2.15cm×1.06cm），低回声，纵横比<1，边缘为 3 个分叶，有包膜，边界清晰，后回声增强，结节上缘见甲状旁腺样高回声，边缘呈锐角，血流丰富。

弹性超声　弹性评分 2 级。

分析与诊断

常规超声　实性结节（2 分），低回声（2 分），边缘不规则（2 分），ACR TI-RADS 4 类（6 分）；结合结节上缘甲状旁腺高回声包绕及锐角特征，考虑为甲状旁腺腺瘤可能性大，建议检查血清 PTH 和 FNAC 洗脱液 PTH。

弹性超声　符合良性结节。

实验室检查　血清 PTH 312.591pg/ml。

术后组织病理　右下甲状旁腺癌。

病例 2　甲状旁腺癌

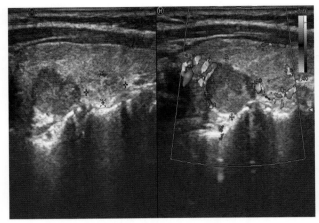

图 17-134　右侧甲状旁腺癌常规超声图像

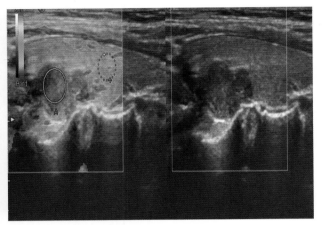

图 17-135　右侧甲状旁腺癌弹性超声图像

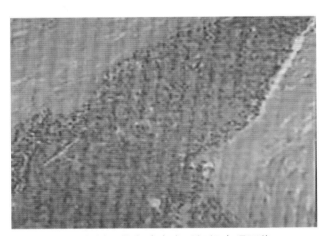

图 17-136　右侧甲状旁腺癌术后组织病理图像

图像与特征

常规超声　右侧甲状腺中极后方实性结节（1.22cm×1.11cm），低回声，纵横比<1，边缘分叶状，有包膜，边界清晰，回声不均，结节上缘见甲状旁腺样高回声，边缘呈锐角，血流2级，边缘环绕。

弹性超声　大部分区域弹性评分3～4级。

分析与诊断

常规超声　实性结节（2分），低回声（2分），边缘不规则（2分），ACR TI-RADS 4类（6分）；结节上缘甲状旁腺高回声包绕及锐角特征，考虑为上甲状旁腺瘤可能性大，建议检查血清PTH和FNAC洗脱液PTH。

弹性超声　弹性评分4级，不排除恶性结节。

实验室检查　血清PTH 212pg/ml。

术后组织病理　右侧甲状旁腺癌。

参考文献

[1] Moon W J, Jung S L, Lee J H, et al. Benign and malignant thyroid nodules: US differentiation-- multicenter retrospective study.[J]. radiology, 2008, 247(3):762.

[2] Davies L , Welch H G . Increasing Incidence of Thyroid Cancer in the United States, 1973-2002[J]. JAMA, 2006, 295(18):2164.

[3] 燕山, 周建桥, 詹维伟. 甲状腺与甲状旁腺超声影像学[M]. 北京: 科技文献出版社, 2009.

[4] Rago T, Santini F, Scutari M, et al. Elastography: New Developments in Ultrasound for Predicting Malignancy in Thyroid Nodules[J]. Journal of Clinical Endocrinology & Metabolism, 2007, 92(8):2917-2922.

[5] Asteria C, Giovanardi A , Pizzocaro A, et al. US-Elastography in the Differential Diagnosis of Benign and Malignant Thyroid Nodules[J]. Thyroid, 2008, 18(5):523-531.

[6] Bartolotta T V, Midiri M, Galia M, et al. Qualitative and quantitative evaluation of solitary thyroid nodules with contrast-enhanced ultrasound: initial results[J]. European Radiology, 2006, 16(10):2234-2241.

[7] Haugen B R, Alexander E K, Bible K C, et al. 2015 American Thyroid Association management guidelines for adult patients with thyroid nodules and differentiated thyroid cancer: the American Thyroid Association guidelines task force on thyroid nodules and differentiated thyroid cancer[J]. Thyroid, 2016, 26(1): 1-133.

[8] Grant E G, Tessler F N, Hoang J K, et al. Thyroid Ultrasound Reporting Lexicon: White Paper of the ACR Thyroid Imaging, Reporting and Data System (TIRADS) Committee[J]. Journal of the American College of Radiology: JACR, 2015, 12(12 Pt A).

[9] 刘如玉, 张波. 美国放射学会甲状腺结节影像报告系统和影像偶发甲状腺结节管理系列白皮书解读[J]. 中国癌症杂志, 028(2):88-97.

[10] Tessler F N, Middleton W D, Grant E G, et al. ACR thyroid imaging, reporting and data system (TI-RADS): white paper of the ACR TI-RADS committee[J]. Journal of the American College of Radiology, 2017, 14(5): 587-595.

[11] Tessler F N, Middleton W D, Grant E G . Thyroid Imaging Reporting and Data System (TI-RADS): A User's Guide[J]. Radiology, 2018, 287(3):1082.

[12] Horvath E, Majlis S, Rossi R, et al. An ultrasonogram reporting system for thyroid nodules stratifying cancer risk for clinical management[J]. The Journal of Clinical Endocrinology & Metabolism, 2009, 94(5): 1748-1751.

[13] Kwak J Y, Han K H, Yoon J H, et al. Thyroid imaging reporting and data system for US features of nodules: a step in establishing better stratification of cancer risk[J]. Radiology, 2011, 260(3): 892-899.

[14] Shin J H, Baek J H, Chung J, et al. Ultrasonography diagnosis and imaging-based management of thyroid nodules: revised Korean Society of Thyroid Radiology consensus statement and recommendations[J]. Korean journal of radiology, 2016, 17(3): 370-395.

[15] 谭小蕖, 钱林学, 赵军凤. 不同类型甲状腺钙化结节超声病理相关性研究[J]. 临床和实验医学杂志, 2014(23):1971-1973.

[16] 周庚寅. 甲状腺病理与临床[M]. 北京: 人民卫生出版社, 2005.

[17] 纪小龙, 吉米. 甲状腺病理诊断[M]. 北京: 人民军医出版社, 2011.

[18] Khanna Seema, Singh Seema, Khanna Ajay K. Parathyroid Incidentaloma[J]. Indian Journal of Surgical Oncology, 2012, 3(1):26-29.

[19] 王慧, 周乐, 孙辉. 细针穿刺洗脱液检测在甲状腺和甲状旁腺外科应用进展[J]. 中华内分泌外科杂志, 2018(2):163-165.

[20] Christopher, L, Owens, et al. Parathyroid hormone assay in fine-needle aspirate is useful in differentiating inadvertently sampled parathyroid tissue from thyroid lesions[J]. Diagnostic Cytopathology, 2008, 36(4): 227-231.

[21] Hornung M, Jung E M, Stroszczynski C, et al. Contrast-enhanced ultrasonography (CEUS) using early dynamic in microcirculation for localization of pathological parathyroid glands: first-line or complimentary diagnostic modality?[J]. Clinical Hemorheology & Microcirculation, 2011, 49(4):83-90.

[22] Agha A, Hornung M, Rennert J, et al. Contrast-enhanced ultrasonography for localization of pathologic glands in patients with primary hyperparathyroidism[J]. Surgery, 2012, 151(4):580-586.

[23] 中国医师协会外科医师分会甲状腺外科医师委员会. 甲状腺手术中甲状旁腺保护专家共识[J]. 中国实用外科杂志, 2015, 35(7):731-736.